T0139514

KULTUR ANAMNESEN

Schriften zur Geschichte und Philosophie der Medizin und der Naturwissenschaften

Herausgegeben von
HEINER FANGERAU und IGOR POLIANSKI

Band 13

KÜNSTLICHE INTELLIGENZ UND GESUNDHEIT

Ethische, philosophische und
sozialwissenschaftliche Explorationen

Herausgegeben von
Arne Sonar und Karsten Weber

Franz Steiner Verlag

Umschlagabbildung: Stethoscope and Laptop Computer, Photograph: Daniel Sone, Quelle:
National Cancer Institute (NCI)

Bibliografische Information der Deutschen Nationalbibliothek:
Die Deutsche Nationalbibliothek verzeichnet diese Publikation in der Deutschen
Nationalbibliografie; detaillierte bibliografische Daten sind im Internet über
<http://dnb.d-nb.de> abrufbar.

Layout, Satz und Herstellung durch den Verlag
Druck: Beltz Grafische Betriebe, Bad Langensalza
Gedruckt auf säurefreiem, alterungsbeständigem Papier.
Printed in Germany.
ISBN 978-3-515-12968-8 (Print)
ISBN 978-3-515-12977-0 (E-Book)
https://doi.org/10.25162/9783515129770

Inhalt

Künstliche Intelligenz, Medizin, Ethik
Ein Vorwort

KARSTEN WEBER / ARNE SONAR

Über Künstliche Intelligenz, abgekürzt in der Regel mit ‚KI', kann man trotz der Tatsache, dass die Corona-Pandemie nach wie vor sehr viel öffentliche Aufmerksamkeit bekommt, dieser Tage viel sehen, lesen und hören. Man kann sogar sagen, dass man der medialen Berichterstattung über KI nur schwerlich entkommen könnte – man müsste im Grunde den Konsum von Fernsehen oder Zeitungen verweigern. Es wird also viel gesagt über KI; dabei schwanken die Äußerungen zwischen Euphorie und Angst, bedingungsloser Akzeptanz und grundsätzlicher Ablehnung. Zuweilen wird durch einige Diskursteilnehmende die Existenz von KI mitunter schlicht verneint oder zumindest der dabei verwendete Intelligenzbegriff vollständig abgelehnt (Geuter 2021):

> „Wenn wir heute über moderne Technologie reden, dann dreht sich das Gespräch oft um künstliche Intelligenz oder kürzer: KI. Der Begriff der künstlichen Intelligenz ist dabei ein reiner Marketingbegriff und sollte deshalb eigentlich grundsätzlich nur in Anführungszeichen geführt werden, da die von ihm beschriebenen Statistiksysteme und Steuerungen kaum Anforderungen, die Menschen für den Begriff Intelligenz haben, erfüllen. Trotzdem gilt KI – nicht nur in Medien, sondern auch auf höchsten Ebenen der bundesdeutschen und europäischen Politik – als die Schlüsseltechnologie der Zukunft: KI soll wirtschaftliche Prosperität sichern, für effizientes staatliches Handeln sorgen, die Wissenschaft beschleunigen und das Klima retten."

Egal, wie man zu der in diesem Textfragment geäußerten Meinung stehen mag, spricht der Autor mit diesen Zeilen Aspekte an, die sich in dem vorliegenden Sammelband immer wieder finden lassen. Dass KI in öffentlichen Debatten allgegenwärtig ist, wurde bereits eingangs bemerkt. Ob man den Ausdruck mit einem kleinen oder großen ‚K' schreiben sollte, ist möglicherweise nur Ausdruck orthografischer Vorlieben, könnte aber auch ein Hinweis auf (oft) nicht ausgesprochene Vorannahmen hinweisen.

Die Diskussion um die Bedeutung des Ausdrucks ‚Intelligenz‘ im Zusammenhang mit der Künstlichen-Intelligenz-Debatte ist so alt wie diese Debatte selbst. Man könnte sich hierbei auf den Standpunkt stellen, dass Alan M. Turing mit seinem Aufsatz „Computing Machinery and Intelligence" aus dem Jahr 1950 bereits das letzte Wort gesprochen hätte, da sich dort eine sehr klar definierte Operationalisierung findet, die ohne Rekurs auf metaphysisch geprägte Konzepte auskommt. Doch aufseiten der Kritiker*innen von und Skeptiker*innen bezüglich KI ist es seit 70 Jahren ein beliebtes und immer wieder genutztes Argument, dass Künstliche Intelligenz eben nichts mit der wahren Intelligenz (die von diesen Personen dann in der Regel nur bestimmten Lebewesen, meist Menschen, zugebilligt wird) zu tun hätte.[1] Im vorliegenden Sammelband wird diese Debatte nicht vertieft, sondern nur im Zusammenhang mit historischen Rückblicken besprochen. Für diese Auslassung gibt es gute Gründe, die hier aber nicht ausgeführt werden sollen. Nur so viel sei gesagt: Die Auswirkungen einer Technologie wie KI wird man nicht dadurch in den Griff bekommen oder auch nur verstehen, dass man sich um die richtige Terminologie streitet, während sich um einen herum die Welt durch den Einsatz dieser Technologie massiv verändert. Wenn man glaubte, dass es um die richtige Terminologie ginge, könnte man sich ja ebenso gut darum streiten, ob es richtig sei, von ‚Dampfmaschinen‘ zu sprechen oder es doch vielleicht besser sei, von einer spezifischen Art der ‚Wärmekraftmaschine‘ zu reden; für die Bewältigung der massiven Umwälzungen, die mit der Nutzung dieser Art von Maschinen einhergingen und die uns bis heute umtreiben – Stichwort: Klimawandel – ist dieser Streit um Worte wenig bis gar nicht hilfreich. Das gilt zumal für eine öffentliche Debatte, in der eingängige Begriffe, an denen man sich reiben kann, wichtig sind, um überhaupt Aufmerksamkeit zu bekommen und so ein Thema auf die öffentliche Agenda zu bringen. Auch, weil die theoretischen Debatten der Faktizität der technischen Entwicklung mitunter hinterherlaufen, erweist sich die Klärung des spezifischen Framings und des damit einhergehenden gesellschaftlichen Narratives zur KI-Technologie zwar notwendig für deren normative Einhegung. Doch begriffliche Klärungen werden angesichts der weitreichenden Interessen, beispielsweise in wirtschaftlicher oder politischer Hinsicht, die mit dem Einsatz von KI verbunden sind, eben diesen Einsatz nicht verhindern oder auch nur verzögern. Obwohl sich insbesondere Teile der wissenschaftlichen Debatten noch immer um fundamentale Aspekte des KI-Einsatzes drehen, ist der Einsatz dieser Technologie in vielen Bereichen längst schon so-

---

1 Interessant ist in diesem Zusammenhang auch, dass sich innerhalb von Intelligenzdiskursen nicht nur die mit dem Begriff „Intelligenz" assoziierten Verständnisse ändern, sondern ebenso die Kriterien für das Vorliegen von ‚intelligentem‘ Verhalten von Technik veränderlich sind. So plädiert beispielsweise Cullen (2009) unter Bezugnahme auf den von Turing entwickelten Test, dass nicht die technische Imitationsfähigkeit, sondern die Kommunikationsfähigkeit als zu testendes Indiz für ‚intelligente‘ Fähigkeiten beziehungsweise ‚intelligentes‘ Verhalten von Technik angesehen werden müsse.

ziale Realität – und solche diskrepanten Tendenzen werden sich perspektivisch wohl eher noch verstärken als abschwächen.

Allerdings zeigt **Thomas Zoglauer** in seinem Beitrag „CyberDoc hat Sprechstunde. Intelligente Sprachdialogsysteme in der Gesundheitskommunikation" auf, dass der derzeitige Stand der KI-Technik noch mit Defiziten behaftet ist. Am Beispiel von Sprachdialogsystemen speziell für die Gesundheitskommunikation wird deutlich, dass die verfügbare Technik erstaunliche Leistungen erbringen kann, aber eben auch noch verbesserungsfähig ist. In Hinblick auf den Stand der technischen Entwicklung muss Thomas Zoglauers Text als Momentaufnahme verstanden werden, da davon auszugehen ist, dass manche Probleme, die er anspricht, durch neue technische Entwicklungen gelöst werden könn(t)en. Die sozialen und ethischen Aspekte hingegen, die Thomas Zoglauer benennt – beispielsweise die Frage nach dem Vertrauen in die Technik –, betreffen grundlegende und grundsätzliche Herausforderungen, die sich nicht einfach mit dem technischen Fortschritt erledigen, sondern mit unserem Verhältnis zur Technik und zu uns selbst verbunden sind. Anders formuliert: Hier sind soziale und kulturelle Bedingungen im Spiel, die sich nicht so schnell verändern lassen, wie das mit Technik vermeintlich möglich erscheint.

Tatsächlich ist KI seit einigen Jahren eines der bestimmenden Themen, wenn es um Wirtschaftspolitik und Wissenschaftsförderung geht; das gilt für Deutschland genauso wie für wohl alle anderen industrialisierten Länder des Globus. KI ist das ‚nächste große Ding' und verspricht einen Technologiesprung, dem das gleiche Transformationspotenzial wie der neolithischen und der industriellen Revolution zugesprochen wird. Damit liegt die Messlatte sehr hoch: die neolithische Revolution bezeichnet die Erfindung des Ackerbaus und den Übergang von einer nomadischen zu einer sesshaften Lebensführung, während die industrielle Revolution insbesondere Prozesse der Indienststellung von Kraftquellen jenseits menschlicher und tierischer Arbeitskraft umfasst. In diesen Vergleichen wird bereits ersichtlich, dass zumindest in der öffentlichen und politischen Debatte sehr viel von Superlativen gesprochen wird – und mitunter sehr hohe Erwartungshaltungen kommuniziert bzw. geweckt werden.

Diese Facette der aktuellen KI-Debatte beleuchtet **Karsten Weber** in seinem Beitrag „Das öffentliche Bild der Künstlichen Intelligenz". Auch in dem Aufsatz von **Arne Sonar und Karsten Weber** mit dem Titel „Lernen aus der Vergangenheit. Die prägende Rolle der frühen Jahre der KI-Entwicklung für heutige Debatten (auch in der Medizin)" spielt die öffentliche Wahrnehmung der KI-Technologie, allerdings in der historischen Rückschau, eine Rolle. In diesem Text wird insbesondere verdeutlicht, dass die (öffentlichen) Debatten aus der Frühzeit der KI-Entwicklung, die zeitlich von den 1950er bis 1980er Jahren angesiedelt ist, bis heute wirkmächtig sind, denn damals wurden die grundlegenden Pro- und Kontra-Argumente bezüglich des Einsatzes von KI formuliert. Hierin zeigt sich wiederum, was weiter oben schon angedeutet wurde: Die theoretischen Debatten früher und heute umfassen ähnliche, wenn nicht gar identische Themenfelder, während die technische Entwicklung kontinuierlich voranschreitet.

Allerdings ist nicht nur die öffentliche Debatte um KI wichtig, sondern die konkreten Bemühungen um die Gestaltung des KI-Einsatzes zum Beispiel durch regulative Maßnahmen. **Helene Gerhards und Uta Bittner** beschreiben in ihrem Beitrag „Das Ökosystem der Künstlichen Intelligenz: Diskurstheoretische Betrachtungen entstehender KI-Governance" anhand der Ergebnisse einer diskursanalytischen Untersuchung von Governance-Papieren beispielsweise der EU, wie derzeit über regulative Maßnahmen nachgedacht wird. Dabei ist der Ausdruck des ‚Ökosystems' von zentraler Bedeutung: Eigentlich aus der Biologie stammend wird damit angedeutet, dass es bei KI nicht um einzelne Artefakte oder um eine isolierte Technologie geht, sondern um ein hoch vernetztes Geflecht aus Technik, Menschen, Institutionen und Prozessen, in dem alle Komponenten abhängig von den anderen Komponenten sind – daher muss Regulierung nicht auf Gestaltungsgrundsätze, Einsatzregeln oder Normen beispielsweise für Geräte oder Geräteklassen (ab)zielen, sondern muss dieses Ökosystem adressieren. Da sich dieses Ökosystem aber nicht an den Grenzen von Nationalstaaten oder Regulierungsräumen wie der EU orientiert, müssen häufig Governance-Maßnahmen anstelle staatlicher Regulierung treten.

Das wird auch am Beispiel der Nutzung von KI-Technologie bei der Suche nach Therapien für sogenannte ‚Seltene Krankheiten' deutlich. **Helene Gerhards, Uta Bittner und Henriette Krug** beschreiben in ihrem Beitrag „Organisation und Nutzbarmachung von Daten: Herausforderungen beim Einsatz von digitalen Infrastrukturen und Künstlicher Intelligenz zur Optimierung der Versorgung von Menschen mit Seltenen Erkrankungen", welche komplexen Herausforderungen bei dieser Art der Nutzung von KI zu überwinden sind. Außerdem wird sichtbar, dass die Nutzung von KI-Systemen sowie die dafür notwendige Verfügbarmachung möglichst großer Datenbestände mit Zielkonflikten verbunden sind, für die es in der Regel nicht die eine gute und ethisch gangbare Lösung gibt, da unterschiedliche moralische Werte zur Disposition stehen. Dies lässt erneut erkennen, dass sich Normen und Regeln, seien sie nun moralischer oder juristischer Natur, nicht auf einzelne Technologien oder gar Artefakte beziehen können, sondern stets ein Ökosystem adressieren müssen, in dem KI nur einen Knoten in einem Netzwerk von Abhängigkeiten darstellt.

Schließlich zeigt auch der Beitrag „Zur Ethik medizinischer KI-Unterstützungssysteme in Theorie und Empirie. Ein qualitativer Vergleich der ethischen (und sozialen) Implikationen aus Literatur- und Expert*innenperspektive" von **Arne Sonar und Karsten Weber**, dass die normativen Anforderungen, die an KI-Systeme gestellt werden, komplex und möglicherweise auch widersprüchlich sind. Mithilfe der Auswertung leitfadengestützter Interviews mit Experten (alle Befragten waren tatsächlich männlich) sowie mit einer umfänglichen Literaturanalyse werden vier Prämissen herausgearbeitet, die die derzeitige normative Debatte um den Einsatz von KI-Systemen prägen; es wird aber auch deutlich, dass es sich hierbei um eine Momentaufnahme einer sich wandelnden Debattenlage handelt. Ebenso wie die anderen Beiträge des vorliegenden Sammelbands macht auch dieser Text deutlich, dass es mehr und detaillierte Einsichten in Hinblick auf die normativen Ansichten und Erwartungen der verschiedenen Stakeholder*innen bedarf.

Neben dem Text von Helene Gerhards, Uta Bittner und Henriette Krug nehmen zwei weitere Beiträge des Sammelbandes eine gewisse Sonderstellung ein, da darin sehr konkrete Anwendungsbeispiele für KI im Gesundheitsbereich behandelt werden. **Melanie Reuter-Oppermann, Luisa Pumplun, Helena Müller und Peter Buxmann** untersuchen in ihrem Aufsatz „Künstliche Intelligenz im Rettungsdienst – Wege in die Zukunft" zum einen die Möglichkeiten, die der Einsatz von KI im Rettungsdienst eröffnen könnte. Sie arbeiten aber ebenfalls sehr ausführlich heraus, dass dabei zahlreiche Anforderungen zu erfüllen sind, die sich sowohl aus der spezifischen Anwendungssituation ergeben als auch aus normativen Überlegungen. Damit zeigen die Autor*innen eine Verwendungsweise von KI auf, die in der einschlägigen Literatur nicht so oft in den Blick genommen wird, und lassen zudem erneut sichtbar werden, dass KI einem komplexen Geflecht aus Anforderungen gerecht werden muss.

Der zweite deutlich anwendungsbezogene Beitrag stammt aus der Feder **Diana Schneiders** und ist mit „Ethische und professionsspezifische Herausforderungen im Diskurs um algorithmische Systeme. Entscheidungsunterstützung im Kontext der Teilhabeplanung für Menschen mit Behinderung" betitelt. Darin wird sehr detailliert und kenntnisreich beschrieben, welche erkenntnistheoretischen und normativen Herausforderungen mit der Nutzung von KI-Systemen zur Entscheidungsunterstützung in einem sehr spezifischen Anwendungsfall – der Teilhabeplanung für Menschen mit Behinderung – auftauchen. Durch die Nutzung solcher Systeme werden Grundüberzeugungen und das Selbstverständnis einer Profession herausgefordert und sogar infrage gestellt. An diesem exemplarischen Beispiel wird erkennbar, dass die Einführung und Nutzung von KI-Systemen beileibe nicht nur Fragen der Qualität, Sicherheit oder Kosten aufwerfen, sondern das professionelle Handeln eines ganzen Berufsstands mit allen damit verbundenen Konsequenzen betreffen. Auch wenn dies nicht explizit in dem Text behandelt wird, kann dies die Möglichkeit von Friktionen in den betroffenen Einrichtungen bis hin zu Arbeitskämpfen bedeuten; das beträfe vermutlich nicht nur die Teilhabeplanung, sondern alle Arbeitsfelder, in denen Entscheidungsunterstützungssysteme eingeführt werden.

Die Anordnung der Texte folgt der alphabetischen Reihenfolge der Autor*innennamen. Dies erschien angesichts der vergleichsweise kleinen Zahl von Beiträgen, aus denen sich nur bedingt thematische Cluster hätten bilden lassen, die am wenigsten willkürliche Abfolge. Die im vorliegenden Sammelband versammelten Beiträge fokussieren insbesondere den Einsatz von KI im Gesundheitsbereich, doch viele der Ergebnisse und Aussagen lassen sich auf andere Anwendungsbereiche übertragen. Die

Herausgeber hoffen, mit dem Sammelband einen Beitrag zu einer sich im Fluss be-findenden Debatte zu leisten, in der um die ethische Gestaltung des KI-Einsatzes ge-rungen wird.

Regensburg und Lübeck, November 2021
Karsten Weber und Arne Sonar

Förderhinweis

Der vorliegende Sammelband wurde im Rahmen des Projekts „Stakeholderpers-pektiven auf KI-unterstützte medizinische Entscheidungsfindung und Entwicklung ethischer Leitlinien für den Einsatz von KI-Systemen in der Medizin (KI & Ethik)" erstellt, das vom bayerischen Staatsministerium für Wissenschaft und Kunst im Rah-men der Säulenförderung des Regensburg Center of Health Sciences and Technology (RCHST, https://www.rchst.de) von 2018 bis 2021 finanziert wurde.

Quellen

Cullen J (2009) Imitation Versus Communication: Testing for Human-Like Intelligence. Minds and Machines 19: 237–254. DOI: 10.1007/s11023-009-9149-3.
Geuter J (2021) Der Fehler liegt im System. Die Zeit Online, 30.09.2021. Zugriff unter: https:// www.zeit.de/digital/2021-09/kuenstliche-intelligenz-begriffserklaerung-ki-systeme-struktu-relle-probleme-gemeinwohl (Zugriff: 23.10.2021).
Turing AM (1950) Computing Machinery and Intelligence. Mind 54: 433–457.

Das Ökosystem der Künstlichen Intelligenz
Diskurstheoretische Betrachtungen entstehender KI-Governance

HELENE GERHARDS / UTA BITTNER

1. Einleitung: Künstliche Intelligenz, Ethik und Governance

Einen Diskurs über Künstliche Intelligenz (KI) ohne den Verweis auf deren ethische Implikationen zu führen, scheint mittlerweile kaum mehr möglich – nicht nur stellt die Betrachtung beispielsweise algorithmenbasierter Entscheidungsunterstützungssysteme und autonomer Maschinen einen festen Bestandteil technikethischer (Weber und Zoglauer 2019; Heesen und Sehr 2018) und medizinethischer (Lysaght et al. 2019; Laacke et al. 2021; Lamanna und Byrne 2018) Forschungsbereiche dar, auch ist der Umgang mit KI zuletzt durch ehemalige Mitarbeiterinnen führender Technologieunternehmen als unternehmensethisches Problem in das Zentrum medialer Aufmerksamkeit gerückt worden (Hao 2020). Die Perspektive auf KI als ethischem Problemzusammenhang und gesellschaftlicher Herausforderung hat in der Wissenschaft und Öffentlichkeit unterschiedliche und miteinander in Beziehung stehende Konzepte ebenso hervorgebracht wie zirkulieren lassen, die auf die Auswirkungen von Individuen, Mensch-Technik-Interaktionen und Gesellschaften abheben: faire, gerechte, nachvollziehbare, transparente, vertrauenswürdige und erklärbare KI haben sich als anzustrebende (und technisch nicht immer einfach zu erfüllende) Maßgaben verantwortungsbewusster Technologiegestaltung und -politik erwiesen (zur Übersicht Mittelstadt et al. 2016). Das Motiv der KI-Ethik und ethischen KI eröffnet somit einen Resonanzraum, in dem über die Anforderungen an KI beispielsweise aus normativethischer, menschenrechtszentrierter und sozialverträglicher Perspektive verhandelt werden kann (Mantelero 2018). Dieses Motiv ist damit unzweifelhaft Kernstück globaler Einhegungs- und Regelungsbemühungen um KI (vgl. das so genannte AI Ethics Guidelines Global Inventory, AlgorithmWatch 2020), wie auf Grundlage von relevanten Dokumenten bereits umfassend analysiert werden konnte (Winfield et al. 2019;

Schiff et al. 2020; Siau und Wang 2020). Konzepte ethischer KI und die sie vermittelnden Richtlinien haben sich somit diskursiv als wichtige Ankerpunkte sogenannter KI-Governance erwiesen (vgl. Cath 2018; Larsson 2020). KI-Governance ist allerdings nicht hinreichend über das Motiv der Ethik zu erfassen, vielmehr lässt sich mit dem Begriff der KI-Governance der Blick auf ein weitaus komplexeres Gefüge richten, KI-Anwendungen zu ermöglichen oder ihren Einsatz zu begrenzen.

1.1   KI-Governance und die Schwierigkeit ihrer Analyse

‚Governance' stellt sich, gerade in technologie- und ethikpolitischen Zusammenhängen, als ein *catch-all*-Begriff dar, der sowohl unterschiedliche Analysezugänge erlauben als auch Koordinierungsbemühungen und -leistungen auf unterschiedlichen Ebenen betreffen kann. Einerseits ist mit ‚Governance' in der politikwissenschaftlichen Literatur eine bestimmte Form der politischen Steuerung gemeint. Diese erfolgt durch *„self-organizing, interorganizational networks* characterized by interdependence, resource exchange, rules of the game and significant autonomy from the state" (Rhodes 1997: 15, zit. nach Haus 2010: 460, Hervorhebung bei Haus), wobei sub-, staatliche und suprastaatliche Akteur*innen, Normen und Werte sowie ein bestimmter Gestaltungsimpetus (vgl. Haus 2010: 460 ff.) oftmals Teile der Steuerungs- oder Koordinierungsstruktur ausmachen. Andererseits umfasst ‚Governance' Anforderungen, Strategien, Programmatiken und Regelungen, die auf Mikroebene den Umgang mit Informationssystemen und Technologiearrangements einrichten – informationstechnologische Governance bestimmt also, welche Ziele in einem informationstechnologischen Kontext (unter Berücksichtigung welcher Normen und Verantwortlichkeiten) mit welchen technischen (und unter Umständen menschlichen) Ressourcen erreicht werden sollen (vgl. International Organization for Standardization 2015 und das Beispiel der Architektur von digitalen Patient*innenregistern und Datenbanken, Gerhards et al. in diesem Band). ‚Gesteuert' wird also auf politischer und intraorganisationaler Ebene, wobei Steuerungsbemühungen und -leistungen auf unterschiedlichen Ebenen diffundieren können oder miteinander vereinbart werden müssen – Ethik und ethische Kategorien stellen, wie weiter oben bereits bemerkt, ein Feld dar, über welches Konvergenzen in der KI-Governance hergestellt werden können. Begreift man KI-Governance nun aber als ein Ensemble an Objekten der Regierungsbemühungen, definierten Probleminhalten und Lösungen, organisationalen Akteur*innen und Infrastrukturen, (Selbst-) Regulativen und gesetzgeberischen Rahmenbedingungen, das auf die Entwicklung, Implementation sowie die sozialen und ökonomischen Auswirkungen von KI-Systemen Einfluss nimmt (vgl. Butcher und Beridze 2019; Wang und Siau 2018; Wirtz et al. 2018: 7), so ist wahrscheinlich, dass KI-Governance durch *weitere* Beweggründe beeinflusst wird, die nicht allein durch ethische Anliegen und Motive zu erfassen sind. KI als Politikinhalt zu behandeln (KI als *policy issue*) sowie Normen und politische

Strukturen um sie herum zu installieren (KI-*polity*) (Bieber 2020), dient schließlich nicht nur dazu, schädliche Auswirkungen begrenzbar zu halten, sondern positive Wirkungen von KI nutzbar zu machen.

Wichtig ist deshalb zu analysieren, welche Motive die Vielstimmigkeit der KI-Governance auszeichnen, welche Konzepte ins Feld geführt werden, woher diese Konzepte stammen und mit welchen Hoffnungen sie verknüpft sind. Dies hilft, den Blick auf KI als Regierungsgegenstand und sprachlich vermittelte Regierungsaufgabe (vgl. Könninger 2016) zu erweitern. Im Folgenden soll argumentiert werden, dass mit dem Motiv des ‚Ökosystems‘ KI-Governance auf bestimmte Weise ausgerichtet und inhaltlich ausgestaltet wird (vgl. auch Stahl 2021): Anders als etwa beim Ansatz ‚ethische KI‘, bei dem aus ethischer Perspektive die moralischen Anforderungen, ihre jeweilige ethische Verortung, Begründung und Legitimation sowie individuelle und soziale Auswirkungen thematisiert werden, werden mit dem ‚Ökosystem‘-Verweis noch weitergehende, allerdings nicht fertig ausdifferenzierte, sondern nur in Konturen erahnbare Bedeutungen von KI – wie etwa kompetitive, ökonomische, betriebliche, netzwerkliche – sprachlich markiert und politisch von verschiedenen Stakeholdern gestärkt. Gleichzeitig werden in dem KI-Governance-Diskurs Wirtschaft, Wachstum, Wissenschaft, Wettbewerb, Ethik, Regulierung, Erfolg, Nutzen, usw. nicht gegenseitig ausgespielt, sondern nehmen über das Motiv des Ökosystems eine komplementäre, gar symbiotische Stellung ein. Diese Kombination aus Wirtschaft und Ethik stellt eine spezifisch europäische Variante der KI-Governance dar, ein Regime, das die Zukunftsfähigkeit von KI sicherstellen soll (vgl. dazu auch Schneider 2020: 11 ff.; Stix 2019).

1.2 Aufbau der Studie und Zielsetzung

Zunächst geben wir einen kurzen Einblick in die Möglichkeiten, auf textlicher Grundlage Diskursmotive, also Begrifflichkeiten und damit verbundene latente Sinnstrukturen zu untersuchen. Dabei schlagen wir vor, Diskursmotive unter Zuhilfenahme einer modifizierten Kollektivsymbolikanalyse zu erfassen. Die disziplinäre Herkunft des Ökosystemkonzepts zu bestimmen leistet eine erste Annäherung an das Motiv des Ökosystems im KI-Governance-Diskurs. Anschließend erläutern wir die Daten, auf deren Grundlage eine Reflexion von KI-Governance im Hinblick auf das Motiv des Ökosystems durchgeführt wurde: in Ergänzung zu Beiträgen, die KI-Governance als ethisches Unternehmen untersucht haben, nehmen wir unterschiedliche Dokumente, also Strategiepapiere, politische Erklärungen, Policy-Paper und Investmentempfehlungen, die KI-Governance-Effekte prägen (sollen), zur Grundlage unserer qualitativen Untersuchung. Danach werden die semantischen Konstellationen, in denen sich der Begriff des Ökosystems in den diskursbildenden Dokumenten wiederfindet, exemplarisch dargelegt. Abschließend destillieren wir diverse Deutungshorizonte des Ökosystemmotivs, die zu einem besseren Verständnis der Orientierungen hin zu einer ökosystemgeprägten KI-Governance beitragen sollen. Die Leistung des Beitrags besteht darin, eine pragmatische, diskurstheoretisch angeleitete und über ein bestimmtes Diskursmotiv vermittelte Reflexion von KI-Governance zu erreichen, wobei zu zeigen ist, dass deren Ziele sich nicht in der Beachtung ethischer Normen erschöpfen, sondern diese ergänzen und integrieren. Wie KI diskursiv und politisch als legitimierungsfähig ausgewiesen wird, lässt sich – so die These – über eine Betrachtung des flexiblen und mehrdeutigen Ökosystem-Motivs erschließen.

2.   Kollektivsymbolik und Diskursmotivanalyse

Diskurse zu analysieren bedeutet, Textproduktionen eines gemeinsamen Sinnzusammenhangs im Hinblick auf ihre zugrunde liegenden Wissensordnungen und Ordnungseffekte zu untersuchen. Die Kritische Diskursanalyse nach Jäger zielt insbesondere darauf ab, „Flüsse bzw. Abfolgen von oft auch raumübergreifenden sozialen Wissensvorräten durch die Zeit" (Jäger 2004: 78) zu rekonstruieren, wobei nicht gleich ganze Serien an Aussagen und damit eine kontinuierliche Erzählung gemeint sein müssen, sondern bestimmte Formationen von Diskursinhalten betrachtet werden können. Eine Vergegenwärtigung bestimmter Zeit- und Raumdimensionen helfen dabei, den Diskurs selbst zu identifizieren und Diskursbezogenheiten und -wirkungen aufzuklären. Die Suche nach bestimmten Diskursmotiven, die für Governance-Kontexte möglicherweise prägend sind, lässt sich in Anlehnung eines Zugangs zu Kollektivsymboliken (vgl. im Folgenden Jäger und Jäger 2007) ausformulieren:

Kollektivsymboliken ,verkörpern' diskurstragende und -stützende Diskurselemente, die rationales sowie emotionales Wissen transportieren. Kollektivsymboliken sind damit, gerade in gesellschaftlichen Konfliktsituationen, für Personen und Gemeinschaften handlungsorientierend. Dies wird zum einen über Grenzziehung erreicht: ein Innen, Außen und Zwischen von Diskursen und Akteur*innen wird instituiert (Raumdimension). Zum anderen aktiviert eine Kollektivsymbolik häufig eine Rückschritts- oder Fortschrittslogik (Zeitdimension). Kernbegriffe der Kollektivsymbolik unterliegen einer indirekten Bedeutungsfunktion, sie stehen also immer für eine nicht näher bezeichnete oder bezeichenbare Sache. Kollektivsymboliken und die mit ihnen verbundenen Semantiken sind stets mehrdeutig, verfügen über syntagmatische Expansivität (sind also anschlussfähig an weitere Konnotationen und Geschichten), sie rufen unter Umständen sogar dazu auf, Handlungsstrategien zu erzeugen und zu verfolgen, ohne explizit auszuformulieren, ,was denn nun zu tun sei' oder wie man die gewünschten Ziele konkret erreichen könnte. Kollektivsymboliken, so argumentieren Margarete Jäger und Siegfried Jäger weiterhin, sind für das Gros der Gesellschaftsmitglieder leicht entschlüsselbar, da verankert in gesellschaftlichen Bewusstseinsbeständen und können deshalb besonders wirksam in politisierten öffentlichen Diskursen aktiviert werden. Jäger und Jäger sowie Mitglieder der gemeinsamen Duisburger Forschungsgruppe entwickelten ihre Kollektivsymbolikanalyse anhand medialisierter und durch Medien mitproduzierter Konfliktgegenstände, bei denen es sich um das Schicksal von Menschen und politischen Gemeinschaften sowie um den Wunsch nach ‚Normalität' handelte – ein Kollektivsymbol wie ‚das volle Boot' im Kontext der Geflüchtetenpolitik in den 1990ern wie in den 2020er Jahren ist verhältnismäßig einfach dechiffrierbar und daher ein Paradebeispiel der Wirkmacht von Kollektivsymbolen (siehe Jäger und Jäger 2007: 47) und deren impliziten Beziehungen zu Politikentwürfen. Diskursmotive (vgl. Kabatek 2015: 63), so argumentieren wir, verhalten sich ähnlich wie Kollektivsymboliken, sind allerdings für weitaus weniger Rezipient*innen verständlich als Kollektivsymboliken, wirken jedoch für einen Spezialdiskurs als besonderes kommunikatives Schmiermittel unter Diskursteilnehmenden und befinden sich unter Umständen erst noch auf dem Weg, zu einer allgemeinverständlichen Kollektivsymbolik zu werden. Diskursmotive (im Sinne ihrer bildlichen Gegenständlichkeit, aber auch als etwas, das *motivieren, in Bewegung bringen* soll) sorgen ebenso wie Kollektivsymboliken für ihren eigenen Bedeutungsüberschuss, sind polyvalent und flexibel einsetzbar, geben dennoch eine Idee von einer allgemeinen Stoßrichtung eines Handlungsentwurfs, definieren dafür räumliche Grenzen und zeitliche Horizonte. Diskursmotive mobilisieren und anschlussfähig machen zu können bedeutet folglich für ein Governance-Setting, eine Gemeinsamkeit des Sprechens zu ermöglichen, ohne spezifische Interessen und Gestaltungsimpetus fallen lassen oder zu spezifisch werden zu müssen. Starke Diskursmotive versinnbildlichen damit Motivationen, lassen Politik und untergeordnete Regelungskontexte aufeinander abstimmbar machen und Problemstellungen in einer Art der Projekthaftigkeit erscheinen.

3.   ‚Ökosystem': Herkünfte eines anschlussfähigen Konzepts

Ökosystem ist ein Begriff, der in den wissenschaftlich-praktischen Feldern der Wirtschaftswissenschaften, Wirtschaftsinformatik, des Informations- und Technologiemanagements, der Organisationsforschung und verbundenen Praxisfeldern vielfache Anwendung findet (zur Übersicht Hein et al. 2020: 89). Einerseits beschreibt ‚Ökosystem' in einem Digitalisierungszusammenhang, beispielsweise in einem engeren plattformökonomischen Sinne, ein soft- und hardwarebasiertes Umfeld, in dem Kernplattformen, Interfaces und Applikationen eine gemeinsame Infrastruktur finden und für Endnutzer bereitgestellt werden (Tiwana 2014: 6); die bekanntesten digitalen Ökosysteme stammen somit von US-amerikanischen und chinesischen Plattformtechnologieunternehmern wie Microsoft, Apple, Google, Facebook und Alibaba (Schneider 2020: 6). Eine Ökosystemperspektive ermöglicht andererseits eine breitere Definition digitaler Architektur (Skilton 2016: 2), die nicht nur Softwaresysteme mit *Upstream*-Elementen zu ihrer Produktion (wie Hardware, Lizenzen, Hersteller, Konnektivitätsanbieter) sowie *Downstream*-Elementen (Softwareingenieur*innen,

Endverbraucher*innen) zu ihrer Nutzung einbindet (Tiwana 2014: 7), sondern ein ganzes Netzwerk an Objekten, Akteur*innen, Plattformen, Ereignissen, technischen und sozialen Umwelten umspannt (Skilton 2016: 2). Digitale Architekturen, verstanden als Ökosysteme, betreffen allgemeiner gesagt „the structure of components, their interrelationships, and the principles and guidelines governing their design and evolution over time" (ebd.), einen dynamischen Zusammenhang, in dem durch Interaktion und Netzwerkarbeit prinzipiell materielle und immaterielle Ressourcen so genutzt werden, dass Märkte gebildet (sogenannte *business ecosystems*) und in einem gemeinsamen Geschäftsmodell Werte für beteiligte Akteur*innen geschaffen werden (Alt 2018). Das Versprechen von Skalierbarkeit oder Effizienz und vertrauensbildende Maßnahmen setzen Anreize zur Kooperation der Systemakteur*innen (Farhadi 2019: 54). Der Begriff des Ökosystems in der Digitalwirtschaft, der von dort aus auch zum Beispiel in die Transformationsvisionen des öffentlichen Verwaltungsmanagements ausstrahlt (Groß und Krellmann 2019), ist offensichtlich der Biologie entlehnt (Hein et al. 2020: 89, FN1) und beschreibt, wie Teile (Spezies) eines Ganzen (eines Systems) auf Selbsterhalt abzielen, Elemente ihrer Umwelt nutzen und dabei wiederum für ihren Erhalt sorgen (Boley und Chang 2007). Ein (digitales) Ökosystem zu entwerfen, es mit Materialitäten, Menschen und Normen auszustatten, zu stabilisieren und fortzuentwickeln, verspricht also offensichtlich Funktionalität und Wertschöpfung über Vernetzung in einem Gesamtkontext. ‚Ökosystem' in ein klares Forschungs- und Entwicklungskonzept zu überführen, die Entitäten, Grenzen, Ziele und Vorteile eines digitalen und wirtschaftlichen Ökosystems zu definieren und zu entwerfen, bereitet der Forschung einige Mühen (Phillips und Ritala 2019; Basole 2021), was nichts daran ändert, dass der Ruf nach praktikablen digitalen Ökosystemen in unterschiedlichen Sektoren, wie auch dem Gesundheitssystem (Pikkarainen et al. 2017), wächst. Der Charme des Konzepts liegt offensichtlich in seiner breiten Verständlichkeit, gleichzeitigen Unterbestimmtheit und Flexibilität, in der es auch innerhalb von und zwischen diversen Forschungs- und Praxislandschaften aufgerufen werden kann. Den Begriff samt seiner disziplinär verortbaren und praktischen Bedeutungen in einen Diskurs hinein zu transportieren, der auf die Einrichtung und Steuerung eines Problemkomplexes im Bereich der Digitalisierung (‚KI') abzielt, erscheint folgerichtig, ist aber wohl auch Ergebnis erfolgreicher Diskursbeeinflussung mächtiger Akteur*innen, die über den ‚Ökosystem'-Verweis eine bestimmte wirtschafts- und digitalpolitische Zielorientierung verfolgen. Der Begriff des Ökosystems (zur Übersicht Braun und Könninger 2018) beziehungsweise der (Partizipations-)Ökologisierung (Chilvers und Kearnes 2016; 2020)[1] wurde außerdem von Forschenden der Science and Technology Studies (STS) aufgenommen, um Beteiligungsformen an wissenschaftspolitischen Entschei-

---

1   Chilvers und Kearnes (2016: 263) prägen das Konzept „ecologize participation", den Braun und Könninger (2018: 681) wiederum unter dem Begriff „participatory ecosystems" diskutieren. Diese feinen Bedeutungsnuancen spielen allerdings für unseren Anwendungskontext keine Rolle.

dungsfindungsprozessen zu charakterisieren: Ein ökosystemisches Verständnis von Policy-Gestaltung beziehungsweise Governance-Prozessen impliziert das Bewusstsein dafür, dass Wissenschaft/Technik und Gesellschaft/Politik ko-produziert werden (Braun und Könninger 2018: 681; vgl. zum Ko-Produktion-Konzept Jasanoff 2004). Wissenschaft und Technik formen gesellschaftliche und politische Prozesse und Organisationszusammenhänge, während gesellschaftliche Entwicklungen und politische Entscheidungen Einfluss auf Wissenschafts- und Technikgestaltung ausüben. Da die Ko-Produktion von Wissenschaft und Politik nicht zentral gesteuert werden kann, sondern eine Eigendynamik besitzt, setzt man in einer ökosystemischen Sichtweise voraus, dass nicht zu jeder Zeit alle möglichen Stakeholder in alle Entscheidungen involviert sind, sondern dass Aktivitäten prinzipiell einen größeren Verhältnisraum zwischen soziomaterialen Kollektiven, Öffentlichkeiten und Regelungsobjekten schaffen, in denen Stakeholder die Chance in diversen Arenen bekommen, fortfolgend mitzugestalten und von Gestaltung zu profitieren (Chilvers und Kearnes 2020: 358). Ökosystemische Ansätze von wissenschaftlicher Wissensproduktion/Technikgestaltung und Beteiligungsreflexion betonen also gleichzeitig Performativität *und* Emergenz, während Nichtbeteiligung nicht als per se problematisch qualifiziert wird. Wird ein Ökologie- oder Ökosystemkonzept verwendet, um Gestaltungs- und Steuerungsdesiderata zu schematisieren, so ist allerdings auch folgendes auffällig: „The metaphor of ecology, we think, [...] has normative overtones. It is strongly reminiscent of the concept of ecosystem and [...] denotes something ‚good' worth being preserved and protected." (Braun und Könninger 2018: 681 f.) Anders formuliert: Wer könnte etwas gegen ein Ökosystem, einer wertvollen Umwelt voller möglicher *win-win*-Optionen, einzuwenden haben? Bei aller Offenheit und bei allem Gewinnstreben des Ökosystems, etwa eines plattformbasierten Ökosystems, ist es mithin nicht ohne eine äußere Grenze zu denken – durch biologistische Analogien treten beispielsweise Aspekte der Bewahrung des Ökosystems, der Abgrenzung, Selbstbehauptung und des Schutzes, aber auch des Wachstums und der Einzigartigkeit von Ökosystemen deutlich hervor, so etwa bei Farhadi (2019, S. 42):

> „Ökosysteme sind offene und hoch dynamische Marktstrukturen. Sie besitzen i.d.R. ein wachsendes Immunsystem, das seine Akteure vor dem möglichen Angriff durch Wettbewerber von außen schützt. Ökosysteme sind sehr schwer oder sogar gar nicht imitierbar. Sie tragen eine eigene DNA."

Um ihre Nische besetzt halten zu können und das Wachstumsstreben zu entfalten, müssen Ökosysteme mit Konkurrenzdruck umgehen. Innovation, aber auch Governance-Maßnahmen als gezielte Stimulationen und Eingriffe, sollen die störungsfreie Evolution unterstützen und die äußere Grenze stabil halten.

Zusammengefasst bietet der Ökosystembegriff eine ideale Projektionsfläche für unterschiedliche Disziplinen, die einen Organisationszusammenhang beschreiben möchten, der offen, flexibel, divers, skalierbar, produktiv, emergierend sowie Chancen steigernd und Risiken minimierend orientiert ist. Der Organisationszusammenhang ist weiterhin von unterschiedlichen menschlichen und nichtmenschlichen Akteur*innen besetzt und verfügt über eine binnenstrukturelle Ordnung, die (technisch oder politisch) ‚funktioniert'. Mit dem Begriff lässt sich auf eine Ordnung verweisen, welche als partizipativ, gestaltbar, erhaltens- und förderungswürdig ausgewiesen wird und die auf ein potenziell gefährdendes Außen verweist. Mit dieser kurzen Verwendungsanalyse zeichnen sich erste Möglichkeiten ab, den Ökosystem-Verweis als verbindendes Diskursmotiv in den KI-Governance-Bestrebungen entschlüsselbar zu machen.

4.   Material

Geeignetes Material für eine Analyse wichtiger KI-Governance-Diskurselemente auszuwählen ist nicht trivial, insbesondere dann nicht, wenn vermieden werden soll, in dem erst durch Technik und Gesellschaft beziehungsweise Politik ko-produzierten KI-Governance-Feld relevante Stakeholder *a priori* festzulegen. Indem man etwa bestimmten Akteur*innen innerhalb einer Mehrebenenlogik (vgl. Daly et al. 2019) von vornehrein abgestufte Wirksamkeiten, Recht durchzusetzen oder Politik zu gestalten,[2] zuschreibt, können andere Formen, Governance zu betreiben, aus dem Blick geraten. Deshalb soll nicht von gesetzten Akteur*innen oder gesetzlichen bzw. ethisch bindenden Normen ausgegangen, sondern von den Diskursproduktionen selbst her gedacht werden – damit besteht ein erster Ankerpunkt darin, von auffälligen Begriffsnutzungen innerhalb öffentlich zugänglicher Dokumente, die sich als KI-Governance-Diskursbeiträge qualifizieren ließen, auszugehen. Diese Dokumente können unterschiedliche Zwecke, Adressat*innen, Reichweiten und Anliegen betreffen, müssen aber mindestens zugänglich und dazu geeignet sein, die Typik des Gegenstandes tentativ zu bestimmen (Merkens 2000). Dies ist durch den Einschluss von Dokumenten einiger zentraler politischer KI-Governance-Akteur*innen gegeben, wobei darauf geachtet wurde, dass nicht nur Stimmen der verantwortlichen politikgestaltenden Institutionen aufgegriffen wurden – Kommunikationsmacht (Reichertz 2009) ist in Governance-Prozessen nicht notwendigerweise bei Entscheider*innen zentralisiert. Qualitative Mindestbedingung für den Einschluss von Dokumenten in die Analyse ist, dass sie von politischen, zivilgesellschaftlichen, kommerziellen oder Fach-Institutionen stammen und sich auf die eine oder andere Weise zu KI (politisch, regulativ, ethisch oder lobbyistisch) äußern. Dieses Vorgehen hat sich bereits in anderen Studien policy-analytischer Stoßrichtung als fruchtbar erwiesen (Cath et al. 2018; Renda 2019). Eine weitere

---

2 Vgl. auch die voraussetzungsvolle, mehrebenenhafte, auf direkte und indirekte Steuerungs- und Regulierungsbemühungen durch normative und gesetzgeberische Prozesse abhebende KI-Policy-Perspektive, die eher von bereits abgeschlossen definierten Problemstellungen und weniger von artikulierten Interessen und Zielsetzungen ausgeht (Calo 2017; Buiten 2019).

Bedingung für die Aufnahme in den Untersuchungskorpus war, dass die analysierten Dokumente den Begriff ‚Ökosystem‘ oder ‚ecosystem‘ enthielten – den auffälligen Begriff, hinter dem ein wesentliches KI-Governance-Diskursmotiv vermutet wird.

Quelle/Herausgeber	Titel der Publikation	Jahr der Veröffentlichung	Sprache [D/E]	Herkunft [Land/Region]	Im Folgenden verwendete Abkürzung
Bitkom e.V./Deutsches Forschungszentrum für Künstliche Intelligenz GmbH	Künstliche Intelligenz. Wirtschaftliche Bedeutung, gesellschaftliche Herausforderungen, menschliche Verantwortung.	2017	D	Deutschland	Bitkom/DFKI 2017
Bundesregierung	Strategie Künstliche Intelligenz der Bundesregierung	2018	D	Deutschland	Bundesregierung 2018
Datenethikkommission der Bundesregierung	Gutachten der Datenethikkommission	2019	D	Deutschland	DEK 2019
Deutscher Bundestag/Enquete-Kommission Künstliche Intelligenz	Projektgruppe „KI und Gesundheit" Zusammenfassung der vorläufigen Ergebnisse	2019	D	Deutschland	BT-Enquete 2019
Deutscher Bundestag/Enquete-Kommission	Bericht der Enquete-Kommission Künstliche Intelligenz – Gesellschaftliche Verantwortung und wirtschaftliche, soziale und ökologische Potenziale	2020	D	Deutschland	BT-Enquete 2020
EU-Kommission	Zur Künstlichen Intelligenz – ein europäisches Konzept für Exzellenz und Vertrauen	2020	D	EU	EU-Kommission 2020a
EU-Kommission	Building Trust in Human-Centric Artificial Intelligence	2019	E	EU	EU-Kommission 2019
EU-Kommission	Eine europäische Datenstrategie	2020	D	EU	EU-Kommission 2020c
EU-Kommission	Proposal for a Regulation of the European Parliament and of the Council laying down harmonised rules on artificial intelligence (Artificial Intelligence Act) and amending certain Union legislative acts	2021	E	EU	EU-Kommission 2021a
EU-Kommission	Report on the safety and liability implications of Artificial Intelligence, the Internet of Things and robotics	2020	E	EU	EU-Kommission 2020b
Hochrangige Expertengruppe für KI/EU-Kommission	Ethikleitlinien für eine vertrauenswürdige KI	2019	D	EU	HLEG 2019a
Hochrangige Expertengruppe für KI/EU-Kommission	Policy and investment recommendations for trustworthy AI	2019	E	EU	HLEG 2019b
Michel Servoz im Auftrag der EU-Kommission	AI. The future of Work? Work of the future! On how artificial intelligence, robotics and automation are transforming jobs and the economy in Europe	2019	E	EU	Servoz 2019
Münchner Kreis e. V./Bertelsmann Stiftung	Leben, Arbeit, Bildung 2035+. Durch Künstliche Intelligenz beeinflusste Veränderungen in zentralen Lebensbereichen	2020	D	Deutschland	MünKreis/Bertelsmann 2020
Roland Berger/France Digitale	Joining the dots – A map of Europe's AI ecosystem	2018	E	Frankreich	RBF/FD 2018
Roland Berger/Asgard Capital Verwaltung	Artificial Intelligence – A strategy for European startups	2018	E	Deutschland	RB&/ACV 2018

Abbildung 1 Übersicht der 16 untersuchten Dokumente

Die 16 Dokumente (Abb. 1) wurden über Internetsuchmaschinen, Dokumentenserver der Bundesregierung und Europäischen Union sowie über das Schneeballsystem identifiziert. Sie erfüllen im Sinne eines *Theoretical Samplings* (vgl. Merkens 2000) den Zweck der *exemplarischen Darstellung* der Konvergenz um den Begriff des Ökosystems im KI-Governance-Diskurs, die Sammlung verfolgt jedoch nicht den Anspruch, eine systematische Überblicksarbeit über alle möglichen KI-Governance-Versuche zu repräsentieren (vgl. dazu Hopewell et al. 2005). Dies schließt nicht aus, dass eine Verbreiterung der Datenbasis den hier unternommenen Versuch, KI-Governance aus diskursanalytischer Sicht durch das firmierende Ökosystem-Motiv zu betrachten, weiterführen und differenzieren könnte.

5.   Semantische Konstellationen

Der Begriff Ökosystem (engl.: ecosystem) schillert in den untersuchten Diskursbeiträgen im Kontext von Künstlicher Intelligenz / maschinellen Algorithmen und Big Data in verschiedenen Ausprägungen und Verwendungsweisen. Im Folgenden werden exemplarisch semantische Konstellationen aufgezeigt; diese Darstellung erhebt jedoch keinen Anspruch auf eine vollständige und umfassende Erhebung und Aufzählung *aller* vorkommenden semantischen Konstellationen in den untersuchten Dokumenten, sondern dient vielmehr als erste Orientierung. Eine erste solche Orientierung besteht etwa darin, dass es auffallend ist, dass es scheinbar nicht *eine* homogene, eindeutige und folglich etablierte Zuschreibungs- und Deutungsform gibt. So taucht der Begriff einerseits in Form verschiedener Komposita auf, wie zum Beispiel: „KI-Ökosystems" (Bundesregierung 2018: 12, 13; BT-Enquete 2020: 134, 169, 489; MünKreis/ Bertelsmann 2020: 43; EU-Kommission 2020a: 2) beziehungsweise „AI ecosystem" (EU-Kommission 2019: 7; Servoz 2019: 76; RBF/FD 2018: z. B. 2, 4, 5, 6, 17; HLEG 2019b: 44, 48), „KI-Start-up-Ökosystem" (BT-Enquete 2020: 175), „Start-up-Ökosysteme" (BT-Enquete 2020: z. B. 174, 175), „European AI start-ups ecosystem" (HLEG 2019b: 22), „a vibrant big data value ecosystem" (Servoz 2019: 88), „KI-Forschungsökosystems" (Bundesregierung 2018: 12), „Forschungsökosystem" (BT-Enquete 2020: 103, 105, 106), „lab ecosystem" (RBF/FD 2018: 12), „Datenökosysteme[n]" (DEK 2019: siehe etwa 15, 68; EU-Kommission 2020c: 13), „European ecosystem" (RBF/FD 2018: 17) oder auch „smart home ecosystem" (EU-Kommission 2020b: 9, 10). Bereits hier deuten sich unterschiedliche Reichweiten des Begriffs an: ‚Ökosystem' eignet sich dafür, eine allgemeine Transversalität zu behaupten („KI-Ökosystem"), wird genutzt, um diverse Objektbereiche zu markieren (Wissenschaft und Wirtschaft), und erscheint im engeren plattformtechnologischen Sinne als Lösung für die intelligente Steuerung komplexer Systeme. Weitere Komposita lassen sich in den Dokumenten finden: „Ökosystem für Exzellenz" (EU-Kommission 2020a: 3, im Original gefettet; „Exzellenzökosystem", EU-Kommission 2020a: 6), „Ökosystem für Vertrauen" (EU-

Kommission 2020a: 3, im Original gefettet, 10) beziehungsweise „ecosystem of trust"
(EU-Kommission 2021a: 1, 5), „ecosystem for lifelong learning" (Servoz 2019: 57, 65)
und „educational ecosystem" (Servoz 2019: 62) geben bereits tiefere Einblicke in die
Qualität der Gegenstandsbereiche – mit Exzellenz, Vertrauen, Lernfähigkeit werden
Transformationsziele und Kompetenzen verbunden, die nicht nur Menschen, sondern
anscheinend auch Systeme motivieren können (sollen).

Andererseits sind vielschichtige adjektive Ergänzungen in einer Variationsbreite
und -offenheit zu beobachten, wie zum Beispiel: „stimulierendes Ökosystem" (Bit-
kom/DFKI 2017: 13), „complex ecosystem" (EU-Kommission 2020b: 14), „dense AI
ecosystems" (RBF/FD 2018: 6), „interdisziplinäre Ökosysteme" (BT-Enquete 2019:
7), „new technological ecosystems" (EU-Kommission 2020b: 2), „sectoral AI ecosystems" (HLEG 2019b: 15, 17) sowie „sector-specific ecosystems" (HLEG 2019b: 16)
oder „nationalen, allgemein zugänglichen Ökosystems" (DEK 2019: 143). Andere Ak-
zentuierungen und Deutungsofferten sind vorzufinden bei Umschreibungen der Art:
„interoperables und datengetriebenes Ökosystem" (DEK 2019: 143) oder „komplexe
sozioinformatische Ökosysteme" (DEK 2019: 169). Die Spannbreite reicht von „ein
ganzes wirtschaftliches Ökosystem" (BT-Enquete 2020: 172) oder „lokalen Ökosystems für die Gründung und Entwicklung von KI-Start-ups" (BT-Enquete 2020: 174)
über „digitale Ökosysteme" (siehe etwa DEK 2019: 222, 223) bis hin zu „Ökosysteme zwischen Forschung und Wirtschaft" (BT-Enquete 2020: 241; BT-Enquete 2019:
5) und „menschlichen Ökosystems" (HLEG 2019a: 48) oder auch „innovation ecosystem" (HLEG 2019b: 24) sowie „different start-ups and SMEs [small and medium
enterprises, HG/UB] ecosystems" (HLEG 2019b: 27). Die Ergänzungen zeigen, wie
flexibel, mehrgestaltig, anschlussfähig, aber auch subsidiär ‚Ökosysteme' im Bereich
der KI firmieren und etwas in Gang setzen, das nützlich und produktiv erscheint. In
weiteren semantischen Konstellationen wird dies noch offenkundiger.

Detaillierende Beschreibungen implizieren weitergehende Präzisierungen, Abgren-
zungen, Konkretisierungen. So sind „sustainable ecosystem" (HLEG 2019b: 29), „ro-
bustes Forschungsökosystem" (BT-Enquete 2020: 106), „attraktives KI-Ökosystem"
(BT-Enquete 2020: 134), „Ökosysteme für Gründerinnen und Gründer" (BT-Enquete
2020: 136), „starkes, wettbewerbsfähiges Ökosystem" (BT-Enquete 2020: 141), „nach-
haltiges Ökosystem" (BT-Enquete 2020: 148), „lebendiger, dynamischer und florie-
render Ökosysteme" (EU-Kommission 2020c: 14), „marktübergreifender digitaler
Ökosysteme" (BT-Enquete 2020: 72) jeweils einordnende Umschreibungen von etwas, das nicht in Gänze definierbar scheint. Was sich hier abzeichnet, ist eine erste Erkenntnis, wonach der Verweis auf Ökosysteme im Bereich von KI zum einen auf ganz
unterschiedlichen Ebenen und in verschiedenen Bezugsrahmen stattfindet und zum
anderen jeweils unterschiedliche Zielsetzungen (wie zum Beispiel „establish a more
intelligent and autonomous ecosystem" [Servoz 2019: 25]) festmacht. Assoziationen
des Wachsens, Ausbreitens, Größerwerdens, Stimulierens (zum Beispiel „der offene

und dynamische Charakter digitaler Ökosysteme" [DEK 2019: 220]) werden außerdem evoziert.

Unser Versuch besteht daher folgend darin, deskriptiv und interpretativ aufzuzeigen, wie sich diese schillernden Verwendungsweisen des Begriffs zum Motiv des Ökosystems in verschiedenen Deutungskontexten verorten lassen und damit mehr über die Ausrichtung von deutscher und europäischer KI-Governance zu erfahren. Dabei ist es uns wichtig darauf hinzuweisen, dass wir mit diesem Unterfangen weder einen Anspruch auf eine vollständige Erhebung und Benennung möglicher und denkbarer Deutungskontexte erheben noch postulieren, dass die von uns identifizierten Deutungskontexte dominierende Deutungsmuster darstellen. Vielmehr geht es uns darum, einige Orientierungsschritte in diesem Terrain zu unternehmen und zu einer intensiveren Auseinandersetzung mit dem Begriff des Ökosystems und dem Motiv des Ökosystems im ‚KI-Umfeld' einzuladen.

6.   Das Ökosystem-Motiv in KI-Governance-Diskursbeiträgen

6.1   Die innere Struktur: Offenheit und Vernetzung, Menschen und Technologien

Der erste relevante Deutungshorizont, der mit dem Ökosystem-Motiv eröffnet werden soll, betrifft die innere Struktur des KI-Feldes. So, wie KI-Governance als vernetztes und dezentrales Koordinierungs- und Steuerungsunternehmen in Anschluss an die politik- und rechtswissenschaftliche Literatur charakterisiert werden kann, so ist auch das Objekt der KI-Governance selbst offensichtlich durch Netzwerke, Kollaboration und der sich daraus ergebenden Potenzialität und Gestaltungsaufgabe charakterisiert. Dies kann am Beispiel eines engeren, gesundheitsbezogenen KI-Ökosystems für Deutschland deutlich werden, wie es die KI-Enquete-Kommission des Deutschen Bundestages umreißt (BT-Enquete 2019: 5, Hervorhebung HG/UB):

> „Um [...] Forschung weiter zu fördern und in nutzbringende KI-Anwendungen zu überführen, empfiehlt die Projektgruppe, [...] Ökosysteme *zwischen* Forschung und Wirtschaft aufzubauen und KI in Gesundheit und Pflege *von der Entwicklung bis zur Anwendung* in langfristigen und interdisziplinären Projekten zu fördern."

In diesen Netzwerken, auch wiederum sprachlich markiert durch lokale und temporale Präpositionen, können Infrastrukturen etabliert und Transferleistungen (BT-Enquete 2019: 7) erbracht werden. Disziplinen oder Subsysteme sind allerdings nicht nur strukturell gekoppelt – Schnittstellen ergeben sich vor allem da, wo „KI-Expertinnen und -Experten mit Medizinerinnen und Medizinern *gemeinsam agieren* und direkt mit Unternehmen und Start-ups kooperieren können." (BT-Enquete 2020: 268, Hervorhebung HG/UB) Vernetzung wird dort, wo bereits Ressourcen vorhanden sind, bewerkstelligt, ist allerdings auf Menschen und gezielte Unterstützung angewiesen. So etwa die Bundesregierung in ihrer Strategie Künstliche Intelligenz (Bundesregierung 2018: 12, Hervorhebung HG/UB):

> „Die Qualität eines solchen KI-Forschungsökosystems wird vor allem von der Exzellenz der *Forschenden* und *Kreativen*, den Forschungsinfrastrukturen, den allgemeinen *Rahmenbedingungen* für KI-Forschung in Deutschland sowie der Qualität der nationalen und internationalen *Kooperationen* abhängen."

Vernetzung und Förderung auf der einen Seite stehen der Zielsetzung der Einhegung und Begrenzung auf der anderen Seite gegenüber. Einhegung und Begrenzung sind dort, wo mit risikobehafteten Materien und Konstellationen umgegangen wird, legitim, sollten ihrerseits aber keine Risiken für Vernetzung und Förderung erzeugen. Dem begegnet ein geeigneter KI-Governance-Ansatz, wie die deutsche Datenethikkommission (DEK 2019: 15, Hervorhebung im Original gefettet) ihn konzeptualisiert:

> „Das Recht ist allerdings nur eines von mehreren Formaten, um ethische Prinzipien zu implementieren. Die Komplexität und Dynamik von Datenökosystemen erfordert das *Zusammenwirken verschiedener Governance-Instrumente* auf unterschiedlichen Ebenen (Mehr-Ebenen-Governance). Diese Instrumente umfassen neben rechtlicher Regulierung und Standardisierung verschiedene Formen der Ko- oder Selbstregulierung."

Das Verhältnis, in welchem Förderung und Begrenzung von KI und den damit verbundenen algorithmenbasierten Systemen stehen, scheint nicht aus dem Gleichgewicht gebracht werden zu sollen – es gilt, der Struktur durch dezentrale Einwirkmöglichkeiten die Chance auf Selbsterhalt zu geben. Die innere Struktur des KI-Feldes wird allerdings nicht nur auf menschlicher und organisationaler Ebene als anschlussbedürftig ausgewiesen: genauso, wie Expert*innengruppen an Schnittstellen zu Forschung und Entwicklung von KI-Systemen arbeiten sollen, müssen technische Schnittstellen und digitale Architekturen geschaffen werden, die den Austausch von Daten zum Zwecke neuer Mensch-Technik-Koordinierungsprozesse ermöglichen. In einem gemeinsam herausgegebenen Bericht formulieren zwei Stakeholder im KI-Governance-Bereich (MünKreis/Bertelsmann 2020: 43):

> „Eine internationale Standardisierung von Schnittstellen (APIs) ist wichtig, um die Kommunikation zwischen den Assistenten [gemeint sind persönliche digitale/maschinelle KI-Assistenten, die selbstständig und unabhängig von Menschen mit anderen KI-basierten Systemen kommunizieren, HG/UB] zu ermöglichen. Dies kann z. B. durch das bereits initiierte erste internationale Komitee für die Standardisierung des kompletten KI-Ökosystems geschehen (ISO/IEC JTC 1/SC 42)."

Schnittstellen sollen normiert, maschinelles Lernen durch geeignete Dateninfrastrukturen ermöglicht werden, so die EU-Kommission (2020c: 6):

> „Die Infrastrukturen sollten die Schaffung europäischer Datenpools unterstützen, die Massendatenanalysen und maschinelles Lernen in einer Weise ermöglichen werden, die mit dem Datenschutz- und Wettbewerbsrecht vereinbar ist und datengetriebene Ökosysteme entstehen lässt. Solche Datenpools können zentral oder dezentral organisiert werden."

Datenströme, die freigesetzt und doch gelenkt werden, versprechen Mehrwert:

> „Die Big Data Value-Public-Private-Partnership [...] hat auf europäischer Ebene ein interoperables und datengetriebenes Ökosystem für neue Geschäftsmodelle auf der Basis von Massendaten mit vielen Leuchtturmprojekten hervorgebracht." (DEK 2019: 143)

> „Datenräume sollten ein Ökosystem (aus Unternehmen, Zivilgesellschaft und Einzelpersonen) fördern, das neue Produkte und Dienstleistungen auf der Grundlage von mehr zugänglichen Daten hervorbringt. Politik und Behörden können für eine größere Nachfrage nach datengestützten Angeboten sorgen, indem sie zum einen die eigene Fähigkeit des öffentlichen Sektors steigert, selbst Daten für Entscheidungsprozesse und öffentliche Dienstleistungen zu verwenden, und zum anderen die Regulierung und die sektorspezifischen Maßnahmen so umgestalten, dass sie den durch Daten entstehenden Möglichkeiten gerecht werden, und sich vergewissern, dass keine Negativanreize für eine produktive Datennutzung bestehen bleiben." (EU-Kommission 2020c: 6)

Werden KI-Lösungen also in bestehende Digitalisierungsumfelder eingebettet sowie neue KI-Systeme entwickelt und angeboten, so erweist sich die Politik als starke Mitstreiterin, wie die EU-Kommission (2021a: 10, Hervorhebung HG/UB) hervorhebt:

> „The European Union will continue to develop a *fast-growing AI ecosystem* of innovative services and products embedding AI technology or stand-alone AI systems, resulting in increased *digital autonomy*."

Die Politik ‚düngt' also mit ihren regulatorischen und ethischen Initiativen den Boden, auf dem das Ökosystem Wurzeln schlagen soll. Als besonders lebensfähig erweist es sich dann, wenn es zur digitalen Autonomie beitragen kann – wessen digitale Autonomie (Die der Menschen? Der Unternehmen? Des politischen Bezugsraums?) befördert wird, muss offensichtlich nicht weiter erläutert werden, da jede*r im KI-Ökosystem die Chance hat, sich zugleich in einem Kontext zu befinden und selbstbestimmt zu sein.

Zusammengefasst lässt sich sagen, dass das Ökosystem-Diskursmotiv eine heterogene, offene und zugleich abgesicherte Binnenstruktur für den KI-Governance-Zusammenhang anbietet. Diese soll nicht überreguliert sein, wobei technische Interoperabilität wie menschlich-organisationale Kooperation gemeinsam erforderlich sind, um interne Netzwerkeffekte nutzbar zu machen. Offenheit und Vernetzung kommen allerdings nicht frei Haus – viele KI-interessierte Wirtschafts- und Politikakteur*innen müssen sich als ‚Gärtner*innen' des Ökosystems einbringen. Dieser Aspekt wird mit dem zweiten Deutungshorizont im Folgenden weiter vertieft.

6.2   Inhaltliche Formation: Wertschöpfung und Wertebasierung

Das Diskursmotiv des Ökosystems umfasst weiterhin einen Deutungshorizont, der auf allgemeine Proliferation und Produktivität abhebt. Wie die semantischen Konstellationen bereits erahnen lassen, ist das Ökosystem ein wachsender Zusammenhang; etwas, das Aussicht auf Wohlstand und Nachhaltigkeit gibt. Dies lässt sich in den Formulierungen der Hochrangingen Expertengruppe für Künstliche Intelligenz der EU-Kommission nachverfolgen (HLEG 2019b: 15, Hervorhebung HG/UB):

> „A multi-stakeholder approach, bringing all actors around the table to join forces, is crucial to *foster* sectoral AI ecosystems where most of the transformative power of AI and *sustainable growth* is expected."

Nach einem liberalen Ökonomieparadigma erreicht man Wohlstand in einer Marktwirtschaft klassischerweise durch freien Wettbewerb, allerdings scheint die innere Struktur des europäischen beziehungsweise deutschen KI-Feldes notwendigerweise auf Vernetzung und gemeinsame Nutzung von Dateninfrastruktur und Datenbeständen, an denen KI-Anwendungen lernen können, ausgerichtet zu sein. KI-Governance hat es also ökonomisch gesehen mit einem Setting zu tun, in welchem Zusammenarbeit und Wettbewerb keinen Widerspruch darstellen dürfen, im Gegenteil zeigt sich eine ganz neue Form marktwirtschaftlicher Leistung, wie die BT-Enquete (2020: 150, Hervorhebung HG/UB) verlautbaren lässt:

> „Es zeigt sich bereits, dass auch deutsche Konzerne strategische Kooperationen eingehen und gemeinschaftlich an digitalen Plattformen und Ökosystemen bauen, welchen allen Teilnehmenden Vorteile in Bezug auf Datengewinnung, Skalierung und Zugang zu Kundinnen und Kunden ermöglichen. Somit wird das von der IT-Branche bereits seit Langem gelebte Modell der *Coopetition* kontinuierlich in weitere Industrien übertragen."

Auffällig ist, dass die Förderung kleiner und mittlerer Unternehmen (KMU) wie auch sogenannter Start-up-Firmen als Schlüssel zum Wachstum des KI-Feldes und der Wohlstandssicherung ausgewiesen werden (z. B. BT-Enquete 2020: 119, 134; EU-Kommission 2020a: 8; Bitkom/DFKI 2017: 174; RBF/FD 2018: 4; RBG/ACV 2018: 18) – diese Unternehmensformen scheinen geeignet zu sein, die Chancen von *Coopetition* zu nutzen und die Plattformlogik zukünftig adaptieren zu können. Wissenschaft und Gesundheit sind explizit Bereiche, die in diese Ordnung einbezogen werden sollen und werden nicht notwendigerweise als das ‚Andere', das primär nicht-wirtschaftliche Zwecke verfolgt, vorgestellt:

„Ein florierendes und gut funktionierendes Start-up-Ökosystem wird Wissenschaftlerin-
nen und Wissenschaftler sowie andere potenzielle Entrepreneurinnen und Entrepreneu-
re motivieren, den Schritt in die Gründung zu wagen, und es wäre gewährleistet, dass
Deutschland in Zukunft ein führender Standort für Start-up-Gründungen wird." (BT-Enquete 2020: 175)

„[Die Projektgruppe empfiehlt, HG/UB] Ökosysteme zwischen Forschung und Wirtschaft aufzubauen und KI in Gesundheit und Pflege von der Entwicklung bis zur Anwendung in langfristigen und interdisziplinären Projekten zu fördern." (BT-Enquete 2019: 5;
BT-Enquete 2020: 241)

„Die enge Zusammenarbeit zwischen Wissenschaft und Gesundheitsberufen stellt sicher,
dass an Anwendungen geforscht wird, die einen tatsächlichen *Mehrwert* in der medizinischen und pflegerischen Praxis haben. Durch die längeren und durchgängigen Förderzeit-
räume wird der Transfer von Erkenntnissen der Grundlagenforschung in konkrete Anwendungen verbessert." (BT-Enquete 2020: 270, Hervorhebung HG/UB)

Nicht nur ökonomische Wertentwicklung und Prosperität stehen allerdings im Vordergrund der KI-Governance. Das KI-Feld, das sich in Deutschland und Europa etablieren soll, ist durch weitere Merkmale gekennzeichnet, derentwegen Investitionen
als lohnenswert erscheinen. Das KI-Feld in Deutschland und Europa soll als ein be-
grenztes und eingehegtes Feld gedacht werden. Dessen inhaltlich vertretbare, normative Grenze wird in einem zweiteiligen Kerndokument der Europäischen Kommission
(EU-Kommission 2021a; EU-Kommission 2021b) ausgewiesen, das einen vorläufigen
diskursiven und möglichen rechtsmateriellen Markstein expliziter KI-Regulierung in
der Europäischen Union setzt. In dem Entwurf der EU-Kommission für eine europäische KI-Richtlinie (EU-Kommission 2021a) werden KI-Technologien, deren Risiken
als inakzeptabel gelten[3] und deshalb verboten werden sollen, sowie mögliche KI-Anwendungen, die sich als hochriskant einstufen lassen und deshalb nach Markteinfüh-
rung unabhängig überwacht gehören,[4] skizziert. Nebst der roten und blassrosa Linien,
die die regulierende KI-Governance auferlegt, um Schäden von der Gesellschaft abzu-

---

3 Darunter fallen beispielsweise Technologien, die den freien Willen und das Verhalten von Menschen
manipulieren, ihre physische und psychische Integrität gefährden, vulnerable Personengruppen ausbeuten
und Eigenschaften konkreter Menschen anhand vermeintlicher klassifizierter Gruppencharakteristika ableiten. Auch sollen „AI-based social scoring" (EU-Kommission 2021a: 13) und weitreichende KI-basierte
„‚real-time' remote biometric identification systems" zu (prädiktiven) Strafverfolgungszwecken an öffentlichen Orten (mit wenigen Ausnahmen) verboten werden (EU-Kommission 2021a: 43 f.).
4 Unter solche hochriskanten Anwendungen fallen beispielsweise KI-basierte Systeme zur Bewertung
von Bewerber*innen und Leistungsempfänger*innen, zur Auswertung von Prüfungsergebnissen von Schü-
ler*innen und Studierenden, automatisierte Systeme zur Steuerung kritischer Infrastrukturen, Asyl-, Mig-
ration- und Grenzmanagement, unterstützende Systeme zu eng begrenzten Zwecken der Strafverfolgung
sowie autonome Systeme zur Organisation beziehungsweise Interpretation demokratischer Prozesse (EU-
Kommission 2021b: 4 f.).

wenden, lassen sich weitere Figuren, die KI diskursiv akzeptanzfähig machen, identifizieren. Statt weitere Tabus und gefährdende Praktiken zu betonen, werden Stärken hervorgekehrt, die als unbedingt auszeichnend und weiterhin erstrebenswert gelten. Diese wiederum können mit ethisch positiv konnotierten Werten und Orientierungen verknüpft werden. Vor allem politische Dokumente der EU spinnen mithilfe des Ökosystem-Motivs geschickte Verbindungen zwischen Verbotszonen und Gewinnperspektiven, so bei der EU-Kommission (2020a: 3, Hervorhebung im Original gefettet):

> „Die Schlüsselelemente eines künftigen Rechtsrahmens für KI in Europa werden ein einzigartiges ‚*Ökosystem für Vertrauen*' schaffen. Um dieses Ziel zu erreichen, muss durch den Rahmen sichergestellt werden, dass die EU-Vorschriften eingehalten werden, einschließlich der Vorschriften zum Schutz der Grundrechte und der Verbraucherrechte, insbesondere im Falle von in der EU eingesetzten KI-Systemen mit hohen (sic!) Risikopotenzial. Ein Ökosystem für Vertrauen aufzubauen, ist schon an sich ein strategisches Ziel und sollte bei den Bürgerinnen und Bürgern das nötige Vertrauen schaffen, KI-Anwendungen zu nutzen, und Unternehmen und öffentlichen Stellen die Rechtssicherheit für KI-gestützte Innovationen."

Ist das Ökosystem für Vertrauen über KI-Governance-Instrumente (eben etwa die ethischen Leitlinien zur vertrauenswürdigen KI, geltendes EU-Recht und gegebenenfalls künftige an den neuen KI-Technologien angepasste Verordnungen) etabliert, können – so der Ansatz – einerseits Menschen geschützt, sich andererseits privatwirtschaftliche und Anbieter*innen der öffentlichen Verwaltung, Fördernde und Nutzende für das Wohlergehen der Gemeinschaft engagieren, indem sie lukrative Investitionen tätigen und (rechts)sicherer mit KI umgehen können (HLEG 2019b: 47 ff.). Vor allem positive Erwartungen sind mit dieser Form der wertebasierten und ‚ermöglichenden Regulierung' der KI-Governance verknüpft, was bei der EU-Kommission (2020a: 12) deutlich wird:

> „Ein solider europäischer Regulierungsrahmen für eine vertrauenswürdige KI wird alle europäischen Bürgerinnen und Bürger schützen und zur Schaffung eines reibungslos funktionierenden Binnenmarkts beitragen, im Interesse der Weiterentwicklung und Verbreitung von KI sowie der Stärkung der industriellen Basis Europas im Bereich KI."

In dieser Lesart soll das ‚Ökosystem für Vertrauen' garantieren, dass das „Ökosystem für Exzellenz"' (EU-Kommission 2020a: 3, im Original gefettet) und der europäische Binnenmarkt von Ineffizienzen und Reibungsverlusten freigehalten werden (‚reibungslos funktionierend') und diese schöpferisch tätig werden können. Sofern alle Bürger*innen vor Schaden geschützt sind, gebe es keinen Grund, diesen marktgetriebenen Prozess zu blockieren – diese Strategie lässt also nicht viel Raum für politischen Widerspruch, der die Logik des Marktes ‚ohne Hindernisse' selbst in den Blick nehmen könnte. Als vielversprechend wird der Plan hingegen für unternehmerische Marktteilnehmer*innen dargestellt, denn es sollen sukzessive *alle* Beteiligten, nicht nur große führende Organisationen und Institutionen, sondern eben auch die vielen kleinen und mittelständischen Betriebe ‚mitgenommen werden' – dies stellt die EU-Kommission (2020a: 3, Hervorhebung im Original gefettet) folgendermaßen in Aussicht:

> „Der Rahmen zielt darauf ab, in Partnerschaft zwischen öffentlichem und Privatsektor Ressourcen zu mobilisieren, um ein ‚Ökosystem für Exzellenz' aufzubauen, das bei Forschung und Innovation beginnt und sich über die gesamte Wertschöpfungskette erstreckt, und die richtigen Anreize zu schaffen, um die Akzeptanz von KI-Lösungen auch seitens kleiner und mittlerer Unternehmen (KMU) zu beschleunigen."

Auch auf deutscher Bundesebene (hier bei Bundesregierung 2018: 12) lassen sich diese Motive der Exzellenz wiederfinden:

> „Daher wird sich die KI-Forschungsstrategie nicht nur auf einzelne Forschungsansätze und Anwendungen fokussieren, sondern den Aufbau eines dynamischen und breit aufgestellten KI-Ökosystems als Basis unterstützen, von der aus flexibel auf aktuelle Trends und Entwicklungen reagiert werden kann. Die Qualität eines solchen KI-Forschungsökosystems wird vor allem von der Exzellenz der Forschenden und Kreativen, den Forschungsinfrastrukturen, den allgemeinen Rahmenbedingungen für KI-Forschung in Deutschland sowie der Qualität der nationalen und internationalen Kooperationen abhängen."

Das, was unter der inneren Struktur des Ökosystem-Motivs weiter oben betrachtet wurde, nämlich eine gleichsam ‚natürliche' und systemimmanente Dynamik der Vernetzung zwischen Wissenschaft und Wirtschaft, Daten und Systemen, Menschen und Techniken, Projekten und Produkten, soll explizit von politischen Rahmenbedingungen unterstützt und bis auf die Anbieter- und die Bildungssystemebene hinunter ausgereizt werden. Das Ökosystem der Exzellenz ist – wie die Figur insinuiert – herausragend und der Spitze zugewandt, weswegen es von selbst Entwicklung betreibt. KI-Governance qualifiziert diese Eigenschaften diskursiv und soll den Prozess aber eben *beschleunigen*. Ökosysteme haben, wie jedes Kollektivsymbol (Jäger und Jäger 2007), offensichtlich eine Implikation des zeitlichen Horizonts und eine räumliche (das heißt geopolitische) Dimension, die gesondert hervorgehoben wird.

6.3   Räumlicher und zeitlicher Horizont: Abgrenzung, Wettbewerb und die Zukunft der KI-Ökosysteme

Ein Ökosystem und dessen Motiv im KI-Governance-Diskurs begründen mindestens zwei Grenzen beziehungsweise Horizonte, die deren Wesen entscheidend mitprägen. Die äußere Grenze des Ökosystems stabilisiert sich durch die Existenz eines oder mehrerer weiterer, unter Umständen in sich geschachtelter Ökosysteme. Dominanz und Verdrängung sind die Szenarien, mit denen ein Ökosystem umgehen muss. Die Arbeitsgruppe Wirtschaft und Arbeit der KI-Enquete-Kommission des Deutschen

Bundestages beispielsweise nennt die Repräsentanten der Dominanz und Verdrängung beim Namen, Handlungsempfehlungen werden mit sprachlichen temporalen Bezügen und Horizontsetzungen verknüpft, um Dringlichkeit zu signalisieren, aber auch auf europäischer Ebene wird diskutiert:

> „Zudem wird angeraten, nach einem eigenständigen, europäischen Weg zu suchen, um eine nachhaltige KI in Deutschland und Europa zu etablieren, die sich gegenüber den großen KI-Nationen – *USA und China* – behaupten kann. Gefordert werden: Ökosysteme, die Start-ups *vorantreiben*; ‚Sandboxes‘ (Sandkästen), in denen Ideen *schnell* ausprobiert werden können; *Moonshot*-Projekte, die Ambitionen verwirklichen; Datenräume, in denen Unternehmen viele qualitativ hochwertige Daten für die KI-Entwicklung nutzen können – um nur einige der Überlegungen zu nennen, die in der Projektgruppe diskutiert wurden." (BT-Enquete 2020: 117, Hervorhebung HG/UB)

> „Europe currently attracts only ~11 % of global VC [venture capital, HG/UB] funding, with ~50 % going to *US* and the rest mostly to *China*. An assessment of the economic activity growth due to AI *until 2030* shows that the value at stake for Europe is significant: if no actions are taken, the EU28 will suffer a deterioration of its innovation capital, which would result in a loss of €400 billion in cumulative added value to GDP [gross domestic product, HG/UB] by 2030." (HLEG 2019b: 43, Hervorhebung HG/UB)

> „To benefit fully from the economic opportunities AI could offer, Europe needs to foster the development of AI ecosystems on the continent. The *speed of change* is a crucial factor in this regard." (Servoz 2019: 7, Hervorhebung HG/UB, Hervorhebungen im Original wurden nicht übernommen)

Stimmen aus dem Unternehmensberatungs-, Start-up- sowie Venture-Capital-Umfeld, die die Chancen ‚europäischer KI‘ auf Kapitalanziehung im Blick haben, ‚warnten‘ und motivierten:

> „[…] Europe's AI ecosystem is thriving, but, unlike in the US or China, it is fragmented and lacks a clear strategy. This means the continent could get left behind." (RBF/FD 2018: 4)

> „Looking at individual countries, the United States leads the AI ecosystem, with 1,393 startups – 40 percent of the total number of AI startups worldwide. China comes in second place, with 383 startups (11 percent of the total worldwide) and Israel in third place, with 362 startups (10 percent). If we take Europe as a whole, however, it easily pushes China out of second place, with 769 AI startups (22 percent of the total worldwide)." (RBG/ACV 2018: 7)

Wieder werden also Potenzialitäten ausgelotet, Grenzziehungen vorgenommen und es wird vor verpassten Chancen gewarnt. Wettbewerb und Grenzziehungen, die zur Stabilisierung von Ökosystemen benötigt und Teile des Ökosystem-Motivs ausmachen, weiten sich gar zu sublimen militaristischen Metaphern aus, so zum Beispiel in folgendem Zitat (RBG/ACV 2018: 2, Hervorhebung HG/UB):

> „We believe that Europe can become a third player in the *‚arms race‘* between the United States and China. To gain a competitive position, European policymakers should promote startups as the main technological and economic drivers of AI. This involves profoundly changing the shape of public involvement in the innovation ecosystem and adapting support schemes specifically for startups. The European Union should quickly strengthen the competitiveness of startups and support the emergence of a European AI ecosystem.“

Auch wenn diese Wortwahl nicht symptomatisch für den gesamten deutschen bzw. europäischen KI-Governance-Diskurs steht und die Diskursfigur des ‚AI arms race‘ strukturell kaum als Zeichen eines rhetorischen und tatsächlichen Rüstungswettlaufs eingeordnet werden kann (Diehl und Lambach o. J.), zeigt sich dennoch, dass es hier um eine spezifische Form der technologie- und wirtschaftspolitischen Sicherung geht, die mit allen (monetären) Mitteln und Wettbewerbsressourcen verfolgt werden soll. Das Konkurrenzbewusstsein gegenüber USA und China drückt sich in der beispielhaften Formulierung sicherlich am deutlichsten aus, die ganz offensichtlich auf die Innovationskraft europäischer Start-ups hoffen. Wie jedoch gezeigt werden konnte, eröffnet das Ökosystem-Motiv des KI-Governance-Diskurses einige Möglichkeiten, nicht nur die Position der ethisierten bzw. demokratisch eingebundenen KI und damit den ‚dritten Weg‘ zwischen staatsgetriebener (China) und prototypisch wirtschaftsgetriebener (USA) KI-Governance, sondern gleichfalls die wirtschaftliche und zukunftsentscheidende Bedeutung von KI und den Schutz und die Dynamisierung des eigenen Wirtschaftsraums zu betonen.[5]

7.   Fazit

Die Betrachtungen des in ausgewählten KI-politikbezogenen Dokumenten enthaltenen Ökosystem-Begriffs, dem hier eine diskursive und ordnungsbildende Wirkung im KI-Governance-Prozess zugeschrieben wurde, stellen eine erste Erkundung des Gegenstandes dar. Die Darstellung der KI-Governance im Zusammenhang mit diskursbildenden Motiven wie dem ‚Ökosystem‘ sollte daher als an den Dokumenten exemplarisch durchgeführt und für diesen Ansatz explorativ angesehen werden – es ging

---

5   Das Diskursmotiv des Ökosystems böte eventuell noch weitere Möglichkeiten, positiv konnotierte Bewusstseinsinhalte zu aktivieren, die den deutschen bzw. europäischen KI-Weg gegenüber anderen KI-Politiken aufwerten könnten – ein ‚KI-Öko-Siegel‘ zu entwerfen erschiene beispielsweise diskursstrategisch konsequent. Eine ähnliche Stoßrichtung lässt sich bereits mit dem Ausspruch *„Artificial Intelligence (AI) made in Germany‘* [, welche] […] zum weltweit anerkannten Gütesiegel werden“ (Bundesregierung 2018: 8, Hervorhebung im Original) soll, beobachten. Wir danken Ulrich Koppitz für diesen Hinweis.

schließlich darum, der vielfältigen Nutzung des Begriffs Ökosystem durch eine semantische und motivorientierte Analyse systematischer auf die Spur zu kommen. Gezeigt wurde zum einen, dass KI-Governance als Gegenstand von Regierungsanalysen, die begrenzende wie auch ermöglichende Instrumente sowie den netzwerkartigen Charakter politischer Steuerung und Interaktion in den Blick nehmen, positioniert werden kann. Zum anderen wurde dargestellt, wie ‚Ökosystem' verwendet wird, um Vernetzungs- und Strukturierungsvorgänge informationstechnologisch, digitalwirtschaftlich und -politisch sowie beteiligungstheoretisch zu verhandeln. Als Diskursmotiv im KI-Governance-Feld leistet die Verwendung von ‚Ökosystem' die Projektion einer inneren Schließung, die auf Offenheit, Diversität, Vernetzung und Kooperation der Ökosystemelemente – ob Menschen, Technologien oder Organisationen – abhebt. Das Ökosystemmotiv liefert weiterhin Diskursteilnehmenden, die an KI-Governance-Gestaltung interessiert sind, ein Werkzeug, KI in einen Zusammenhang zu betten, dem das Versprechen von Wachstum, Prosperität, Effizienz, Schutz und Fortschritt winkt. Letztendlich markiert ‚Ökosystem' diskursiv aber keinen naiven und unlimitierten Überfluss – ein Element des Ökosystems ist seine äußere Grenze, die vor invasivem Verhalten ausgewiesener Konkurrenten (China und USA werden immer wieder angeführt) geschützt werden muss. Ein Element des eigenen Regulativs und Schutzes ist die ethische bzw. vertrauenswürdige KI, wie sie in Deutschland und der EU als „unique selling proposition" (Brattberg et al. 2020: 3; vgl. auch Diehl und Lambach o. J.) vermarktet wird. Das Ökosystem als Motiv soll aber eben genau dies ermöglichen: eine Sichtweise, in der es kein Entweder-Oder zwischen Ethik und Profit geben muss. Durch das ‚Ökosystem der KI', ob damit nun im Speziellen die digitalen Architekturen der Plattformen und Datenspeicher, lokale Initiativen, Verträge zwischen Forschungseinrichtungen und der KI-Industrie oder im Allgemeinen Objekte politischer Großstrategien gemeint sind, lassen sich alle Wünsche an KI-Förderung und KI-Nutzung integriert formulieren. Ob diese indes faktisch und letztendlich einzulösen sind, müssen weitere und andere Forschungszugänge klären.

Interessant ist mithin die Frage, ob, auf welche Weise und wie stark das Ökosystemmotiv künftig in medizinpolitischen Diskursen wirkt, die vermutlich besondere, die Selbstorganisation und politische Regulierung von Forschung, Entwicklung und Anwendung (KI-basierter) Medizin betreffende Redeweisen, installieren. Diese sind zumindest schlaglichtartig in dem vorlegten Material vorgekommen. Bemerkenswerterweise erscheint jedoch medizin- bzw. gesundheitsbezogene KI in den neuesten Regulationsvorschlägen der EU Kommission (EU-Kommission 2021a) nicht zuvorderst als Bereich, der erhebliche Risiken für Leben und Gesundheit von Menschen bergen könnte, sondern primär als Möglichkeit, bestimmte Leistungen („public safety and public health, including disease prevention, control and treatment", EU-Kommission 2021a: 70) im Sinne des öffentlichen Interesses zu erzielen, was Raum für die Vermutung öffnet, dass dies der Grund sein könnte, weswegen KI in der Medizin und im Gesundheitssystem von der EU-Kommission in diesem spezifischen Prozess nicht als regelungsbedürftig ausgezeichnet wird. Vor diesem Hintergrund erscheint es lohnenswert, dem medizinischen und medizinpolitischen Impetus von KI-Ökosystemen und verwandten Konzepten nachzugehen, denn es ist möglich, dass hier spezifischere Verquickungen von Nützlichkeit, Ethik, Zukunftsorientierung und Gewinnversprechen sichtbar werden (vgl. Leone et al. 2021), die über die risiko- und regulierungsbasierten Ansätze hinausgehen bzw. diese ergänzen können.

Förderhinweis

Der vorliegende Artikel ist im Rahmen des Planning-Grant-Projekts „Saving autonomy: Assessing patients' capacity to consent using artificial intelligence (SMART)", das von der Volkswagen-Stiftung unter dem Aktenzeichen 97044-1 unterstützt wurde, entstanden. Die Autor*innen bedanken sich bei der Stiftung und ihren Mitarbeiter*innen für deren Unterstützung und vertrauensvolle Zusammenarbeit.

Quellen

AlgorithmWatch (2020) AI Ethics Guidelines Global Inventory. Zugriff unter: https://inventory.algorithmwatch.org/ (Zugriff 09.06.2021).

Alt R (2018) Ökosystem. Zugriff unter: https://www.gabler-banklexikon.de/definition/oekosystem-99853/version-337396 (Zugriff 29.04.2021).

Basole RC (2021) Visualizing the Evolution of the AI Ecosystem: In: Proceedings of the 54th Hawaii International Conference on System Sciences 2021: 6193–6202. DOI: 10.24251/HICSS.2021.747.

Bieber C (2020) Three Dimensions of AI-Politik. Zugriff unter: https://conditiohumana.io/ai-politik-bieber/ (Zugriff 27.05.2021).

Boley H und Chang E (2007) Digital Ecosystems: Principles and Semantics. In: 2007 Inaugural IEEE-IES Digital EcoSystems and Technologies Conference, Cairns, Australia, February 2007: 398–403.IEEE.DOI: 10.1109/DEST.2007.372005.

Brattberg E, Csernatoni R und Rugova V (2020) Europe and AI: Leading, Lagging Behind, or Carving its own Way? Zugriff unter: https://carnegieendowment.org/files/BrattbergCsernatoni Rugova_-_Europe_AI.pdf (Zugriff 28.05.2021).

Braun K und Könninger S (2018) From Experiments to Ecosystems? Reviewing Public Participation, Scientific Governance and the Systemic Turn. Public Understanding of Science 27(6): 674–689. DOI: 10.1177/0963662517717375.

Buiten MC (2019) Towards Intelligent Regulation of Artificial Intelligence. European Journal of Risk Regulation 10(1): 41–59. DOI: 10.1017/err.2019.8.

Butcher J und Beridze I (2019) What is the State of Artificial Intelligence Governance Globally? The RUSI Journal 164(5–6): 88–96. DOI: 10.1080/03071847.2019.1694260.

Calo R (2017) Artificial Intelligence Policy: A Primer and Roadmap. UC Davis Law Review 51(2): 399–435.

Cath C (2018) Governing artificial intelligence: ethical, legal and technical opportunities and challenges. Philosophical Transactions of the Royal Society A: Mathematical, Physical and Engineering Sciences 376(2133): 20180080. DOI: 10.1098/rsta.2018.0080.

Cath C, Wachter S, Mittelstadt B, et al. (2018) Artificial Intelligence and the ‚Good Society': the US, EU, and UK approach. Science and Engineering Ethics 24: 505–528. DOI: 10.1007/s11948-017-9901-7.

Chilvers J und Kearnes M (2016) Remaking participation. Towards reflexive engagement. In: Chilvers J und Kearnes M (Hg) Remaking Participation. Science, Environment and Emergent Publics. London, New York: Routledge, S. 261–288.

Chilvers J und Kearnes M (2020) Remaking Participation in Science and Democracy. Science, Technology, & Human Values 45(3): 347–380. DOI: 10.1177/0162243919850885.

Daly A, Hagendorff T, Li H, et al. (2019) Artificial Intelligence, Governance and Ethics: Global Perspectives. SSRN Electronic Journal. DOI: 10.2139/ssrn.3414805.

Diehl C und Lambach D (oJ) Das AI Arms Race, Manuskript. Zugriff unter: https://www.researchgate.net/publication/351904087_Das_AI_Arms_Race (Zugriff 28.05.2021).

Farhadi N (2019) Cross-Industry Ecosystems: Grundlagen, Archetypen, Modelle und strategische Ansätze. Wiesbaden: Springer Fachmedien. DOI: 10.1007/978-3-658-26129-0.

Groß M und Krellmann A (2019) Das Ökosystem der Digitalisierung. In: Stember J, Eixelsberger W, Spichiger A, et al. (Hg) Handbuch E-Government. Wiesbaden: Springer Fachmedien, S. 3–18. DOI: 10.1007/978-3-658-21402-9_2.

Hao, K. (2020) We read the paper that forced Timnit Gebru out of Google. Here's what it says. Zugriff unter: https://www.technologyreview.com/2020/12/04/1013294/google-ai-ethics-research-paper-forced-out-timnit-gebru/ (Zugriff 21.05.2021).

Haus M (2010) Governance-Theorien und Governance-Probleme: Diesseits und jenseits des Steuerungsparadigmas. Politische Vierteljahresschrift 51: 457–479.

Heesen J und Sehr M (2018) Technikethik: Verantwortung für technische Produkte – „Ex Machina". In: Bohrmann T, Reichelt M und Veith W (Hg) Angewandte Ethik und Film. Wiesbaden: Springer Fachmedien, S. 229–258. DOI: 10.1007/978-3-658-20391-7_11.

Hein A, Schreieck M, Riasanow T, et al. (2020) Digital platform ecosystems. Electronic Markets 30(1): 87–98. DOI: 10.1007/s12525-019-00377-4.

Hopewell S, Clarke M und Mallett S (2005) Grey Literature and Systematic Reviews. In: Rothstein HR, Sutton AJ und Borenstein M (Hg) Publication Bias in Meta-Analysis. Prevention, Assessment and Adjustments. Chichester: Wiley, S. 49–72.

International Organization for Standardization (2015) Information technology – Governance of IT for the organization (ISO/IEC 38500:2015). Zugriff unter: https://www.iso.org/standard/62816.html (Zugriff 27.05.2021).

Jäger M und Jäger S (2007) Deutungskämpfe: Theorie und Praxis kritischer Diskursanalyse. Medien – Kultur – Kommunikation. Wiesbaden: VS Verlag für Sozialwissenschaften.

Jäger S (2004) Kritische Diskursanalyse. Eine Einführung. Münster: Unrast Edition DISS.

Jasanoff S (2004) (Hg) States of Knowledge: The Co-production of Science and the Social Order. London, New York: Routledge.

Kabatek J (2015) Wie kann man Diskurstraditionen kategorisieren?. In: Winter-Froemel E, López Serena A, de Toledo y Huerta AO und Frank-Job B (Hg) Diskurstraditionelles und Einzelsprachliches im Sprachwandel / Tradicionalidad discursiva e idiomaticidad en los procesos de cambio lingüístico. Tübingen: Narr (ScriptOralia), S. 51–65.

Könninger S (2016) Genealogie der Ethikpolitik. Nationale Ethikkomitees als neue Regierungstechnologie. Das Beispiel Frankreichs. Bielefeld: Transcript.

Laacke S, Mueller R, Schomerus G, et al. (2021) Artificial Intelligence, Social Media and Depression. A New Concept of Health-Related Digital Autonomy. The American Journal of Bioethics 21(7): 4–20. DOI: 10.1080/15265161.2020.1863515.

Lamanna C und Byrne L (2018) Should Artificial Intelligence Augment Medical Decision Making? The Case for an Autonomy Algorithm. AMA Journal of Ethics 20(9): E902–910. DOI: 10.1001/amajethics.2018.902.

Larsson S (2020) On the Governance of Artificial Intelligence through Ethics Guidelines. Asian Journal of Law and Society 7(3): 437–451. DOI: 10.1017/als.2020.19.

Leone D, Schiavone F, Appio FP, et al. (2021) How does artificial intelligence enable and enhance value co-creation in industrial markets? An exploratory case study in the healthcare ecosystem. Journal of Business Research 129: 849–859. DOI: 10.1016/j.jbusres.2020.11.008.

Lysaght T, Lim HY, Xafis V, et al. (2019) AI-Assisted Decision-making in Healthcare: The Application of an Ethics Framework for Big Data in Health and Research. Asian Bioethics Review 11(3): 299–314. DOI: 10.1007/s41649-019-00096-0.

Mantelero A (2018) AI and Big Data: A blueprint for a human rights, social and ethical impact assessment. Computer Law & Security Review 34(4): 754–772. DOI: 10.1016/j.clsr.2018.05.017.

Merkens H (2000) Auswahlverfahren, Sampling, Fallkonstruktion. In: Flick U, von Kardorff E und Steinke I (Hg) Qualitative Forschung. Ein Handbuch. Reinbeck bei Hamburg: Rowohlt, S. 286–299.

Mittelstadt BD, Allo P, Taddeo M, et al. (2016) The ethics of algorithms: Mapping the debate. Big Data & Society 3(2): 1–21. DOI: 10.1177/2053951716679679.

Phillips MA und Ritala P (2019) A complex adaptive systems agenda for ecosystem research methodology. Technological Forecasting and Social Change 148: 119739. DOI: 10.1016/j.techfore.2019.119739.

Pikkarainen M, Ervasti M, Hurmelinna-Laukkanen P und Nätti S (2017) Orchestration Roles to Facilitate Networked Innovation in a Healthcare Ecosystem. Technology Innovation Management Review 7(9): 30–43. DOI: 10.22215/timreview/1104.

Reichertz J (2009) Kommunikationsmacht. Wiesbaden: VS Verlag für Sozialwissenschaften.

Renda A (2019) Artificial Intelligence: Ethics, Governance and Policy Challenges: Report of a CEPS Task Force. Brussels: Centre for European Policy Studies. Zugriff unter: https://ssrn.com/abstract=3420810 (Zugriff 10.06.2021).

Schiff D, Biddle J, Borenstein J, et al. (2020) What's Next for AI Ethics, Policy, and Governance? A Global Overview. In: Proceedings of the AAAI/ACM Conference on AI, Ethics, and Society, New York NY USA, 7 February 2020: 153–158. ACM. DOI: 10.1145/3375627.3375804.

Schneider I (2020) Democratic Governance of Digital Platforms and Artificial Intelligence? Exploring Governance Models of China, the US, the EU and Mexico. JeDEM – eJournal of eDemocracy and Open Government 12(1): 1–24. DOI: 10.29379/jedem.v12i1.604.

Siau K und Wang W (2020) Artificial Intelligence (AI) Ethics: Ethics of AI and Ethical AI. Journal of Database Management 31(2): 74–87. DOI: 10.4018/JDM.2020040105.

Skilton M (2016) Building Digital Ecosystem Architectures. A Guide to Enterprise Architecting Digital Technologies in the Digital Enterprise. Basingstoke/New York: Palgrave Macmillan.

Stahl BC (2021) Artificial Intelligence for a Better Future. An Ecosystem Perspective on the Ethics of AI and Emerging Digital Technologies. Cham: Springer.

Stix C (2019) A Survey of the European Union's Artificial Intelligence Ecosystem. SSRN Electronic Journal. DOI: 10.2139/ssrn.3756416.

Tiwana A (2014) Platform Ecosystems. Aligning Architecture, Governance, and Strategy. Amsterdam et al.: Morgan Kaufmann.

Wang W und Siau K (2018) Artificial Intelligence: A Study on Governance, Policies, and Regulations. MWAIS Proceedings 40. Zugriff unter: http://aisel.aisnet.org/mwais2018/40 (Zugriff 26.08.2021).

Weber K und Zoglauer T (2019) Maschinenethik und Technikethik. In: Bendel O (Hg) Handbuch Maschinenethik. Wiesbaden: Springer Fachmedien, S. 145–163. DOI: 10.1007/978-3-658-17483-5_10.

Winfield AF, Michael K, Pitt J, et al. (2019) Machine Ethics: The Design and Governance of Ethical AI and Autonomous Systems [Scanning the Issue]. In: Proceedings of the IEEE 107(3): 509–517. DOI: 10.1109/JPROC.2019.2900622.

Wirtz BW, Weyerer JC und Geyer C (2019) Artificial Intelligence and the Public Sector – Applications and Challenges. International Journal of Public Administration 42(7): 596–615. DOI: 10.1080/01900692.2018.1498103.

Anhang: Genutzte Dokumente

[Bitkom/DFKI 2017] Bitkom e.V./Deutsches Forschungszentrum für Künstliche Intelligenz GmbH (Hg) (2017) Künstliche Intelligenz. Wirtschaftliche Bedeutung, gesellschaftliche Herausforderungen, menschliche Verantwortung. Zugriff unter: https://www.dfki.de/fileadmin/user_upload/import/9744_171012-KI-Gipfelpapier-online.pdf (Zugriff 08.06.2021).

[BT-Enquete 2019] Deutscher Bundestag/Enquete-Kommission Künstliche Intelligenz (Hg) (2019) Projektgruppe „KI und Gesundheit". Zusammenfassung der vorläufigen Ergebnisse. Kommissionsdrucksache 19(27)94, 19. Dezember 2019. Zugriff unter: https://www.bundestag.de/resource/blob/672950/fed938366dcf1b3f79c2ff177e0f86f5/PG-3-Projektgruppenbericht-data.pdf (Zugriff 08.06.2021).

[BT-Enquete 2020] Deutscher Bundestag/Enquete-Kommission Künstliche Intelligenz (Hg) (2020) Bericht der Enquete-Kommission Künstliche Intelligenz – Gesellschaftliche Verantwortung und wirtschaftliche, soziale und ökologische Potenziale. BT-Drucksache 19/23700, 28. Oktober 2020. Zugriff unter: https://dserver.bundestag.de/btd/19/237/1923700.pdf (Zugriff 08.06.2021).

[Bundesregierung 2018] Bundesregierung (Hg) (2018) Strategie Künstliche Intelligenz der Bundesregierung. Zugriff unter: https://www.bmbf.de/files/Nationale_KI-Strategie.pdf (Zugriff 08.06.2021).

[DEK 2019] Datenethikkommission (Hg) (2019) Gutachten der Datenethikkommission. Zugriff unter: https://www.bmi.bund.de/SharedDocs/downloads/DE/publikationen/themen/it-digitalpolitik/gutachten-datenethikkommission.pdf (Zugriff 08.06.2021).

[EU-Kommission 2019] European Commission (2019) Building Trust in Human-Centric Artificial Intelligence. Communication from the Commission to the European Parliament, the Council, the European Economic and Social Committee and the Committee of the Regions. COM(2019) 168 final, Brussels, April 8, 2019. Zugriff unter: https://ec.europa.eu/jrc/communities/sites/default/files/ec_ai_ethics_communication_8_april_2019.pdf (Zugriff 08.06.2021).

[EU-Kommission 2020a] EU-Kommission (2020a) Zur Künstlichen Intelligenz – ein europäisches Konzept für Exzellenz und Vertrauen. Weißbuch. COM(2020) 65 final, Brüssel, 19. Februar 2020. Zugriff unter: https://ec.europa.eu/info/sites/default/files/commission-white-paper-artificial-intelligence-feb2020_de.pdf (Zugriff 08.06.2021).

[EU-Kommission 2020b] European Commission (2020b) Report on the safety and liability implications of Artificial Intelligence, the Internet of Things and robotics. Report from the Commission to the European Parliament, the Council and the European Economic and Social Committee. COM(2020) 64 final, Brussels, 19. February 2020. Zugriff unter: https://eur-lex.europa.eu/
legal-content/EN/TXT/PDF/?uri=CELEX:52020DC0064&from=en (Zugriff: 08.06.2021).

[EU-Kommission 2020c] EU-Kommission (2020c) Eine europäische Datenstrategie. Mitteilung
der Kommission an das Europäische Parlament, den Rat, den Europäischen Wirtschafts- und
Sozialausschuss und den Ausschuss der Regionen. COM(2020) 66 final, Brüssel, 19. Februar
2020. Zugriff unter: https://ec.europa.eu/info/sites/default/files/communication-european-
strategy-data-19feb2020_de.pdf (Zugriff 08.06.2021).

[EU-Kommission 2021a] European Commission (2021a) Proposal for a Regulation of the European
Parliament and of the Council laying down harmonised rules on artificial intelligence (Artificial Intelligence Act) and amending certain Union legislative acts {SEC(2021) 167 final} – {SWD(2021)
84 final} – {SWD(2021) 85 final}. COM(2021) 206 final, 2021/0106 (COD), Brussels, April 24,
2021. Zugriff unter: https://eur-lex.europa.eu/resource.html?uri=cellar:e0649735-a372-11eb-
9585-01aa75ed71a1.0001.02/DOC_1&format=PDF (Zugriff 08.06.2021).

[EU-Kommission 2021b] European Commission (2021b) Annexes to the Proposal for a Regulation of the European Parliament and of the Council laying down harmonised rules on artificial intelligence (Artificial Intelligence Act) and amending certain Union legislative acts
{SEC(2021) 167 final} – {SWD(2021) 84 final} – {SWD(2021) 85 final. COM(2021) 206 final
ANNEXES 1 to 9, Brussels, April 21, 2021. Zugriff unter: https://eur-lex.europa.eu/resource.
html?uri=cellar:e0649735-a372-11eb-9585-01aa75ed71a1.0001.02/DOC_2&format=PDF (Zugriff 08.06.2021).

[HLEG 2019a] Hochrangige Expertengruppe für KI/EU-Kommission (2019a) Ethik-Leitlinien
für eine vertrauenswürdige KI, April 2019. Zugriff unter: https://op.europa.eu/de/publicati-
on-detail/-/publication/d3988569-0434-11ea-8c1f-01aa75ed71a1 (Zugriff 08.06.2021).

[HLEG 2019b] High-Level Expert Group on Artificial Intelligence/European Commission (2019b)
Policy and Investment Recommendations for Trustworthy AI, June 26, 2019. Zugriff unter:
https://digital-strategy.ec.europa.eu/en/library/policy-and-investment-recommendations-
trustworthy-artificial-intelligence (Zugriff 08.06.2021).

[MünKreis/Bertelsmann 2020] Münchner Kreis e. V./Bertelsmann Stiftung (Hg) (2020) Leben,
Arbeit, Bildung 2035+. Durch Künstliche Intelligenz beeinflusste Veränderungen in zentralen
Lebensbereichen. Zukunftsstudie Münchner Kreis Band VIII. Zugriff unter: https://www.
muenchner-kreis.de/fileadmin/dokumente/_pdf/Zukunftsstudien/2020_Zukunftsstudie_
MK_Band_VIII_Publikation.pdf (Zugriff 08.06.2021).

[RBF/FD 2018] Roland Berger/France Digitale (Hg) (2018) Joining the dots – A map of Europe's
AI ecosystem. Zugriff unter: https://www.rolandberger.com/publications/publication_pdf/
Joining-the-dots_A-map-of-Europe's-AI-ecosystem-_RolandBerger.pdf (Zugriff 09.06.2021).

[RBG/ACV 2018] Roland Berger/Asgard Capital Verwaltung (Hg) (2018) Artificial Intelligence – A strategy for European startups. Zugriff unter: https://www.rolandberger.com/
publications/publication_pdf/roland_berger_ai_strategy_for_european_startups.pdf (Zugriff
09.06.2021).

[Servoz 2019] Servoz, Michel/EU-Kommission (2019) AI. The future of Work? Work of the future! On how artificial intelligence, robotics and automation are transforming jobs and the
economy in Europe. Report for the European Commission. Zugriff unter: https://op.europa.
eu/de/publication-detail/-/publication/096526d7-17d8-11ea-8c1f-01aa75ed71a1 (Zugriff
08.06.2021).

Organisation und Nutzbarmachung von Daten
Herausforderungen beim Einsatz von digitalen Infrastrukturen und Künstlicher Intelligenz zur Optimierung der Versorgung von Menschen mit Seltenen Erkrankungen

HELENE GERHARDS / UTA BITTNER / HENRIETTE KRUG

1. Einleitung

Allein in Deutschland leben Schätzungen zufolge vier Millionen Menschen mit einer Seltenen Erkrankung (ACHSE e. V. 2014; Bundesministerium für Gesundheit 2020), über die ein vergleichsweise hohes Maß an Unkenntnis und Unsicherheit existiert, das für Betroffene neben den symptombedingten Beeinträchtigungen zusätzliche Belastungen bringt. Schwierigkeiten bei der Diagnosestellung (Gainotti et al. 2018; Zurynski et al. 2017), das Fehlen effektiver Behandlungsmöglichkeiten und fachgerechter Unterstützung sowie Mängel in der Leistungserbringung im Gesundheitswesen erschweren den Zugang zu angemessener Versorgung (Bundesministerium für Gesundheit 2020). Seltene Erkrankungen sind zudem weniger gut erforscht als andere, häufig vorkommende Erkrankungen und können nur selten ursächlich therapiert oder gar geheilt werden (Institute of Medicine [US] Committee on Accelerating Rare Diseases Research et al. 2010: 16). Die Datenlage, auf die evidenzbasierte Behandlung und Versorgung aufsetzen sollte, stellt sich aufgrund fehlenden Wissens und nicht optimaler Datenorganisation oftmals als bruchstückhaft dar (Boycott et al. 2019: 1 f.). Aufgrund dieser Situation werden Seltene Erkrankungen und betroffene Patient*innen oft als „Waisen der Medizin" (Gießelmann und Richter-Kuhlmann 2019: A508) bezeichnet.

Angesichts der besonderen Herausforderungen, die bei der Diagnostik und Versorgung von Patient*innen mit Seltenen Erkrankungen sowie im Umgang mit lückenhaftem (Forschungs-)Wissen bestehen, werden große Hoffnungen in die Möglichkeiten digitaler Informations- und Kommunikationstechnologien (IKT), das heißt die Gesamtheit an technologischen Grundlagen, Geräten und Infrastrukturen, die Informationen unterschiedlicher Art digital umsetzen, verarbeiten, speichern und übertragen können (vgl. Bundesministerium für wirtschaftliche Zusammenarbeit 2013), gesetzt. Mit Hilfe verschiedenartiger IKT sollen die bisher weltweit punktuell erhobenen und ungenügend vernetzten Daten über Symptomatik, Krankheitsverläufe, diagnostische Möglichkeiten und Behandlungsansätze gesammelt und zusammengeführt werden, was das Verständnis hierüber deutlich voranbringen und zur „Vermehrung gesundheitsrelevanter, für Patienten nützlicher Erkenntnisse beitragen werde" (Beier et al. 2019: 265; vgl. Seidinger 2020). Im Folgenden wollen wir darstellen, welche Herausforderungen bei der Aufbereitung von (patient*innenbezogenen) Daten über diese Erkrankungen zu berücksichtigen sind, damit sie tatsächlich zum Nutzen der Betroffenen verwendet werden können. Insbesondere soll die Frage gestellt werden, welche Rolle IKT und Künstliche Intelligenz (KI) derzeit und in Zukunft bei der Generierung, Organisation und Nutzbarmachung von Daten in diesem Bereich spielen können und in welcher Weise das Spektrum von Ansätzen zur Bewältigung der Herausforderungen im Umgang mit Seltenen Erkrankungen erweitert wird.

Zunächst wollen wir einen Einblick in die Probleme geben, die sich im Umgang mit Seltenen Erkrankungen abzeichnen – diese ergeben sich für die Betroffenen wie für diejenigen, die mit der Erforschung und Behandlung befasst sind. Darauf identifizieren wir neben besonderen Versorgungsaufgaben und lebensweltlichen Konsequenzen für die Betroffenen die digitalisierte Datenorganisation und effektive Datennutzung als eine besondere Herausforderung (Kapitel 2). Patient*innenmanagement und Patient*innenregister in IKT-Umgebungen stellen Problemlösungsansätze dar, wobei derzeit noch nach weitergehenden Möglichkeiten der Datenverwaltung und -ausschöpfung gesucht wird, die der Komplexität dieser Erkrankungen besser gerecht werden (Kapitel 3). Daher beleuchten wir die Rolle von KI für die medizinische Forschung im Bereich der Seltenen Erkrankungen und konzentrieren uns auf die Frage, welche Versuche hiermit bereits unternommen worden sind, Datengenerierung, -organisation sowie -interpretation mit und jenseits von Patient*innenregistern voranzutreiben (Kapitel 4). Wir schließen mit ethischen und technikfolgenabschätzenden Überlegungen zu potenziellen Implikationen, die sich bereits heute beim Einsatz von KI im Bereich der Seltenen Erkrankungen zeigen und künftig noch ergeben könnten (Kapitel 5).

2.   Seltene Erkrankungen: Ein Problemaufriss

Hauptmerkmal (chronischer) Seltener Erkrankungen ist, dass ihre Prävalenz in der Bevölkerung per definitionem niedrig ist. Laut der *Orphan Medicinal Product*-Gesetzgebung der Europäischen Union (EG Nr. 141/2000) werden Krankheiten dann als selten definiert, wenn weniger als 5 von 10.000 Menschen in der EU von ihnen betroffen sind (zur Definitionsarbeit am Begriff vgl. auch Richter et al. 2015). Hinter dieser statistisch markierten Festlegung stehen unterschiedlichste Typen von Erkrankungen, beispielsweise neuromuskuläre Erkrankungen wie Amyotrophe Lateralsklerose (ALS), Stoffwechselstörungen wie die Gaucher-Krankheit, erbliche Bindegewebserkrankungen wie das Marfan-Syndrom oder Atemwegserkrankungen wie die Mukoviszidose. In Deutschland lebten beispielsweise im Jahr 2019 6.463 registrierte Mukoviszidose-Betroffene (Nährlich et al. 2019: 9), während im selben Jahr die Prävalenz für Diabetes mellitus Typ 2 mit 9,5 Millionen angegeben wird (International Diabetes Federation 2019: 39). Dabei gehört die Mukoviszidose zu den ‚häufiger vorkommenden‘ Seltenen Erkrankungen, sie erweist sich dennoch in der Bevölkerung als weitaus geringer prävalent und sichtbar als sogenannte ‚volkskrankheitliche‘ Diagnosen wie zum Beispiel Diabetes mellitus Typ 2 oder Krebserkrankungen. Selbst, wenn insgesamt vier Millionen Menschen in Deutschland – und in Europa rund 30 Millionen Menschen – von Seltenen Erkrankungen betroffen sind (European Commission 2021), sehen sich diese Patient*innengruppen häufig mit nicht zufriedenstellenden Versorgungssituationen konfrontiert: Auch wenn unter das Label bestimmte Infektionskrankheiten und Autoimmunkrankheiten fallen, so sind die meisten (ca. 80 %) Seltenen Krankheiten genetisch bedingt, geno- und phänotypisch so heterogen wie komplex, und gehen oft mit schwerwiegenden Symptomen einher (Zylka-Menhorn 2017). Viele von ihnen können in die Invalidität führen oder sich lebensbedrohlich entwickeln. Unterschiedliche Faktoren tragen (indirekt) dazu bei, dass Seltene Erkrankungen eine hohe Krankheitslast für Individuen und die Gesellschaft aufweisen. Für die Betroffenen etwa manifestiert sich diese Last im Verlust von Lebensqualität und Lebensjahren (Ferreira 2019): Die Versorgung von Menschen mit Seltenen Erkrankungen ist personal- sowie zeitintensiv, sodass Einrichtungen häufig einen Vorhalteaufwand betreiben, den sie über die Abrechnung der standardisierten Fallpauschalen kaum refinanzieren können (Heyder 2017). Entsprechend des vereinzelten und verstreuten Vorkommens der Patient*innenpopulationen und medizinischen Expert*innen liegen Informationen und Erfahrungen zu Seltenen Krankheiten nur weitflächig verteilt und unvollständig vor (Boycott et al. 2019: 1 f.), was den Zugriff auf und die Auswertung von validen Daten zusätzlich erschwert. Während für Mukoviszidose beispielsweise aufgrund ihrer relativ hohen Prävalenz und gut vernetzter Patient*innenorganisationen, die sich für die Belange ihrer Zielgruppe einsetzen, verhältnismäßig viele Forschungsdaten existieren, ist dies für viele andere der mehr als 6.000 bekannten Seltenen Erkrankungen (Bundesministerium für Gesundheit 2020; Orphanet 2020) nicht oder nicht im gleichen Maße der Fall. Trotz der Anreize der sogenannten *Orphan Drug*-Gesetzgebung (vgl. Kühlein 2019) scheinen finanzielle Investitionen weiterhin vorrangig in die Therapie und Erforschung von Krankheiten hoher Prävalenz zu fließen (vgl. Seidinger 2020; Kühlein 2019). Auch im humanmedizinischen Curriculum zeigen sich die Grundzüge der Problematik der Seltenheit: so tauchen Seltene Erkrankungen eher am Rande des Studiums auf, sodass die Sensibilisierung von Medizinstudierenden für diese Erkrankungen oft hintan steht (Kühlein 2019).

Die Spezifizität und Prekarität der Situation von Menschen mit Seltenen Erkrankungen lässt sich genauer durch eine Patient*innenperspektive erfassen: Trägt bereits das Fehlen kausaler Therapien (Eidt et al. 2009: 3; Bienstock 2019: 491) zu in der Regel chronischen medizinischen Problemen bei, so treten zudem beträchtliche psychologische, soziale und versorgungsorganisatorische Belastungen auf (vgl. im Folgenden auch Orphanet 2020 und Courbier und Berjonneau 2017): Fokusgruppenteilnehmer*innen mit den Diagnosen Marfan-Syndrom, Neurofibromatosis Typ 1, pulmonale Hypertension und primär sklerosierende Cholangitis berichteten über depressive Stimmungen. Weitere Beschreibungen reichten von Gefühlen des Kontrollverlusts über Ängste und Sorgen bis hin zu Antriebslosigkeit, kognitiven Beeinträchtigungen und Schwierigkeiten der Adaption an die Patient*innenrolle (Uhlenbusch et al. 2019). Fehlende Anerkennung und Verständnis für die Krankheit(slage), Diskriminierungs- und Stigmatisierungserfahrungen, mangelnde soziale und emotionale Unterstützung sowie die Empfindung, für Angehörige eine Belastung darzustellen, prägten nach Auskunft der Betroffenen oftmals zwischenmenschliche Beziehungen. In derselben Studie wurde zudem von Problemen berichtet, die sich auf den Pfaden innerhalb des Gesundheitssystems ergeben: Patient*innen fühlten sich unzureichend informiert, waren unzufrieden mit der Qualität der Versorgung, dem Kenntnisstand des medizinischen Fachpersonals und dem Zugang zu Therapien. Sie berichteten von Konflikten mit Sozialträgern, von (zu) hohen privat zu tragenden finanziellen Aufwendungen sowie Mühen durch regelmäßige Arzttermine (ebd.). Die Schwierigkeiten fangen bereits bei der Diagnosestellung an: 25 % aller Patient*innen mussten in den frühen 2000er Jahren laut einer Umfrage zwischen fünf und 30 Jahren bis zu einer endgültigen Diagnose warten, 40 % erhielten zuerst eine fehlerhafte oder gar keine Diagnose und 25 % mussten in eine andere Landesregion reisen, um eine Diagnose bestätigt zu bekommen (EURORDIS 2007). Auch heute beträgt die Dauer bis zu einer Diagnose im Schnitt sechs bis acht Jahre (Global Genes 2021). Diese lange Phase der Diagnosefindung und verzögerten Diagnosestellung kann von belastenden Unsicherheiten seitens der Betroffenen und ihrer Familien, aber auch der diagnostizierenden Mediziner*innen begleitet sein (zum Problem der verzögerten Diagnose, vgl. z. B. Gainotti et al. 2018 und Zurynski et al. 2017).

3.   IKT-Lösungen für Patient*innenmanagement und Patient*innenregister

Die hiermit umrissenen Rahmenbedingungen zeigen, inwiefern Menschen mit Seltenen Erkrankungen als vulnerable[1] Patient*innengruppe verstanden werden können. Aus diesem Grund sind vielfältige Unterstützungs-, Lobby-, und Selbsthilfestrukturen

---

1   „Vulnerable persons in biomedical contexts are incapable of protecting their own interests because of sickness, debiliation, mental illness, immaturity, cognitive impairment, and the like. They are often unprotected by relevant rights, exposed to potentially harmful circumstances, lacking in decision-making ca-

in Deutschland, Europa sowie im inter- und transnationalen Raum entstanden, die sich für eine bessere Versorgung und Beforschung einsetzen.[2] Insbesondere die Europäischen Referenznetzwerke (ERN), die seit 2017 in Europa etabliert (European Commission 2017) und zu derzeit 24 Netzwerken ausgebaut worden sind, stellen sich dem Problem der Streuung des Wissens und der Verteilung der Fachkompetenz in Europa, indem klinische Facheinrichtungen gegenseitig Informationen und Erfahrungen zu einem spezifischen Therapiegebiet austauschen, Forschungsergebnisse miteinander teilen, klinische Leitlinien entwickeln und das Personal diagnosegerecht schulen. Die ERN verwenden zu diesem Zweck sogenannte „Kommunikations- und eGesundheitsinstrumente" und ermöglichen damit die grenzüberschreitende Mobilität von Fachkenntnissen (EURORDIS 2019). Den ERN stehen mittlerweile zum Beispiel sogenannte Clinical Patient Management Systeme (CPMS) zur Verfügung, in denen Patient*innen von autorisierten Versorgungsstellen eingeschrieben werden können (vgl. zum Beispiel ERN ReCONNET 2021; ERN-EYE 2021). In diesen sicheren Softwareumgebungen, die auf die krankheitsgruppenspezifischen Strukturierungsbedürfnisse angepasst sind, können medizinische Dokumente unterschiedlichen Typs (Patient*innendaten, Testergebnisse, Bilderzeugnisse, Medikamentenpläne etc.) hinterlegt und Anfragen zu einer virtuellen gemeinsamen Fallberatung gestellt werden. Die Innovation der CPMS zeigt, wie die Therapie betroffener Patient*innen durch Nutzung digitaler IKT-Systeme koordiniert wird, indem das ‚Reisen des Wissens' forciert wird, anstatt Patient*innen auf die Reise zu ortsgebundener Diagnostik und Versorgung zu schicken.

Der Bedarf nach Datenübersicht stellt sich allerdings an einer noch grundsätzlicheren Stelle als der Koordination der individuellen Patient*innenversorgung: Bevor ein*e Patient*in mit einer komplexen Krankheit überhaupt an unterschiedlichen Stellen versorgt und bevor eine Forschungsstudie zu Medikamenten oder anderen Gesundheitsprodukten in Auftrag gegeben werden kann, muss eine strukturierte Information darüber vorliegen, dass diese*r Patient*in mit den gegebenen Eigenschaften existiert und gegebenenfalls für die klinische oder versorgungsrelevante Wissensgenerierung zur Verfügung steht. Hier stellen Patient*innenregister eine bewährte Form des Zugangs dar, die auch für die Seltenen Erkrankungen genutzt werden: Patient*innenregister sind im Allgemeinen „Vorhaben, bei denen patientenbezogene Daten systematisch zum Zwecke der wissenschaftlichen Beschreibung und Analyse von Krankheitsverläufen oder Behandlungsfolgen erfasst werden." (Storf et al. 2020: 761) Ihre

---

pacity, and socioeconomically impoverished" (Beauchamp und Childress 2009: 89). Vgl. kritisch zu dem Begriff aufgrund möglicher reifizierender Stigmatisierungseffekte Rajtar (2020).

2   Zu den wesentlichen zivilgesellschaftlichen sowie medizin- und wissenschaftspolitischen Akteur*innen in Deutschland zählen unter anderen die Allianz Chronischer Seltener Erkrankungen e. V., ein Dachverband von Patient*innenorganisationen im Indikationsbereich der Seltenen Erkrankungen (vgl. ACHSE e. V. 2021) sowie das Nationale Aktionsbündnis für Menschen mit Seltenen Erkrankungen (NAMSE), das die Umsetzung des Nationalen Aktionsplans für Menschen mit Seltenen Erkrankungen überwacht und vorantreibt (vgl. NAMSE 2021).

Aufgabe ist es „Pathogenese-, Therapie- und Versorgungsforschung [zu] unterstützen, eine Hilfestellung bei der Rekrutierung von Studienteilnehmern [zu] leisten und die krankheitsübergreifende Analyse von Forschungs- und Versorgungsdaten [zu] erleichtern." (NAMSE 2013: 37). Wenn solche Register allein noch keine evidenzbasierte Patient*innenversorgung garantieren und Nutzen wie Schäden durch Arzneimittel oder Medizinprodukte nicht ausschließlich hierüber bewertet werden können, sind sie aufgrund ihrer Leistungen wiederholt als wichtiger epidemiologischer und versorgungspolitischer Baustein für die Optimierung in der Versorgung Seltener Erkrankungen ausgewiesen worden (vgl. Deutscher Ethikrat 2018; NAMSE 2013: 37 ff.).

Im Detail können IKT-gestützte Patient*innenregister die Forschungsbedingungen für Seltene Erkrankungen in folgenden Hinsichten verbessern: Die *Orphan-Drug*-Forschung ist wie jede klinische Therapieforschung dazu angehalten, Sicherheits- und Wirksamkeitsnachweise zu erbringen, wobei bei Seltenen Erkrankungen die Herausforderung darin besteht, mit viel geringeren Proband*innenzahlen zuverlässige Ergebnisse zu erzielen (vgl. Hasford und Koch 2017). Patient*innenregister erlauben hierfür die weiträumige Erfassung und statistische Aufbereitung patient*innenbezogener Daten und ermöglichen – sofern rechtlich und ethisch möglich – Spezialist*innen den Zugriff darauf. Ebenso können Patient*innenregister dazu beitragen, sowohl Forschungsbedarf zu identifizieren und Proband*innen in klinische Studien einzubinden, als auch schließlich langfristige Therapieerfolge mit *Orphan Drugs* (*Post-marketing Treatment Outcomes*) oder zulassungsüberschreitende Anwendungen (*Off-lable-use*) zu bewerten (EURORDIS 2013: 117). Nicht zuletzt kann die Bereitstellung komplexer Datensätze, die beispielsweise patient*innenberichtete Erfahrungen und Schnittstellen zu Biobanken beinhalten, einen Anreiz für Forschung bedeuten, die sonst möglicherweise gar nicht stattgefunden hätte. Angesichts dieser Faktoren wird deutlich, inwiefern das Vorhandensein sorgfältig implementierter Patient*innenregister für Seltene Erkrankungen insgesamt die Wahrscheinlichkeit erhöht, dass wirksame Behandlungsstrategien gefunden werden (vgl. EURORDIS 2013: 6). Doch wie bei jeglicher Sammlung von Daten aus unterschiedlichen Quellen und Datensätzen entstehen Fragen zu den Kriterien des Datenmanagements mit ihren eigenen Anforderungen.

In ihrem Überblick über den Stand bereits vorhandener Patient*innenregister auf nationaler und internationaler Ebene beschreiben Storf et al. (2020) Herausforderungen, die Initiativen, welche sich für die Einrichtung und Einbindung von Patient*innenregistern in die Forschungs- und Versorgungslandschaft einsetzen, zu bewältigen haben: Eine „unüberschaubar große Zahl kleiner und kleinster Sammlungen von Patientendaten, die durch ihre begrenzte Verfügbarkeit von minderem Wert sind" (Storf et al. 2020: 769), sollen nach Integration in übergreifende Register letztlich dahingehend nutzbar werden, dass sie am Ende ihrer Verarbeitung tatsächlich zum Wohl der von den untersuchten Erkrankungen betroffenen Patient*innen beitragen können. Dabei schafft die alleinige Zusammenführung von Datensätzen aus krankheitsspezifischen Registern von unterschiedlichen nationalen und/oder internationalen Erhebungsorten zu einem Gesamtregister noch keinen vergrößerten Nutzen, solange aus strukturierten Daten unstrukturierte Datensammlungen entstehen. Wenn zum Beispiel Patient*innenregister unklare Taxonomien und uneinheitliche Dokumentationsregeln verwendeten, sei eine Integration zu einem neuen größeren Datensatz oftmals schwer zu bewerkstelligen. Es sei eine „hinreichende Beschreibung der Daten" (ebd.) über Metadaten und „eine ausreichende Datenqualität" (ebd.) vonnöten.[3] Zur Sicherung der Interoperabilität der Datensätze und Register gehörten zum einen „eindeutige Definitionen der einzelnen zu erfassenden Datenelemente (Beschreibung in einem Metadatenregister)" (ebd.), zum anderen die „Verknüpfung der Metadaten mit einem Register, in dem alle bekannten Register erfasst" (ebd.) werden. Würde eine solche Infrastruktur systematisch entwickelt und zur Verfügung gestellt werden, könnten alle verfügbaren Datensammlungen sichtbar und eine verstreute sowie mehrfache Erfassung der Daten vermieden werden (Storf et al. 2020: 769; vgl. EURORDIS 2013).

Neben solchen informationslogischen Anforderungen stellt die Zusammenführung von Datensätzen Betreiber*innen der Register zudem vor ethische und organisationale Herausforderungen: Will man die Nutzung von Daten für Dritte ermöglichen, sind für die Ausweitung der Nutzungsberechtigung beispielsweise die geltenden Datenschutzregelungen und damit auch die Anforderungen an die informierte Einwilligung zu beachten (vgl. Storf et al. 2020: 766; Boulanger et al. 2020: 188). Zusätzlich stellen sich Nachhaltigkeits- und Finanzierungsprobleme: Um Patient*innenregister aufzubauen, aber dann auch längerfristig betreiben zu können, müssen finanzielle, personelle und technische Ressourcen vorhanden und Verantwortlichkeiten geklärt sein. Werden Register zum Beispiel im Rahmen befristet finanzierter Forschungsprojekte angelegt, werden diese häufig nach Ablauf der Projekte nicht mehr bewirtschaftet (Storf et al. 2020: 763 f.). Damit besteht das Risiko, dass wertvolle Informationen innerhalb größerer Register nicht mehr aktualisiert oder möglicherweise ganz vergessen werden. Ebenfalls bedeutsam ist die Wahl des Registerträgers. In seinen Ad-hoc-Empfehlungen zum Umgang mit den durch Seltene Erkrankungen gestellten Herausforderungen macht der Deutsche Ethikrat auf mögliche Interessenkonflikte aufmerksam: Daten sollten weder von einzelnen Ärzt*innen, noch von einzelnen pharmazeutischen Unternehmen geführt werden. Zudem sollten sie einer externen Qualitätssicherung unterliegen (Deutscher Ethikrat 2018: 6). Auch sollten Datenbanken nach Möglichkeit nicht produktorientiert aufgesetzt sein: Register, die nach Diagnosen kategorisiert werden, seien für Dritte besser nutzbar als solche, die nach therapeutischen Interventionen geordnet werden (EURORDIS 2013: 13).

---

3 Vgl. dazu auch Kodra et al. (2017: 149): „Determining the quality of data is possible through data assessment against a number of dimensions: completeness, validity; coherence and comparability; accessibility; usefulness; timeliness; prevention of duplicate records. [...] With the growing number of rare diseases registries being established, there is a need to develop a quality validation process to evaluate the quality of each registry."

Ob also einzelne und zusammengeführte Datensätze aus Patient*innenregistern in neuen vereinheitlichenden und interoperabel vernetzten Dateninfrastrukturen zu Qualität gelangen (vgl. Seidinger 2020), zum Forschungserfolg und letztlichem Nutzen für Betroffenengruppen beitragen können, hängt somit stark von den Rahmenbedingungen ihrer Entstehung ab. Die voranstehenden technischen, institutionellen und rechtlichen Aspekte der Erstellung und Nutzung von Patient*innenregistern (*Registry Governance*, vgl. Francis und Squires 2018; de Groot et al. 2017) zeigen, welch hohen Anforderungen die Verantwortlichen und Stakeholder*innen gegenüberstehen: Die Nutzbarmachung komplexer Datensätze zugunsten von Menschen mit Seltenen Erkrankungen kann folglich nicht ohne einen strukturierten Planungs- und Bewertungsprozess vonstattengehen.

Sobald große Datenmengen in IKT-Umgebungen zur Verfügung stehen, lässt sich die Frage anschließen, wie neueste digitale Technologien dazu beitragen können, diese Daten noch weiter auszuschöpfen und neue Wissensbereiche zu erschließen. Diese Frage interessiert im Bereich der Erforschung Seltener Erkrankungen als einem Bereich, in dem Daten rar sind, in besonderem Maße und wird derzeit intensiv untersucht. Hierbei stehen unterschiedlichste Methoden Künstlicher Intelligenz im Fokus.

4.   Künstliche Intelligenz im Einsatz gegen Seltene Erkrankungen: Überblick zu Forschungsansätzen und Nutzenerwartung

In den vergangenen Jahren ist ein zunehmendes Interesse zu beobachten, Künstliche Intelligenz für medizinische Forschung, Entwicklung und Praxis einzusetzen (zur Übersicht Topol 2019; Meskó und Görög 2020; Obermeyer und Emanuel 2016). Unter Künstlicher Intelligenz versteht man im Allgemeinen „a machine (or process) that responds to environmental stimuli (or new data) and then modifies its operation to maximize a performance index" (Benke und Benke 2018: 3). KI enthält das Potenzial, eine Vielzahl komplexer Datensätze unterschiedlicher Größenordnung zu durchsuchen, Gesuchtes zu entdecken, Unterscheidungen zu treffen, Ordnungen zu klassifizieren und gegebenenfalls neue Zusammenhänge zu erkennen, die einfache statistische Verfahren oder menschliche Erfassungsgabe nur unter großem Aufwand oder gar nicht hätten ausgeben können (Jannes et al. 2018: 26 f.; Ramge 2020: 18 f.). Im Rahmen des *Machine Learnings* arbeiten Computersysteme nicht anhand festgelegter Instruktionen, sondern mittels selbstlernender Prozesse, mithilfe derer sie innerhalb von Datenquellen Muster und Interferenzen selbständig identifizieren, diese Information einspeisen und daraus weiterführende Vorhersagen, Folgerungen oder Lösungsansätze entwickeln (Sun und Wang 2019; Molnar 2019; Mittelstadt et al. 2016). Für diese Erkennung und die daraus abgeleiteten Vorhersagen oder Entscheidungshilfen benötigen die Algorithmen allerdings geeignete Trainingsdaten: Deren Qualität ist von entscheidender Bedeutung für die Aussagekraft und Tragfähigkeit der ermittelten Ergebnisse.[4] Sofern geeignete Trainingsdaten und ein klassifizierungskräftiger Algorithmus vorliegt, können prinzipiell Datensätze unterschiedlichster Form und aus den verschiedensten Quellen verarbeitet[5] und in einer bisher nicht überschauten Gesamtheit betrachtet werden. Liegen passende Dateninfrastrukturen, Datensätze und Speicherumgebungen vor, können maschinenlernende Informationssysteme ressourcensparend (Molnar 2019: 14) und selbstständig Aufgaben bearbeiten (von Luxburg 2020). Durch diese Automatisierung und weitere Verfahren, die unter anderem auch Korrelationen aufspüren und Probleme in den Daten identifizieren können, lassen sich neue Informationen zu Wissen bündeln. Damit wecken die Möglichkeiten von KI auch im Hinblick auf Seltene Erkrankungen Hoffnungen, bereits vorliegende Daten nicht nur besser organisieren und zugänglich zu machen[6], sondern auch genauer auswerten und immer besser ausschöpfen zu können, wobei insbesondere Verfahren des *Machine Learnings* für ihren Einsatz bei der Beforschung von Seltenen Erkrankungen entwickelt und geprüft werden (vgl. z. B. Li et al. 2019; Jia et al. 2018; Rizk-Jackson et al. 2011; Schaefer et al. 2020). Eine Studie aus dem Bereich der Diagnostik Seltener Erkrankungen präsentierte beispielsweise den Einsatz des neuronalen Netzwerks DeepGestalt zur Verbesserung der diagnostischen Präzision. Dieses Netzwerk, das auf Prinzipien maschinellen Lernens basiert, verarbeitete die Kombination von Patient*innendaten aus Porträtfotos, klinischen Symptomen und genetischen Informationen, um daraus die wahrscheinlichste Diagnose zu ermitteln (Hsieh et al. 2019). Die stellvertretende Geschäftsführerin von ACHSE e. V. und ACHSE-Lotsin, Dr. Christine Mundlos, ließ in einer Pressemitteilung dazu vermelden: „Patients want a prompt and accurate diagnosis. Artificial intelligence supports physicians and scientists in shortening the journey [...]. [...] This also improves the quality of life of those affected to some extent." (Universität Bonn 2019) Solche ‚Leuchtturmprojekte' tragen also dazu bei, dass die Nutzenerwartung an Methoden Künstlicher Intelligenz im Bereich der Seltenen

---

4   „The computer science adage goes, ‚garbage in, garbage out.' This is especially true for MLm [machine learning in medicine, HG/UB/HK], since the data sets on which MLm models are trained and validated are essential in ensuring the ethical use of predictive algorithms." (Vayena et al. 2018: 2)

5   „Real-World Data (RWD) is data derived from a number of sources that are associated with outcomes in a heterogeneous patient population in real-world settings [...]. What that means is as long as information on patients such as symptoms, pathology results, radiology, clinical notes, electronic health records, medical claims or billing activities databases, registries, patient-generated data, mobile devices and other relevant information are linked to an outcome such as diagnosis, mortality, recurrence or another outcome, then associations and relationship can be drawn from these data. The integration of genomic data with other RWD sources can enable further stratification of populations leveraging multiple clinical indicators and modelling algorithms [...]. The combination of clinical diagnoses, laboratory test data, and genomic information can be used to identify and stratify patient sub-populations to support biomarker identification, predictive analytics or prospective study development." (Mina 2020: 3)

6   So wird auch in Beurteilungen, die auf KI- und Digitalisierungs-Policy ausgerichtet sind, der grundlegend hohe wissenschaftliche Wert patient*innenbezogener Daten für den Bereich der Seltenen Erkrankungen besonders betont (Gómez-González und Gómez 2020: 19) und angemahnt, Barrieren für grenzüberschreitende Kollaborationen und Auswertungen abzubauen (Horgan et al. 2019; OECD 2020: 16).

Erkrankungen steigt. Zusammen mit Literaturübersichten, Szenarienpapieren und Trendstudien regen sie die Fantasie zu den vielfältig vorstellbaren KI-Optionen rund um die Versorgung Seltener Erkrankungen an. So werden unter anderem bereits Pfad-modelle beschrieben, in denen (KI-gestützte) Diagnostik, Behandlung und Heilung stark personalisiert erscheinen und eng ineinander greifen (Brasil et al. 2019; Hirsch et al. 2020; Rare 2030 2019). Anders als bei diesen Zukunftsszenarien erscheint es al-lerdings deutlich schwieriger, das tatsächlich gegenwärtig bestehende Potenzial der KI-Methoden vom derzeitigen Stand ihres Einsatzes aus zu beurteilen. Die Datenlage zu aktuell betriebener KI-Forschung im Bereich Seltener Erkrankungen ist nämlich ihrerseits divers und versprengt.

Vor diesem Hintergrund hat eine Arbeitsgruppe (Schaefer et al. 2020) ein *Scoping Review* mit dem Ziel durchgeführt, einen Überblick zum derzeitigen Einsatz von *Machine Learning* im Bereich der Seltenen Erkrankungen zu geben. Die Autoren*innen konnten mit ihrer literaturbasierten Suchstrategie über die Datenbank PubMed 211 Originalarbeiten aus den Jahren 2010 bis 2019 identifizieren, die über *Machine Learning*-Ansätze (vor allem *Ensemble Methods, Support Vector Machines* und *Artificial Neural Networks*) Auskunft gaben. Es befanden sich überwiegend Studien zur Diagnostik und Prognostik in dem Datenkorpus – nur wenige zielten auf die direkte Entwicklung von Behandlungen ab (Schaefer et al. 2020: 7). Dass Diagnostik und Prognostik als Anwendungsgebiete von *Machine Learning* hervorstachen, sei weniger erstaunlich, da diese die Kernkompetenzen der Verfahren, nämlich Klassifizieren und Vorher-sagen, am ehesten nutzbar machen konnten (Schaefer et al. 2020: 9; vgl. dazu auch die *Scoping Review* zu KI-Anwendungen in der *Rare Diseases*-Diagnostik bei Faviez et al. 2020). Die sogenannten *Input*-Daten der Studien bestanden mehrheitlich aus Bild-daten, aber auch demografische Daten, Molekulardaten (*Omics*), klinische Testdaten, Labormaterial, Ergebnisse von Funktionstests, Medikamentenpläne, Informationen aus elektronischen Patient*innenakten, familiäre Krankheitsgeschichten und andere Quellen kamen zum Einsatz (Schaefer et al. 2020: 4). Schaefer et al. (2020) stellten heraus, dass die 211 betrachteten Publikationen insgesamt 74 unterschiedliche Selte-ne Erkrankungen in ihr Design einbezogen, was bei mehr als 6.000 Krankheiten und Syndromen keine große Spannbreite bedeutet. Tendenziell wurden dabei Seltene Er-krankungen mit vergleichsweise höheren Prävalenzen untersucht (Schaefer et al. 2020: 6, 7, 8). Außerdem wurde deutlich, dass nur wenige Studien ihre Algorithmen und Ergebnisse gegenüber einer externen Wissensquelle (zum Beispiel menschlichen Ex-pert*innen) evaluieren ließen (Schaefer et al. 2020: 7).

Ergänzend zu der Übersicht von Schaefer et al. (2020) finden sich auch Forschungs-bemühungen, die nicht primär anstreben, Diagnostik, Prognostik oder Therapie direkt zu verbessern: Angesichts der angesprochenen Schwierigkeiten der Interoperabilität und Harmonisierung unterschiedlich strukturierter Patient*innenregister scheint be-reits eine früher greifende Hilfestellung durch KI-Einsatz sinnvoll, da algorithmisch basierte Erkennungslösungen auf die Struktur digitalisierter Patient*innenregisterdatensätze selbst angewendet werden können. So zeigten Santoro et al. (2015) in ihrem Survey anhand von 220 untersuchten Patient*innenregistern zu Seltenen Erkrankungen, wie *Cluster-* und sogenannte *Random Forest-*Analysen dazu genutzt werden können, Daten aus Patient*innenlisten zu untersuchen, um damit zum Auffinden von neuen Verknüpfungsmöglichkeiten der Datensätze beizutragen (Santoro et al. 2015). Die Ergebnisse dieser *Data Mining-* und Statistikverfahren ließen dabei nicht auf konkrete Möglichkeiten schließen, die Datensätze direkt zusammenzuführen, es konnten aber mithilfe der explanativen Variablen immerhin drei Typen von Patient*innenregistern mit bestimmten Informationsprofilen aus den 220 herangezogenen Registern identifiziert werden. Unter den *Input-*Datensätzen ließen sich Register zum Zwecke klinischer und genetischer Forschung, Register für *Public Health-*Zwecke und Behandlungsregister identifizieren. Sernadela et al. publizierten 2017 Ergebnisse zur Erstellung und Nutzung eines *Semantic Web Layers.* Dieser ermöglichte eine komplexe Abfrage in unterschiedlichen Registern aus dem Bereich seltener neuromuskulärer und neurodegenerativer Erkrankungen, in denen Daten von Patient*innen aus zehn Ländern hinterlegt und teilweise uneinheitliche Ontologien verwendet wurden (Sernadela et al. 2017). Die Autor*innen zeigten sich mit ihren Ergebnissen zufrieden, da die Methodik Wege gefunden hatte, die Datensätze mit neuen Forschungs- und Systematisierungsfragen zu konfrontieren, diese an beliebige Patient*innenregister anzulegen und damit durch technische Mittel „a holistic perspective over the wealth of knowledge stemming from linked patient registries" (Sernadela et al. 2017: 11) zu realisieren. Studien zu KI-getriebenen, systematischen Abfrageparametern von Patient*innenregistern und anderen Datenbanken könnten zudem in Zukunft in dem Maße an Bedeutung gewinnen, in dem die Anzahl der neu entdeckten und beschriebenen Seltenen Erkrankungen sowie der neu diagnostizierten Patient*innenzahlen erwartbar steigt: Laut dem im Internet frei zugänglichen Katalog OMIM (Online Mendelian Inheritance in Man®, OMIM 2021) werden jährlich rund 200 neue Erkrankungen verzeichnet. Zu diesen Neuzuschreibungen tragen unter anderem algorithmische Vergleichssysteme von unterschiedlichen Registern und Ontologiesystemen bei. So ist, ausgehend von den Informationen der KI-Suchläufe, davon auszugehen, dass die Zahl der Seltenen Erkrankungen weitaus höher liegen könnte als bisher vermutet (rund 10.000 anstatt 6.000 bis 8.000) (Haendel et al. 2020). Sollte sich diese Annahme bestätigen, wird eventuell eine Revision der bisher bestehenden Richtlinien zur Erstellung von Patient*innenregistern notwendig. Die Entdeckung neuer Seltener Erkrankungen und anderer medizinlogischer Zusammenhänge könnte durch KI-getriebene, mehr hypothesengenerierende denn -überprüfende (vgl. Jannes et al. 2018: 84) Forschung stattfinden, ‚menschenerdachte' und damit unterkomplexe Ontologisierungs- und Registraturnormen entscheidend herausfordern und damit einen Beitrag zu ‚intelligenteren' Ordnungssystemen leisten.

5.   Ethische und technikfolgenabschätzende Betrachtungen
      von digitalisierten Datenstrukturen und KI im Einsatzbereich
      Seltener Erkrankungen

In letzter Zeit sind die Implikationen des KI-Einsatzes in der Medizin vermehrt diskutiert worden – offensichtlich ist KI mit den Möglichkeiten des *Machine Learnings*, des
Verarbeitens von *Big Data* und der Kreation neuer Fragestellung und Lösungsansätze
zu einem machtvollen Werkzeug in der medizinischen Forschung und klinischen Anwendung avanciert.[7] Gerade deshalb wird flankierend ihr ethischer, also legitimer und
kontrollierter Einsatz untersucht (Müller-Quade et al. 2020; Frederking et al. 2019;
Jannes et al. 2018; Vayena et al. 2018). Welche Aspekte sind zu berücksichtigen, damit
der per se vielversprechende Einsatz datenorganisierender und datenausschöpfender
Technologien für die Betroffenen von Seltenen Erkrankungen ethisch und gesund-
heitspolitisch vertretbar verläuft?
   Die vorangegangenen Ausführungen haben deutlich gemacht, dass die Investition
in digitale Datenumgebungen unter Nutzung von IKT und KI-Verfahren für die Beforschung Seltener Erkrankungen großes Potenzial enthält, um die spezifischen Schwierigkeiten bei ihrer Versorgung und Erforschung anzugehen. Insbesondere digital zur
Verfügung gestellte Patient*innenregister können einen wichtigen Beitrag zur Verbesserung der Datenlage leisten, und, sofern KI-gestützte Methoden zur Harmonisierung
und Auswertung von Patient*innenregistern und anderen Datenbanken und -infra-
strukturen einbezogen werden, einen weiteren Fortschritt bedeuten. Patient*innenregister und Datenbanken mit patient*innenbezogenen Daten zu führen, mit ihrer Hilfe
zu forschen oder Patient*innen zu beobachten, erfordert allerdings bereits ohne die
Adaption von KI-gestützten Programmen medizinethische Sensitivität. In der Literatur finden sich verschiedentlich Überlegungen zu den Merkmalen gelungener Patient*innendaten-*Governance*: Danach gilt es, den Respekt der Patient*innenautonomie
zu wahren, Wohl anzustreben und Schaden zu vermeiden, Gerechtigkeit gegenüber
und Solidarität der Patient*innen untereinander zu befördern und eine Partnerschaft-
lichkeit zwischen Patient*innen und Forschenden über die Beteiligung an digitalen,
international vernetzten Datenorganisations- und intelligenten Datenausschöpfungssystemen zu etablieren (Gainotti et al. 2018: 6). Nicht nur werden Schutz und Förderung dieser Werte durch klare Richtlinien und Nutzungskonzepte gefordert, auch
sind laut Umfragen die betroffenen Patient*innen nur dann bereit, Daten zu teilen,
wenn diese angemessen geschützt und sinnvoll verwendet werden (Courbier 2020).
Da die Beforschung Seltener Erkrankungen maßgeblich von der Kooperation der Patient*innenschaft abhängt, sind das Kontrollpotenzial und gegebenenfalls die Mitge-

---

7 Zur quantitativen Zunahme KI-bezogener Publikationen im Gesundheits- und Medizinbereich vgl.
Tran et al. 2019.

staltungsmacht von Patient*innen nicht zu unterschätzen. Insbesondere datenschutz-orientierte Risiken und Fragen nach dem Umfang erforderlicher Anonymisierungen/ Pseudonymisierungen, Missbrauchsmöglichkeiten oder erlaubter Datenfreigaben für andere Zwecke müssen hier genauestens abgeschätzt und beurteilt werden. Zudem ist zu berücksichtigen, inwiefern mit dem breiten, vernetzten, internationalen Austausch von diversen Daten Risiken der indirekten Diagnostik von Familienangehörigen oder der Verletzung des Rechts auf Nichtwissen entstehen (Gainotti et al. 2018: 6; vgl. auch Thorogood 2020).

Sind also bereits ohne Anwendung von KI-Methoden eine Vielzahl von ethisch-rechtlichen Anforderungen bei der Zusammenführung und Bereitstellung von ver-sprengt vorkommenden, detaillierten, umfangreichen Daten im Kontext der Selte-nen Erkrankungen zu erfüllen, stellen sie sich vermutlich noch deutlicher bei einer Verbindung zu KI-Methoden. Die allgemeine KI-Begleitforschung im medizinischen Kontext bricht die Anforderungen zumeist auf die Begriffe *Privacy, Liability, Transpa-rency, Accountability* und *Data Fairness* (vgl. z. B. Vayena et al. 2018) herunter, wobei sich die Problemdimensionen im Falle des KI-Einsatzes in *Rare Diseases*-Projekten und Patient*innenregistern sicherlich überschneiden oder ihre Effekte sogar gegen-seitig verstärken. Geradezu schädigend für Betroffene und für das Image zukünftiger Forschungsprojekte könnte es sein, wenn etwa Fälle KI-induzierten *Reidentifyings*, beispielsweise durch indirekte Verknüpfungen von Patient*innenregistern, elektroni-schen Patient*innenakten und Biobanken, bekannt würden (vgl. Na et al. 2018). Gene-rell ist ein reflektierter Umgang mit Datenschutzerfordernissen unabdingbar: Gerade durch weiterverarbeitende, grenzüberschreitende und gegebenenfalls unautorisierte Zugriffe auf Forschungsdaten als Trainingsdaten für KI-Algorithmen könnte das Ver-trauen sowohl von Patient*innen als auch von Forschenden erschüttert werden (vgl. Vayena et al. 2018: 1). Hier wäre eine frühzeitige Kommunikation über den Einsatz von KI in der *Rare Diseases*-Forschung in die Gruppen der Forschenden, Ärzt*innenschaft und Patient*innenschaft hinein wünschenswert und vielleicht sogar darüber nachzu-denken, welche präventiven Maßnahmen, rechtlichen Schritte und konkreten Kom-pensationen bei welchen unerwünschten Nebenfolgen des KI-Einsatzes zu treffen wären. Breit diskutiert wird KI angesichts ihrer Möglichkeit zu *Black Boxes* zu werden (Castelvecchi 2016; für klinische Entscheidungsunterstützungssysteme vgl. Bezemer et al. 2019: 5). Die Frage danach, in welchem Maße transparente, erklärbare Künstliche Intelligenz *(Explainable AI)* überhaupt möglich, umsetzbar oder notwendig ist, be-ziehungsweise ob KI erst dann sinnerzeugend oder vertretbar wird, wenn sie für den Menschen auch nachvollziehbar bleibt (vgl. z. B. Dosilovic et al. 2018 oder Samek et al. 2019), sollte vor allem dort gestellt werden, wo ohnehin vulnerable und im Alltag stark belastete Menschen involviert sind und wo Vertrauen in Medizin, Technik und Menschen eine große Rolle spielt: dies trifft, wie wir weiter oben beschrieben haben, für Patient*innen mit Seltenen Erkrankungen in hohem Maße zu. Vertrauensverlust der Patient*innenschaft und ihrer Angehörigen kann nicht nur bei Datenschutzproblemen aufkommen, sondern zum Beispiel auch dort relevant werden, wo Ergebnisse aus KI-gestützten Registerstudien nicht mit klinischen, patient*innenspezifischen oder patient*innenzentrierten Erfahrungen vereinbar scheinen (vgl. Bjerring und Busch 2020) oder wenn KI-generierte Informationen zu einer Entscheidungsgrundlage werden sollen, durch Ärzt*innen aber nicht verständlich gemacht oder von Patient*innen begründet infrage gestellt werden können.[8] Auch müsste jeweils kritisch geprüft werden, ob bereits vorliegende, typische Probleme in der Gestaltung der Register, Forschungsstudien oder sonstigen (patient*innenbezogenen) Datengrundlagen dazu führen, bei einem Einsatz von KI-Methoden verstärkt zu werden. Eine relative Unterrepräsentation von Gruppen in der Patient*innen-Gesamtheit, die trotz solcher Innovationen wie CPMS durch schlechte Erreichbarkeit oder mangelnde gesellschaftliche Sichtbarkeit[9] zustande kam, sollte bei einer Bewertung KI-gestützter Ergebnisse mitbedacht werden. Das gilt vor allem dann, wenn die Möglichkeit besteht, dass ungenaue Repräsentationen den *Bias* in der Datengrundlage gegebenenfalls potenzieren, damit Forschungsergebnisse verzerren und den Zugang zu gesundheitlicher Versorgung zusätzlich erschweren. *Bias*-Fragen könnten ebenfalls dort eine Rolle spielen, wo, wie im Fall der Studie von Hsieh et al. (2019), Gesichtserkennung zum Einsatz kommt: *Mistaken Identities* oder schlechtere technische Klassifizierbarkeit von Gesichtsstrukturen wie sie beispielsweise für Schwarze Menschen beschrieben wurden (vgl. Castelvecchi 2020), dürfen sich nicht auf deren Diagnosedauer, -chancen oder -genauigkeit auswirken (vgl. Vayena et al. 2018: 2).

Zwar werden, wie oben exemplarisch ausgeführt, Analysemethoden etwa zur Zusammenführung von unterschiedlichen Patient*innenregistern mit heterogenen Daten erprobt (Sernadela et al. 2017), aber nach den Ergebnissen des *Scoping Reviews* von Schaefer et al. (2020) scheinen sich insbesondere Erkrankungen und Datensammlungen für Berechnungen anzubieten, die schon hinreichend umfangreich, dicht genug und repräsentativ aufbereitet sind. KI wird folglich zugunsten von Seltenen Erkrankungen, die bereits relativ gut erforscht sind und von denen verhältnismäßig viele Menschen betroffen sind, eingesetzt (Schaefer et al. 2020: 7 f.) – dies wiederum be-

---

8 Der Unterschied von menschlichem Entscheiden und Rechtfertigen auf der einen sowie algorithmischer Klassifizierung auf der anderen Seite wirft gerade für die medizinische Praxis möglicherweise Aporien auf: „algorithmic processing contrasts with traditional decision-making, where human decision-makers can in principle articulate their rationale when queried, limited only by their desire and capacity to give an explanation, and the questioner's capacity to understand it. The rationale of an algorithm can in contrast be incomprehensible to humans, rendering the legitimacy of decisions difficult to challenge" (Mittelstadt et al. 2016: 7). Es sei angemerkt, dass an dieser Stelle keine tiefergehende, ausführliche Erörterung dieser Herausforderungen erbracht werden kann.

9 Dies könnte auf ältere Menschen, auf Menschen aus ländlichen Gebieten, auf Patient*innengruppen, die nicht so stark vernetzt sind oder auf ärmere und medizinskeptischere Gruppen zutreffen. Zusätzlich stellen generelle Unterschiede in der Rekrutierungsfähigkeit zwischen Angehörigen diverser Geschlechter sowie zwischen *weißen* und Schwarzen Menschen bzw. *Persons of Color* mögliche Verzerrungsrisiken in der medizinischen Forschung dar (vgl. dazu Epstein 2007).

rührt den medizinethisch und KI-ethisch relevanten Bereich der Gerechtigkeit bzw. Fairness. Der ohnehin herrschende Vorsprung von gut beforschbaren und bereits intensiver beforschten Patient*innenpopulationen und Krankheiten gegenüber anderen, ‚datenärmeren‘ Krankheiten könnte durch KI-Systeme ausgebaut werden: Erkrankungen, die nicht einmal mit einem eigenen krankheitsspezifischen Patient*innenregister bedacht werden können (Storf et al. 2020: 762), könnten immer mehr aus dem Blickfeld geraten, andere Krankheiten und deren Datensammlungen hingegen überrepräsentiert werden.[10] Die Prinzipien der Gerechtigkeit und Solidarität, die für die Ethik und Versorgungspolitik der Seltenen Erkrankungen als „Waisen der Medizin" immer wieder betont werden, würden durch die Opportunitätskosten von KI-Projekten möglicherweise unterminiert.

Interessanterweise konnten in dem erwähnten *Scoping Review* beispielsweise keinerlei Studien gefunden werden, bei denen KI im Bereich Seltener Hautkrankheiten eingesetzt worden wäre – ein Ergebnis, das Schaefer et al. als überraschend erachten, da ihren Angaben zufolge gerade in der Dermatologie bereits große Erfolge mit KI-gestützter Technik erzielt wurden (Schaefer et al. 2020: 8). Es müsste also in Zukunft auch darauf ankommen, den Innovationsschub durch KI nicht nur in der *Rare Diseases*-Forschung selbst zu generieren, sondern ‚ultramarginalisierte‘ Patient*innengruppen mittelfristig auch zu Profiteur*innen breitenmedizinisch orientierter KI-Projekte zu machen. Dieser Zusammenhang kann sich nicht nur als Konkurrenzsituation zwischen derzeit existierenden unterschiedlichen Patient*innengruppen auswirken, er könnte sich auch als ‚Generationenproblem‘ erweisen: Wie bereits dargestellt wurde, scheint der KI-Einsatz desto attraktiver, je weniger datentechnische Schwellen oder Lücken für einen KI-Einsatz zu erkennen sind, was zur Bevorzugung der häufiger prävalenten Erkrankungen führt. Dieser Zusammenhang kann sich nicht nur angesichts möglicher Konkurrenzsituationen zwischen derzeit existierenden unterschiedlichen Patient*innengruppen auswirken, sondern dies könnte sich auch als ‚Generationenproblem‘ erweisen: Es ist anzunehmen, dass im Moment laufende KI-gestützte Datenanalysen für viele der aktuell und schwer betroffenen Patient*innen keine unmittelbare, rechtzeitige oder deutliche Verbesserung der individuellen Lage erzielen – etwa 30 % aller betroffenen Kinder sterben vor ihrem fünften Geburtstag (Global Genes 2021). So wird die Beteiligung an digitalen Patient*innenregistern bzw. digitalen Dateninfrastukturen und der damit verbundene Einsatz von KI möglicherweise rein gruppennützig und prospektiv bleiben. Die Enttäuschung von Erwartungen an den wissenschaftlichen

---

10 „For these disease groups the availability of data may play an important role: Many of the [in this scoping review, HG/UB/HK] overrepresented disease groups work with imaging data (e. g., MRI data for neurologic diseases), which lend themselves particularly well for their use with machine learning. Some disease groups may also appear more frequently because they are part of large medical disciplines (e. g., neurology, rheumatology, cardiology etc.), which are not limited to rare conditions, and which can therefore draw on a large pool of existing research and methods." (Schaefer et al. 2020: 8)

Fortschritt und die rechtzeitige Translation kann für Patient*innen eine starke Belastung darstellen, insbesondere dann, wenn sie sich in ihrer Versorgung ohnehin schon
als benachteiligt wahrnehmen. Damit ergibt sich die Aufgabe, die Verbesserungen, die
möglicherweise durch einen Einsatz von KI erzielt werden sollen, ebenso die adressierten Diagnosen, jeweils realistisch und transparent zu kommunizieren. Ebenso sollte
bei der Publikation von Innovationen, die mit neuen Dateninfrastrukturen den schwe-
ren Weg zur Diagnose abzukürzen versuchen (vgl. zum Beispiel das Projekt Bavarian
Genomes 2021), deutlich gemacht werden, dass der angestrebte Wissenszuwachs sich
vermutlich noch nicht im Leben der Betroffenen auswirken muss. Ein Ansatzpunkt,
durch den die Mitwirkung von Patient*innen an digitalen Datenorganisations- und
intelligenten Datenausschöpfungssystemen allerdings direkt positive Auswirkungen
und Wertschätzung erfahren könnte, ist eine Kommunikationsstrategie, die betont,
dass jede Erprobung von KI-Applikationen und jeglicher Zufluss forschungsrelevanter
maschinenlesbarer Daten das Datenökosystem und das Feld der Möglichkeiten potenziell neustrukturieren (vgl. Gerhards et al. 2020) und so zusätzliche Aufmerksamkeit
für Seltene Erkrankungen generieren kann. Auf diese Weise könnte sich ein Effekt aus
der Kunst des Umgangs mit Daten über Seltene Erkrankungen doch schon direkt zum
Wohle aller Generationen der Waisen in der Medizin ergeben.

Förderhinweis

Der vorliegende Artikel ist im Rahmen des Planning-Grant-Projekts „Saving autonomy: Assessing patients' capacity to consent using artificial intelligence (SMART)", das
von der Volkswagen-Stiftung unter dem Aktenzeichen 97044-1 unterstützt wurde, entstanden. Die Autor*innen bedanken sich bei der Stiftung und ihren Mitarbeiter*innen
für deren Unterstützung und vertrauensvolle Zusammenarbeit.

Quellen

ACHSE (Allianz Chronischer Seltener Erkrankungen) e. V. (2021) Warum ACHSE? Zugriff un-
    ter: https://www.achse-online.de/de/die_achse/index.php (Zugriff 01.02.2021).
ACHSE (Allianz Chronischer Seltener Erkrankungen) e. V. (Hg) (2014) Vernetzen. Bewe-
    gen. Verändern. Berlin. Zugriff unter: https://www.achse-online.de/de/Informationen/
    publikationen/achse_broschuere/2014_achse_broschuere.pdf (Zugriff 09.08.2020).
Bavarian Genomes (2021) Bavarian Genomes: 1000 Klinische Genome für seltene Erkrankungen
    in Bayern. Zugriff unter: https://www.bavarian-genomes.de (Zugriff 05.02.2021).
Beauchamp TL und Childress JF (2009) Principles of Biomedical Ethics. Sixth Edition. New
    York: Oxford University Press.
Beier K, Schickhardt C, Langhof H, et al. (2019) Effiziente medizinische Forschung oder gläser-
    ner Patient? Szenarien der Big Data Medizin – Ethische und soziale Aspekte der Datenintegra-

tion im Gesundheitswesen: Workshop, Köln, 14. September 2018. Ethik in der Medizin 31(3): 261–266. DOI: 10.1007/s00481-019-00541-6.

Benke K und Benke G (2018) Artificial Intelligence and Big Data in Public Health. International Journal of Environmental Research and Public Health 15(12): 2796. DOI: 10.3390/ijerph15122796.

Bezemer T, de Groot MC, Blasse E, et al. (2019) A Human(e) Factor in Clinical Decision Support Systems. Journal of Medical Internet Research 21(3): e11732. DOI: 10.2196/11732.

Bienstock RJ (2019) Data Sharing Advances Rare and Neglected Disease Clinical Research and Treatments. ACS Pharmacology & Translational Science 2(6): 491–496. DOI: 10.1021/acsptsci. 9b00034.

Bjerring JC und Busch J (2021) Artificial Intelligence and Patient-Centered Decision-Making. Philosophy & Technology 34(2): 349–371. DOI: 10.1007/s13347-019-00391-6.

Boulanger V, Schlemmer M, Rossov S, et al. (2020) Establishing Patient Registries for Rare Diseases: Rationale and Challenges. Pharmaceutical Medicine 34(3): 185–190. DOI: 10.1007/s40290-020-00332-1.

Boycott KM, Lau LPL, Cutillo CM, et al. (2019) International Collaborative Actions and Transparency to Understand, Diagnose, and Develop Therapies for Rare Diseases. EMBO Molecular Medicine 11(5). DOI: 10.15252/emmm.201910486.

Brasil S, Pascoal C, Francisco R, et al. (2019) Artificial Intelligence (AI) in Rare Diseases: Is the Future Brighter? Genes 10(12): 978. DOI: 10.3390/genes10120978.

Bundesministerium für Gesundheit (2020) Seltene Erkrankungen. Zugriff unter: https://www.bundesgesundheitsministerium.de/themen/praevention/gesundheitsgefahren/seltene-erkrankungen.html (Zugriff 22.12.2020).

Bundesministerium für wirtschaftliche Zusammenarbeit (2013) Informations- und Kommunikationstechnologien (IKT). Schlüsseltechnologien für eine nachhaltige Entwicklung. BMZ Strategiepapier 2. Zugriff unter: https://www.ossdirectory.com/knowhow/BMZ_2013_Information_and_communications_technology_DE.pdf (Zugriff 20.02.2021).

Castelvecchi D (2016) Can We Open the Black Box of AI? Nature 538(7623): 20–23. DOI: 10.1038/538020a.

Castelvecchi D (2020) Is Facial Recognition too Biased to Be Let Loose? Nature 587(7834): 347–349. DOI: 10.1038/d41586-020-03186-4.

Courbier S (2020) Share and Protect our Health Data! Results from Rare Barometer Data Protection and Sharing Survey. Zugriff unter: https://www.ema.europa.eu/en/documents/presentation/presentation-51-survey-rare-disease-patient-perspectives-data-sharing-data-protection-s-courbier_en.pdf (Zugriff 10.12.2021).

Courbier S und Berjonneau E (2017) Juggling Care and Daily Life. The Balancing Act of the Rare Disease Community. A Rare Barometer Survey. Zugriff unter: http://download2.eurordis.org.s3.amazonaws.com/rbv/2017_05_09_Social%20survey%20leaflet%20final.pdf (Zugriff 08.02.2021).

de Groot S, van der Linden N, Franken MG, et al. (2017) Balancing the Optimal and the Feasible: A Practical Guide for Setting Up Patient Registries for the Collection of Real-World Data for Health Care Decision Making Based on Dutch Experiences. Value in Health 20(4): 627–636. DOI: 10.1016/j.jval.2016.02.007.

Deutscher Ethikrat (2018) Herausforderungen im Umgang mit seltenen Erkrankungen. Ad Hoc-Empfehlung. Berlin. Zugriff unter: https://www.ethikrat.org/fileadmin/Publikationen/Ad-hoc-Empfehlungen/deutsch/herausforderungen-im-umgang-mit-seltenen-erkrankungen.pdf (Zugriff 08.02.2021).

Dosilovic FK, Brcic M und Hlupic N (2018) Explainable Artificial Intelligence: A Survey. In: 2018 41st International Convention on Information and Communication Technology, Electronics and Microelectronics (MIPRO), Opatija, May 2018: 0210–0215. IEEE. DOI: 10.23919/MIPRO.2018.8400040.

Eidt D, Frank M, Reimann A, et al. (2009) Maßnahmen zur Verbesserung der gesundheitlichen Situation von Menschen mit seltenen Erkrankungen in Deutschland. Zugriff unter: https://www.bundesgesundheitsministerium.de/fileadmin/Dateien/5_Publikationen/Praevention/Berichte/110516_Forschungsbericht_Seltene_Krankheiten.pdf (Zugriff 10.02.2020).

Epstein S (2007) Inclusion. The Politics of Difference in Medical Research. Chicago: University of Chicago Press.

ERN ReCONNET (2021) ERN IT Services. Zugriff unter: https://reconnet.ern-net.eu/our-network-ern-it-services/ (Zugriff 01.02.2021).

ERN-EYE (2021) Vorstellung des klinischen Patientenmanagementsystems (CPMS). Zugriff unter: https://www.ern-eye.eu/de/cpms-virtual-clinic/aufmachung (Zugriff 01.02.2021).

European Commission (2017) European Reference Networks: Working for Patients with Rare, Low Prevalence and Complex Diseases: Share, Care, Cure. Luxembourg: Publications Office. Zugriff unter: https://data.europa.eu/doi/10.2875/84236 (Zugriff 26.08.2021).

European Commission (2021) Collaboration: A key to unlock the challenges of rare disease research. DOI: 10.2777/249334.

EURORDIS (2007) Survey of the Delay in Diagnosis for 8 Rare Diseases in (‚EURORDISCARE 2‘). Zugriff unter: https://www.eurordis.org/sites/default/files/publications/Fact_Sheet_Eurordiscare2.pdf (Zugriff 09.02.2021).

EURORDIS (2013) The Voice of Rare Disease Patients. Experiences and Expectations of over 3,000 Patients on Rare Disease Patient Registries in Europe. Zugriff unter: http://download2.eurordis.org.s3.amazonaws.com/the-voice-of-rare-disease-patients.pdf (Zugriff 09.02.2021).

EURORDIS (2019) Über Europäische Referenznetzwerke (ERNs). Zugriff unter: https://www.eurordis.org/de/content/uber-europaische-referenznetzwerke-erns (Zugriff 01.02.2021).

Faviez C, Chen X, Garcelon N, et al. (2020) Diagnosis Support Systems for Rare Diseases: A Scoping Review. Orphanet Journal of Rare Diseases 15(1): 94. DOI: 10.1186/s13023-020-01374-z.

Ferreira CR (2019) The Burden of Rare Diseases. American Journal of Medical Genetics Part A 179(6): 885–892. DOI: 10.1002/ajmg.a.61124.

Francis LP und Squires M (2018) Patient registries and their governance: A pilot study and recommendations. Indiana Health Law Review 16(1): 43–65.

Frederking A, Krumm S, Schaat S, et al. (2019) Anwendung künstlicher Intelligenz in der Medizin. Ein Policy Paper der wissenschaftlichen Begleitforschung des Technologieprogramms Smart Service Welt II gefördert vom Bundesministerium für Wirtschaft und Energie. Zugriff unter: https://www.digitale-technologien.de/DT/Redaktion/DE/Downloads/Publikation/SSW_Policy_Paper_KI_Medizin.pdf?__blob=publicationFile&v=6 (Zugriff 03.02.2021).

Gainotti S, Mascalzoni D, Bros-Facer V, et al. (2018) Meeting Patients' Right to the Correct Diagnosis: Ongoing International Initiatives on Undiagnosed Rare Diseases and Ethical and Social Issues. International Journal of Environmental Research and Public Health 15(10): 2072. DOI: 10.3390/ijerph15102072.

Gerhards H, Weber K, Bittner U, et al. (2020) Machine Learning Healthcare Applications (MLHCAs) Are No Stand-Alone Systems but Part of an Ecosystem – A Broader Ethical and Health Technology Assessment Approach is Needed. The American Journal of Bioethics 20(11): 46–48. DOI: 10.1080/15265161.2020.1820104.

Gießelmann K und Richter-Kuhlmann E (2019) Seltene Erkrankungen: Noch immer Waisen der Medizin. Deutsches Ärzteblatt 116(11): A-508, A–510.

Global Genes (2021) RARE Disease Facts. Zugriff unter: https://globalgenes.org/rare-disease-facts/ (Zugriff: 10.12.2021).

Gómez-González E. und Gómez E (2020) Artificial Intelligence in Medicine and Healthcare: applications, availability and societal impact, EUR 30197 EN, JRC120214, Publications Office of the European Union, Luxembourg. DOI: 10.2760/047666.

Haendel M, Vasilevsky N, Unni D, et al. (2020) How Many Rare Diseases Are There? Nature Reviews Drug Discovery 19(2): 77–78. DOI: 10.1038/d41573-019-00180-y.

Hasford J und Koch A (2017) Ethische Aspekte der klinischen Prüfung bei seltenen Erkrankungen. Bundesgesundheitsblatt – Gesundheitsforschung – Gesundheitsschutz 60(5): 556–562. DOI: 10.1007/s00103-017-2537-6.

Heyder R (2017) Profitiert die Versorgung von seltenen Erkrankungen von den Krankenhausreformen? Bundesgesundheitsblatt – Gesundheitsforschung – Gesundheitsschutz 60(5): 487–493. DOI: 10.1007/s00103-017-2528-7.

Hirsch MC, Ronicke S, Krusche M, et al. (2020) Rare Diseases 2030: How Augmented AI Will Support Diagnosis and Treatment of Rare Diseases in the Future. Annals of the Rheumatic Diseases 79(6): 740–743. DOI: 10.1136/annrheumdis-2020-217125.

Horgan D, Bernini C, Thomas PPM, et al. (2019) Cooperating on Data: The Missing Element in Bringing Real Innovation to Europe's Healthcare Systems. Public Health Genomics 22(3–4): 77–101. DOI: 10.1159/000503296.

Hsieh T-C, Mensah MA, Pantel JT, et al. (2019) PEDIA: Prioritization of Exome Data by Image Analysis. Genetics in Medicine 21(12): 2807–2814. DOI: 10.1038/s41436-019-0566-2.

Institute of Medicine (US) Committee on Accelerating Rare Diseases Research and Orphan Product Development; Field, MJ, Boat TF (2010) Rare Diseases and Orphan Products: Accelerating Research and Development. Washington (DC): National Academies Press (US). DOI: 10.17226/12953

International Diabetes Federation (2019) IDF Diabetes Atlas, Ninth edition 2019. Zugriff unter: https://diabetesatlas.org/upload/resources/material/20200302_133351_IDFATLAS9e-final-web.pdf (Zugriff 15.02.2021).

Jannes M, Friele M, Jannes C, et al. (2018) Algorithmen in der digitalen Gesundheitsversorgung. Eine interdisziplinäre Analyse. Zugriff unter: https://www.bertelsmann-stiftung.de/fileadmin/files/BSt/Publikationen/GrauePublikationen/VV_Studie_Algorithmen.pdf (Zugriff 10.12.2021).

Jia J, Wang R, An Z, et al. (2018) RDAD: A Machine Learning System to Support Phenotype-Based Rare Disease Diagnosis. Frontiers in Genetics 9: 587. DOI: 10.3389/fgene.2018.00587.

Kodra Y, Posada de la Paz M, Coi A, et al. (2017) Data Quality in Rare Diseases Registries. In: Posada de la Paz M, Taruscio D, and Groft SC (Hg) Rare Diseases Epidemiology: Update and Overview. Advances in Experimental Medicine and Biology. Cham: Springer International Publishing, S. 149–164. DOI: 10.1007/978-3-319-67144-4_8.

Kühlein T (2019) Seltene Erkrankungen, ein häufiges Problem. Eine Einführung. Bayerisches Ärzteblatt 11: 594–595.

Li Q, Zhao K, Bustamante CD, et al. (2019) Xrare: A Machine Learning Method Jointly Modeling Phenotypes and Genetic Evidence for Rare Disease Diagnosis. Genetics in Medicine 21(9): 2126–2134. DOI: 10.1038/s41436-019-0439-8.

Meskó B und Görög M (2020) A Short Guide for Medical Professionals in the Era of Artificial Intelligence. NPJ Digital Medicine 3(1): 126. DOI: 10.1038/s41746-020-00333-z.

Mina A (2020) Big Data and Artificial Intelligence in Future Patient Management. How Is it all Started? Where Are We at now? Quo tendimus? Advances in Laboratory Medicine / Avances en Medicina de Laboratorio 1(3). DOI: 10.1515/almed-2020-0014.

Mittelstadt BD, Allo P, Taddeo M, et al. (2016) The Ethics of Algorithms: Mapping the Debate. Big Data & Society 3(2): 205395171667967. DOI: 10.1177/2053951716679679.

Molnar C (2019) Interpretable Machine Learning: A Guide for Making Black Box Models Interpretable. Morisville/North Carolina: Lulu. Zugriff unter: https://christophm.github.io/interpretable-ml-book/ (Zugriff 26.08.2021).

Müller-Quade J, Damm W, Holz T, et al. (2020) Sichere KI-Systeme für die Medizin. Datenmanagement und IT-Sicherheit in der Krebsbehandlung der Zukunft. Whitepaper der Plattform Lernende Systeme. München. Zugriff unter: https://www.plattform-lernende-systeme.de/files/Downloads/Publikationen/AG3_6_Whitepaper_07042020.pdf (Zugriff 03.02.2020).

Na L, Yang C, Lo C-C, et al. (2018) Feasibility of Reidentifying Individuals in Large National Physical Activity Data Sets From Which Protected Health Information Has Been Removed With Use of Machine Learning. JAMA Network Open 1(8): e186040. DOI: 10.1001/jamanetworkopen.2018.6040.

Nährlich L, Burkhart M und Wosniok J (2019) Deutsches Mukoviszidose-Register. Berichtsband 2019. Bonn: Mukoviszidose e.V. & Mukoviszidose Institut gGmbH. Zugriff unter: https://www.muko.info/fileadmin/user_upload/angebote/qualitaetsmanagement/register/berichtsbaende/berichtsband_2019.pdf (Zugriff 08.02.2021).

NAMSE (Nationales Aktionsbündnis für Menschen mit Seltenen Erkrankungen) (2021) Das Aktionsbündnis. Zugriff unter: https://www.namse.de/aktionsbuendnis-1 (Zugriff 01.02.2021).

NAMSE (Nationales Aktionsbündnis für Menschen mit Seltenen Erkrankungen) (Hg) (2013) Nationaler Aktionsplan für Menschen mit Seltenen Erkrankungen. Handlungsfelder, Empfehlungen und Maßnahmenvorschläge. Bonn. Zugriff unter: https://www.namse.de/fileadmin/user_upload/downloads/Nationaler_Aktionsplan.pdf (Zugriff 01.02.2020).

Obermeyer Z and Emanuel EJ (2016) Predicting the Future – Big Data, Machine Learning, and Clinical Medicine. New England Journal of Medicine 375(13): 1216–1219. DOI: 10.1056/NEJMp1606181.

OECD (2020) Trustworthy AI in Health. Background Paper for the G20 AI Dialogue, Digital Economy Task Force. Zugriff unter: http://www.oecd.org/health/trustworthy-artificial-intelligence-in-health.pdf (Zugriff 26.02.2021).

OMIM (2021) Online Mendelian Inheritance in Man®. An Online Catalog of Human Genes and Genetic Disorders. Zugriff unter: https://www.omim.org/ (Zugriff 26.02.2021).

Orphanet (2020) Über seltene Krankheiten. Zugriff unter: https://www.orpha.net/consor/cgi-bin/Education_AboutRareDiseases.php?lng=DE (Zugriff 08.02.2021).

Rajtar M (2020) The Concept of Vulnerability within Research Ethics and Health Policies on Rare Diseases. Przegląd Socjologiczny 69(3): 107–127.

Ramge T (2020) Augmented Intelligence. Wie wir mit Daten und KI besser entscheiden. Ditzingen: Reclam.

Rare 2030 (2019) Rare 2030 Horizon Scanning – Emerging Trends, Draft Presented to Panel of Experts Conference 7 November 2019 Brussels. Zugriff unter: http://download2.eurordis.org.s3.amazonaws.com/rare2030/Rare2030%20Final%20ALL%20TRENDS.pdf (Zugriff 03.02.2021).

Richter T, Nestler-Parr S, Babela R, et al. (2015) Rare Disease Terminology and Definitions – A Systematic Global Review: Report of the ISPOR Rare Disease Special Interest Group. Value in Health 18(6): 906–914. DOI: 10.1016/j.jval.2015.05.008.

Rizk-Jackson A, Stoffers D, Sheldon S, et al. (2011) Evaluating Imaging Biomarkers for Neuro-
degeneration in Pre-symptomatic Huntington's Disease Using Machine Learning Techniques.
NeuroImage 56(2): 788–796. DOI: 10.1016/j.neuroimage.2010.04.273.

Samek W, Montavon G, Vedaldi A, et al. (2019): Explainable AI – Preface. In: Samek W, Montavon G, Vedaldi A, et al. (Hg) Explainable AI: Interpreting, Explaining and Visualizing Deep
Learning. Lecture Notes in Computer Science. Cham: Springer International Publishing, S.
vvii. DOI: 10.1007/978-3-030-28954-6.

Santoro M, Coi A, Lipucci Di Paola M, et al. (2015) Rare Disease Registries Classification and
Characterization: A Data Mining Approach. Public Health Genomics 18(2): 113–122. DOI:
10.1159/000369993.

Schaefer J, Lehne M, Schepers J, et al. (2020) The Use of Machine Learning in Rare Diseases:
A Scoping Review. Orphanet Journal of Rare Diseases 15(1): 145. DOI: 10.1186/s13023-020-
01424-6.

Seidinger A (2020) Interview: ‚Seltene Erkrankungen sind die Stiefkinder der Medizin', Gespräch
mit Eva Luise Köhler, Annette Grüters-Kieslich und Eva Winkler. Zugriff unter: https://www.
faz.net/asv/seltene-erkrankungen/seltene-erkrankungen-sind-die-stiefkinder-der-medi-
zin-16645369.html (Zugriff 22.12.2020).

Sernadela P, González-Castro L, Carta C, et al. (2017) Linked Registries: Connecting Rare Diseases Patient Registries through a Semantic Web Layer. BioMed Research International 2017:
1–13. DOI: 10.1155/2017/8327980.

Storf H, Stausberg J, Kindle G, et al. (2020) Patientenregister für Seltene Erkrankungen in
Deutschland: Konzeptpapier der Strategiegruppe „Register" des Nationalen Aktionsbündnis-
ses für Menschen mit Seltenen Erkrankungen (NAMSE). Bundesgesundheitsblatt – Gesundheitsforschung – Gesundheitsschutz 63: 761–770. DOI: 10.1007/s00103-020-03151-6.

Sun X und Wang R (2019) Machine Learning Approaches to Identify Rare Diseases. Zugriff unter: https://www.pharmasug.org/proceedings/2019/ST/PharmaSUG-2019-ST-325.pdf (Zugriff 08.02.2021).

Thorogood A (2020) International Data Sharing and Rare Disease: The Importance of Ethics and
Patient Involvement. In: He Wu Z (Hg) Rare Diseases. IntechOpen. DOI: 10.5772/intechopen.
91237.

Topol E (2019) Deep Medicine: How Artificial Intelligence Can Make Healthcare Human Again.
New York: Basic Books.

Tran B, Vu G, Ha G, et al. (2019) Global Evolution of Research in Artificial Intelligence in Health
and Medicine: A Bibliometric Study. Journal of Clinical Medicine 8(3): 360. DOI: 10.3390/
jcm8030360.

Uhlenbusch N, Löwe B and Depping MK (2019) Perceived burden in dealing with different rare diseases: a qualitative focus group study. BMJ Open 9(12): e033353. DOI: 10.1136/
bmjopen-2019-033353.

Universität Bonn (2019) How Artificial Intelligence Detects Rare Diseases. Pressemitteilung. Zugriff unter: https://www.uni-bonn.de/en/university/press-and-communications/press-ser-
vice/archive-press-releases/2019/136-2019 (Zugriff 10.12.2021).

Vayena E, Blasimme A and Cohen IG (2018) Machine Learning in Medicine: Addressing Ethical
Challenges. PLOS Medicine 15(11): e1002689. DOI: 10.1371/journal.pmed.1002689.

von Luxburg U (2020) Wie funktioniert maschinelles Lernen? Zugriff unter: https://www.tml.
cs.uni-tuebingen.de/team/luxburg/publications/luxburg_wie_funktioniert_ml.pdf (Zugriff
26.02.2021).

Zurynski Y, Deverell M, Dalkeith T, et al. (2017) Australian Children Living with Rare Diseases:
    Experiences of Diagnosis and Perceived Consequences of Diagnostic Delays. Orphanet Jour-
    nal of Rare Diseases 12(1): 68. DOI: 10.1186/s13023-017-0622-4.

Zylka-Menhorn V (2017) Seltene Erkrankungen (1): Mehr Beachtung für „Raritäten". Deutsches
    Ärzteblatt 114(8): A-369.

Künstliche Intelligenz im Rettungsdienst
Wege in die Zukunft

MELANIE REUTER-OPPERMANN / LUISA PUMPLUN /
HELENA MÜLLER / PETER BUXMANN

1.   Einleitung

Wie in vielen Bereichen des Gesundheitswesens, so fallen auch im Rettungswesen eine große Menge an Daten an, zum Teil noch auf Papier, aber zum größten Teil bereits digital. Bei jedem Telefonat werden Informationen gespeichert, und bei jedem Einsatz werden diverse Zeitstempel, Einsatzstichwörter und viele weitere Angaben protokolliert. Auch wenn ein großes Potenzial in diesen Daten steckt, so werden sie bisher in der Praxis nur wenig genutzt. Im Rettungsdienst lässt sich allerdings seit einigen Jahren ein steigender Bedarf für eine datenbasierte Unterstützung erkennen, der durch den demografischen Wandel, die rückläufige Anzahl an Fachpersonal, aber auch Ärzt*innen und Krankenhäusern, sowie den steigenden Versorgungsanspruch bedingt wird, der sich in steigenden Anruf- und Einsatzzahlen widerspiegelt. Dies erhöht den Druck auf Leitstellen, Hilfsorganisationen, Kostenträger*innen und Ministerien stetig, Ressourcen möglichst effizient zu nutzen und vorausschauend zu planen. Zudem treffen im Rettungsdienst die Interessen verschiedener Parteien aufeinander. Während für die Patient*innen eine schnellstmögliche und bestmögliche Hilfe von größtem Interesse ist, so müssen Kostenträger*innen auch auf die wirtschaftliche Nutzung der Ressourcen schauen. Auch für die Mitarbeiter*innen im Rettungsdienst und in den Leitstellen, wie zum Beispiel die Disponent*innen oder die Notfallsanitäter*innen, steht die Versorgung der Patient*innen an erster Stelle. Dennoch sind auch Transparenz und Fairness beispielsweise wichtige Faktoren für ihre Zufriedenheit. Entscheidungsunterstützungssysteme basierend auf Verfahren der Künstlichen Intelligenz (KI), vor allem des Maschinellen Lernens (ML), aber auch aus dem Bereich des Operations Research (OR), können grundsätzlich dabei helfen, Problemstellungen im Bereich der Rettungsdienstlogistik zu lösen. Kern dieser Systeme sind mathematische Modelle und Verfahren, die für ein bestimmtes Problem eine oder mehrere möglichst gute Lösungen bestimmen.

In diesem Text werden Anwendungsfälle für den Einsatz von KI in deutschen Leitstellen und im Rettungsdienst aufgezeigt und diskutiert. Basierend auf Interviews mit Leitstellenleiter*innen und Mitarbeiter*innen in verschiedenen Rettungsdienstbereichen Deutschlands werden unter anderem technische und ethische Herausforderungen dargestellt. Der vorliegende Text gliedert sich wie folgt: Im nächsten Abschnitt werden die wesentlichen Aspekte des Rettungsdienstes in Deutschland zusammengefasst. Abschnitt 3 gibt eine Übersicht über den Einsatz von KI zur Entscheidungsunterstützung. Mögliche Anwendungsfälle für KI im Rettungsdienst werden in Abschnitt 4 dargestellt und die Herausforderungen für den Einsatz in der Praxis im darauffolgenden Abschnitt 5 diskutiert. Abschnitt 6 fasst die Erkenntnisse zusammen und zeigt Themen für zukünftige Forschung auf.

2.   Medizinischer Rettungsdienst in Deutschland – Der Status Quo

In Deutschland können Patient*innen bei medizinischen Notfällen zwischen verschiedenen Formen der Notfallversorgung wählen. Im Fall eines (lebensbedrohlichen) Notfalls erreicht der Anruf der Notfallnummer 112 die Rettungsleitstelle der Region, die einen Rettungswagen (RTW) und gegebenenfalls eine*n Notärzt*in zum Einsatzort entsendet. In Deutschland werden jährlich rund 15 Millionen Notfälle vom Rettungsdienst bearbeitet (IKK 2020). Weltweit können vor allem zwei Arten von Rettungsdienstsystemen unterschieden werden, das angloamerikanische und das deutsch-französische System (Dick 2003). Während das angloamerikanische System das Ziel verfolgt, die Patient*innen möglichst schnell ins Krankenhaus zu bringen (engl.: Scoop-and-Run) und hauptsächlich sogenannte *Paramedics* einsetzt, beschäftigen die Rettungsdienste in Deutschland Notfall- und Rettungssanitäter*innen sowie Rettungsassistent*innen als Besatzung der Einsatzmittel und entsenden bei Bedarf zusätzlich speziell ausgebildete Notärzt*innen. Damit soll bereits am Unfallort eine möglichst gute Behandlung erfolgen (engl.: Stay-and-Play). Eine weitere wichtige Besonderheit des deutschen Systems ist die Hoheit der Länder über ihre jeweiligen Rettungsdienste, was zu unterschiedlichen Strukturen und Vorschriften führt, vor allem für die sogenannte Hilfsfrist, die die maximale Zeitspanne bis zum Eintreffen der Helfer*innen am Notfallort vorgibt. Ursprünglich stellte der Rettungsassistent bis 2014 die einzige, bundesweit einheitliche Berufsausbildung dar, die über das Rettungsassistentengesetz geregelt wurde. Seit 2015 hat dies die Ausbildung zum Notfallsanitäter übernommen und ersetzt allmählich den Beruf des Rettungsassistenten. Während die Ausbildung zum Notfallsanitäter auf drei Jahre angesetzt ist, ist die Dauer der Ausbildung zum Rettungssanitäter von den jeweiligen Regelungen in den Bundesländern abhängig, umfasst aber mindestens 520 Stunden. Neben der Notfallrettung ist die Durchführung von nicht-zeitkritischen Patient*innentransporten von, zu und zwischen Gesundheitseinrichtungen (zum Beispiel Krankenhäuser) eine Hauptaufgabe des deutschen Rettungsdienstes. Zusätzlich werden häufig weitere Dienstleistungen wie zum Beispiel der Hausnotruf angeboten. Hauptaufgabe der Leitstellen ist die Anrufannahme und die Disposition von Rettungs- und Krankentransportwagen (KTW), sowie von Notärzt*innen. Eine Übersicht über die wichtigsten Merkmale des deutschen Rettungsdienstes findet sich beispielsweise in Ahnefeld et al. (1998) sowie in Behrend und Schmiedel (2004).

Polizeiliche und nicht-polizeiliche Leitstellen (BOS-Leitstellen) sind Einrichtungen mit umfangreicher technischer Ausstattung. Sie sind Anlaufstelle für eine Vielzahl von Auskunfts- und Hilfeersuchen, für deren Bearbeitung sie die verschiedensten Datenbanken und Systeme nutzen. Das wichtigste ist das sogenannte Einsatzleitsystem. Leitstellen versuchen auch anhand der Vergangenheitsdaten Prozessverbesserungen vorzunehmen. Allerdings geschieht dies in den meisten Fällen schrittweise, und es gibt in der Regel kein Vorgehen, welches sofortige Reaktionen auf sich verändernde Bedingungen möglich macht. Wird nur eine Leitstelle betrachtet, werden die für OR oder ML notwendigen großen Datenmengen oft nicht erreicht. Zudem werden Daten, wie sie zum Beispiel in strukturierten und standardisierten Abfragesystemen oder in der Langzeitdokumentation der Sprachaufzeichnung entstehen, häufig noch nicht ausgewertet.

Grundsätzlich lassen sich im Rettungsdienst tägliche Ereignisse von Krisensituationen wie Großschadenslagen (zum Beispiel bei Unwetter) und Massenanfällen von Verletzten (MANV) unterscheiden. Der Fokus dieses Texts liegt auf dem täglichen Einsatzgeschehen und den daraus resultierenden Anforderungen und Herausforderungen. Die vergleichsweise seltenen Krisensituationen haben spezielle Charakteristiken, die sich nur schwer vergleichen lassen. Trotzdem handelt es sich dabei auch um ein relevantes Forschungsfeld, das in zukünftiger Forschung adressiert werden sollte.

Während in den letzten Jahren eine Zunahme der Verfügbarkeit an Daten und Rechenleistung zum „Aufstieg von KI" geführt haben, ist die Digitalisierung im Rettungsdienst in Deutschland im Allgemeinen, sowie die Verwendung fundierter Methoden zur Analyse und Verbesserung der (logistischen) Prozesse im Speziellen kaum vorangeschritten. Wie bereits erwähnt machen steigende Einsatzzahlen, Kostendruck und Personalmangel eine zeitnahe Integration von KI-basierten Entscheidungsunterstützungssystemen jedoch auch in der Praxis erforderlich.

3.   Künstliche Intelligenz zur Entscheidungsunterstützung

KI ist ein Forschungsgebiet, welches sich an der Schnittstelle von Mathematik, Wirtschaft, Informatik und der Linguistik bewegt und die Entwicklung von intelligenten Computerprogrammen zum Ziel hat (Russel und Norvig 2016). Um dieses Ziel zu erreichen, kommen verschiedene Verfahren zum Einsatz, von denen insbesondere das ML mehr und mehr Anwendung findet (Jordan und Mitchell 2015). Eine der weitverbreitetsten Definitionen von ML stammt von Mitchell (1997), welche Computerprogrammen dann eine Lernfähigkeit zuschreibt, wenn sie mit wachsender Erfahrung (zum Beispiel in Form von Daten) ihre Leistung bezüglich einer Aufgabe verbessern können. In diesem Sinne werden Computerprogramme, die auf ML basieren, nicht mehr ausschließlich mit Hilfe expliziter Wenn-Dann-Regeln programmiert. Stattdessen ist ML mit Hilfe von Algorithmen dazu in der Lage, selbstständig Muster in großen Datenmengen zu erkennen, aus denen dann anwendbare Modelle abgeleitet werden (Choudhury 2020). So können ML-basierte Computerprogramme zum Beispiel von menschlichem Nutzer*innenverhalten lernen, auf ihre Umgebung reagieren, Vorhersagen treffen oder Sprache verarbeiten (engl.: Natural Language Processing, kurz: NLP) (Rai et al. 2019, Rzepka et al. 2019). Dieses Verfahren ermöglicht bereits heute, dass viele Computerprogramme immer intelligenter werden. So findet ML schon jetzt breiten Einsatz in der Praxis, ob im Privatleben bei der Empfehlung von Filmen auf Netflix (Westcott Grant 2018) oder im professionellen Umfeld wie der Medikamentenentwicklung (Fleming 2018).

Neben der Automatisierung von Abläufen wird ML auch immer mehr dazu verwendet, Entscheidungsunterstützungssysteme intelligenter zu gestalten. Dies bietet den Vorteil, dass maschinelle und menschliche Fähigkeiten kombiniert werden, um Entscheidungen bestmöglich zu treffen. Grundsätzlich kommen Entscheidungsunterstützungssysteme immer dann zum Einsatz, wenn Entscheidungen vorbereitet, begleitet oder teil-automatisiert werden sollen (Rai 2019, Goes 2014). In jüngster Zeit werden ML-basierte Entscheidungsunterstützungssysteme auch dazu eingesetzt, risikoreiche Entscheidungsprozesse zu unterstützen, wie beispielsweise die medizinische Diagnostik oder die Triage in Kliniken (Rudin 2019, Ahsen 2019, Tang 2019, He 2019). Dies bietet die Möglichkeit, menschliche Entscheidungen maßgeblich zu verbessern, beispielsweise durch die Bereitstellung einer Zweitmeinung oder die Unterstützung bei Aufgaben, die langfristig hohe Konzentration erfordern (zum Beispiel die Analyse vieler CT-Scans). Der Einsatz von ML zur Entscheidungsunterstützung ist jedoch nicht völlig ohne Risiken. Eine weit diskutierte Eigenschaft vieler ML-Algorithmen ist es, dass sie intransparente Modelle erzeugen (wie beispielsweise Neuronale Netze), die aufgrund ihrer Komplexität nicht mehr nachvollziehbar sind (Rudin 2019). Diese Problematik wiegt umso schwerer, da die Verwendung von ML nicht immer zu korrekten Vorhersagen führt (Brynjolfsson und Mitchell 2017). Daher ist der Einsatz von ML für Entscheidungen, die zu hohen Fehlerkosten führen können (zum Beispiel in der Diagnostik), nicht trivial und muss immer im Einzelfall abgewogen werden.

Auch der Rettungsdienst bietet grundsätzlich viele verschiedene Einsatzmöglichkeiten für ML, auch wenn ML noch nicht in allen Ländern in der Praxis eingesetzt wird. Welche ML-basierten Entscheidungsunterstützungssysteme bereits in der Forschung untersucht wurden oder sogar bereits im Rettungsdienst angekommen sind, wird im folgenden Abschnitt näher erläutert.

4.   Anwendungsfälle Künstlicher Intelligenz aus der Forschung und Praxis

Bereits seit den 1960er Jahren beschäftigen sich Wissenschaftler mit der Entwicklung und Analyse von mathematischen Modellen und Verfahren zur Entscheidungsunterstützung bei der Rettungsdienstplanung (Bell und Allen 1969). Der Fokus lag dabei zu Beginn auf der Planung von Standorten für RTWs und Rettungswachen, dem wichtigsten strategischen Planungsproblem. Bis heute wurde eine Vielzahl von Modellen und Verfahren für dieses Problem vorgeschlagen und für Regionen weltweit getestet und verwendet. Auch für andere logistische Fragestellungen wurden verstärkt Methoden und Verfahren publiziert. Allgemein lässt sich Rettungsdienstlogistik in viele verschiedene Planungsprobleme auf den drei Planungsebenen strategisch, taktisch und operativ unterteilen, die sich hinsichtlich des Zeithorizonts von jährlich (strategisch), monatlich/wöchentlich (taktisch) bis täglich (operativ) unterscheiden. Eine ausführlichere Darstellung ist in Reuter-Oppermann et. al (2017b) zu finden.

Die Einsatzmöglichkeiten von ML-basierten Entscheidungsunterstützungssystemen im Rettungsdienst lassen sich in die Bereiche *Einsatzannahme, Einsatzbearbeitung, Einsatzplanung* sowie *unterstützende und logistische Prozesse* unterteilen (Fachverband Leitstellen 2020). Dabei betrachten die ersten beiden Bereiche operative Fragestellungen, während die letzten beiden einen strategischen bzw. einen taktischen Fokus haben. Bei der Einsatzbearbeitung kann zwischen der Bearbeitung in der Leitstelle (zum Beispiel Disposition der Einsatzmittel, Auswahl des Zielkrankenhauses) und am Einsatzort (zum Beispiel Erstellung der Diagnose) unterschieden werden. Im Folgenden werden Anwendungsbeispiele aus Forschung und Praxis zu den genannten Bereichen 4.1 Einsatzannahme und 4.2 Einsatzbearbeitung vorgestellt. Die beiden Bereiche Einsatzplanung und -unterstützung werden aufgrund von Überschneidungen in einem Abschnitt 4.3 zusammengefasst. Dennoch kann es auch in den anderen Bereichen zu Überlappungen kommen und einzelne Anwendungsbeispiele in mehr als einen Teilbereich fallen. Die meisten Beispiele aus Forschung und Praxis lassen sich insbesondere der Einsatzannahme zur Unterstützung der Notrufabfrage sowie bei der Einsatzplanung zur Vorhersage von Bedarfen zuordnen.

4.1   Einsatzannahme

Wichtigster Bestandteil der Einsatzannahme ist die Notrufabfrage der Anrufer*innen zum Erfassen der relevanten Informationen des Notrufs. Dazu gehören neben Ort und Zeit vor allem der Zustand der Patient*innen und deren Symptome. Basierend auf diesen Informationen kann der Schweregrad des Notfalls und die Dringlichkeit der Hilfeleistung bestimmt und damit die Entscheidung über zu entsendende Einsatzmittel (RTW, Notärzt*in, Helikopter) getroffen werden. Durch den Einsatz von ML-basierten Entscheidungsunterstützungssystemen kann vor allem die Notrufabfrage unterstützt und das Risiko einer Fehleinschätzung reduziert werden. Im deutschen Rettungsdienst ist vor allem die Entscheidung zu treffen, ob es sich um einen lebensbedrohlichen Notfall handelt und ein*e Notärzt*in entsendet werden muss. In anderen Ländern wie zum Beispiel Japan sieht das System eine genauere Einordnung der Notrufe vor, die von ML-Methoden unterstützt werden kann. Yunoki et al. (2014) haben ein Netzwerkmodell nach Bayes für den Einsatz in der Leitstelle Yokohama, Japan trainiert. Ursprünglich haben die Disponent*innen Notrufe aufgenommen und basierend auf verschiedenen Faktoren wie den persönlichen Informationen (z. B. Alter, Geschlecht), den Symptomen und der Anrufer*innen (Ersthelfer*in oder hilfsbedürftige Person selbst) entschieden, welcher Notfall-Kategorie der*die Patient*in zugeordnet wird. Bei Bedarf wurde auf die Erfahrung und das Urteilsvermögen von Ärzt*innen zurückgegriffen. Heute konnte jedoch gezeigt werden, dass dieser Prozess durch die Zuhilfenahme von ML teilautomatisiert werden kann. Zum Trainieren des Modells für die Notruf-Triage wurden fast 62.000 Dateneinheiten verwendet, die in einem Zeitraum von sechs Monaten von Anfang Januar bis Ende Juni 2010 in Yokohama generiert wurden. Die Daten, die für das Training der Modelle verwendet wurden, umfassen dabei die folgende Input-Output-Beziehung: Bei den sogenannten Merkmalen (engl.: Features), die später als Input in den Algorithmus eingehen, handelte es sich um die obig genannten Faktoren (zum Beispiel persönliche Informationen, Symptome). Den Input-Werten wird in den Daten eine Notfall-Kategorie zugeordnet, die beispielsweise zwischen ‚unmittelbar lebensbedrohlich' und ‚unbekannt' unterscheidet und durch die Ärzt*innen im Krankenhaus vermerkt wurden. Diese Zuordnung durch die Ärzt*innen dient dabei als Goldstandard (GS) zum Training der Modelle. Zur Evaluierung des Bayesschen Netzwerks wurden drei unterschiedliche Experimente (direkter Vergleich, Vergleich mit zusätzlicher gewichteter Wahrscheinlichkeit, Kreuzvalidierung) durchgeführt, wobei jeweils die Patient*innenanteile hinsichtlich fehlerhafter Unter- und Überschätzung mit dem konventionellen System verglichen wurden. Der Vorteil des Einsatzes von ML ergab sich dabei durch die Möglichkeit, mehrere, unter anderem miteinander verflochtene Faktoren gleichzeitig zu berücksichtigen, wodurch die Genauigkeit der Einteilung in Notfall-Kategorien signifikant verbessert werden konnte.

Ein ähnliches Vorgehen findet sich in der Forschungsarbeit von Yasuda et al. (2017) wieder, mit dem Unterschied, dass als ML-Methode Random Forests statt eines Bayesschen Netzwerks angewandt wurden. Zum Training mithilfe des Entscheidungsbaum-Lernens und zur anschließenden Evaluierung des ML-Modells wurden insgesamt über 328.000 Notruf-Aufnahmen herangezogen, die in einem Zeitraum von 19 Monaten von April 2009 bis Ende 2010 in Yokohama entstanden sind. Die Einteilung in die entsprechende Notfall-Kategorie wurde jeweils von einer Ärztin oder einem Arzt vorgenommen (GS). Zur Überprüfung der Güte der Vorhersage wurde das Modell einer Kreuzvalidierung unterzogen, durch welche demonstriert werden konnte, dass dieses ML-Verfahren gegenüber älteren, regelbasierten Algorithmen genauere Ergebnisse hinsichtlich der Notfall-Kategorie-Einteilungen erzielt.

Mit der Sprachanalyse während einer Notrufannahme beschäftigen sich zum Beispiel Young et al. (2016) und Lefter et al. (2011). Young et al. (2016) untersuchen insbesondere die Verbesserung eines Sprachdialogsystems als Bestandteil eines persönlichen Notrufsystems (traditionell: Push-Button-Funktion) im Smart-Home-Kontext. Aufgrund des demografischen Wandels stehen ältere Menschen, die immer mehr Hilfe durch Pflege benötigen, im Fokus dieser Forschungsarbeit. Bei dem Sprachdialogsystem handelt es sich um ein Computerprogramm, welches bei einer Verschlechterung des Gesundheitszustands oder einem Sturz automatisch durch das Smart-Home Kontakt zur betreffenden Person aufnimmt und über die Sprechanlage den Wunsch nach konkreter Hilfeleistung erfragt (Rettungsdienst oder nahestehende Person wie zum Beispiel Tochter oder Sohn). Die auf ML basierende Spracherkennung des NLP-Systems stellt hierbei die Grundlage für die Kommunikation dar. Das Sprachdialogsystem soll den Inhalt, die Art und Weise, das Umfeld und den Grund der Äußerungen der hilfebedürftigen Person verstehen sowie deren zukünftige Kommunikationsabsichten vorhersagen können. Weitere Fähigkeiten umfassen beispielsweise die Differenzierung zwischen alten und jungen Kommunikationspartner*innen oder die Identifikation des Stresslevels durch die Messung paralinguistischer Sprachmerkmale. Letzteres dient zur Entscheidungsunterstützung, ob die jeweilige Notfallsituation den Einsatz eines Rettungsdienstes erfordert. Dabei soll auch eine Notruf-Klassifikation beispielsweise aufgrund des Anrufs oder des Risikolevels möglich sein. Darauf basierend kann dann die erforderliche Zielperson (Sanitäter*in, Notärzt*in, nahestehende Person) bestimmt und der Dialog spezifisch zugeschnitten werden. Zur Entwicklung des NLP-Systems wurden 84 transkribierte Notruf-Aufnahmen aus den Jahren 2008 und 2009 eines privaten Callcenters in der Stadt Toronto in Kanada verwendet. Würde ein solches ML-basiertes Entscheidungsunterstützungssystem in der Praxis eingesetzt werden, könnte schneller auf Notrufe reagiert werden und nur im Zweifelsfall die Weiterleitung an einen Menschen als Notrufannehmer*in erfolgen. In diesem Zusammenhang zeigen Lefter et al. (2011) ebenfalls, dass eine automatische Identifikation des Stresslevels der anrufenden Person während eines Notrufs möglich ist. Dies hilft Disponent*innen bei einer hohen Auslastung die lebensbedrohlichen Notrufe von weniger dringenden Anrufen zu unterscheiden.

Auch in der Praxis werden bereits KI-basierte Entscheidungsunterstützungssysteme eingesetzt. Laut der Association of Public-Safety Communications Officials (APCO) International (2018) wurde in den USA beispielsweise unter Verwendung von IBM Watson Speech-to-Text und Watson Analytics die Notrufabfrage verbessert, indem ML zum NLP eingesetzt wurde, um Notrufe in Echtzeit zu verarbeiten und gleichzeitig die Anleitung von anrufenden Ersthelfer*innen zu optimieren. Das System ermöglicht es den Disponent*innen alle relevanten Informationen des Notrufs grafisch aufbereitet zu erhalten, während es der anrufenden Person Anweisungen zur Einsatzunterstützung bis zum Eintreffen des Rettungsdienstes gibt. Dies geschieht, indem die Worte der Anrufer*innen automatisch in einen Text umgewandelt und durch ML-basierte NLP-Verfahren analysiert werden, um den Disponent*innen passende Maßnahmen vorzuschlagen, die an den Anrufer*innen weitergegeben werden können. Ziel des Systems ist es, Entscheidungen schneller und fundierter zu treffen.

Ein weiteres international bekanntes Entscheidungsunterstützungssystem im Bereich der Notrufabfrage, welches in Kooperation mit der Leitstelle Kopenhagen entwickelt wurde, liefert das dänische Unternehmen *Corti* (Pyrros 2020, Stelzer 2020). Dessen ML-basiertes Computerprogramm trägt laut Pyrros (2020) zur verbesserten Spracherkennung bei, wodurch Herzstillstände von Anrufenden bereits während der Notrufannahme in der Leitstelle festgestellt werden können. Die Sprache (beispielsweise Englisch, Deutsch, Französisch), die von der anrufenden Person gesprochen wird, spielt bei der Identifikation keine Rolle. Trainiert wurde das ML-Modell mit historischen Patient*innendaten aus den partizipierenden Leitstellen, um dann im Einsatzfall die Disponent*innen auf einen potenziellen Herzstillstand, bspw. durch die Erkennung von Signalwörtern, hinweisen zu können. Die erzielte Detektionszeit des Modells wurde mit der von Disponent*innen verglichen. Der Vergleich zeigte, dass in Abhängigkeit von Datenqualität und -umfang der Einsatz des ML-basierten Entscheidungsunterstützungssystems dabei helfen kann, lebensbedrohliche Situationen schneller (ca. zehn Sekunden Zeitgewinn) und sicherer aufzudecken (Blomberg et al. 2019). Über die europaweiten Tests hinaus fand das System bisher jedoch noch keine Verwendung.

Das in den USA aktive Unternehmen *Dataminr* ist ein KI-Start-up, das Inhalte von sozialen Medien auf Zusammenhänge zwischen Verhaltensmustern und Notfällen in Echtzeit untersucht (Jaimes 2019). Dataminr hat dafür laut Jaimes (2019) eine KI-Plattform entwickelt, die täglich mehrere Milliarden öffentliche Daten zum Weltgeschehen verarbeitet und daraus Notfälle, die einen Rettungsdienst erfordern, in Echtzeit ermittelt. Sobald ein Notfall erkannt wird, wird automatisch eine Warnung erzeugt, die sofort an den nächstgelegenen Rettungsdienst weitergeleitet wird. Hierfür greift Dataminr auf das GPS seiner App-Nutzer*innen (unter anderem das Personal des Rettungsdienstes) zurück. Für die Ermittlung der Notfälle verwendet das Unternehmen insbesondere Neuronale Netze. Zusätzlich werden ML-Techniken aus dem Bereich der Natural Language Generation (NLG) angewandt, um eine schriftliche Zusammenfassung des ermittelten Notfalls als Warnhinweis zu generieren.

Darüber hinaus ermöglicht das israelische Start-up *MDgo* mithilfe von KI-Technologien eine Vorhersage möglicher Verletzungen bei Verkehrsunfällen in Echtzeit (Fuld 2019). Hierzu werden Sensoren im Fahrzeug angebracht, die kontinuierlich Daten (zum Beispiel Bewegungsdaten) aufnehmen. Diese werden dann mithilfe von ML-Modellen ausgewertet, die im Falle eines Unfalls die Krafteinwirkung auf die Insassen abschätzen und mögliche Verletzungen sowie deren Schweregrad vorhersagen. Zu Visualisierungszwecken wird die Vorhersage anschließend auf einer standardisierten Unfallskala abgebildet. Durch eine Schnittstelle wird der automatisch generierte Unfallbericht dann an den israelischen Rettungsdienst übermittelt, der entsprechende Maßnahmen einleiten kann. Der gesamte Prozess von der Entstehung des Verkehrsunfalls bis zur Benachrichtigung des Rettungsdienstes dauert ca. sechs Sekunden. Genutzt wird diese Technologie bereits in mehr als 250.000 Fahrzeugen in Israel. Durch die automatische Alarmierung des Rettungsdienstes und die übermittelten Vorhersagen über die Art und den Schweregrad der Verletzungen kann schnell und adäquat reagiert und Ressourcen entsprechend zugeordnet werden.

4.2   Einsatzbearbeitung

Im Bereich des OR existiert bereits eine Vielzahl an Publikationen, die sich mit der Einsatzbearbeitung beschäftigen, zum Beispiel mit der Disposition von RTWs zu Einsätzen (Jagtenberg et al. 2016) oder der Zuordnung von Transportaufträgen zu KTWs (Reuter-Oppermann et al. 2015, Kergosien et al. 2014). Allerdings wurde bisher nur wenig zum Einsatz von ML-Verfahren bezüglich verwandter Themenfelder wie beispielsweise der Überwachung von Dispositionsentscheidungen (zum Beispiel bei Änderungen der Verfügbarkeit von Einsatzmitteln oder der erwarteten Fahrzeit), der Zustandsbestimmung der Disponent*innen (beispielsweise Erkennen von Müdigkeit) oder der dynamischen, kontextbasierten Anzeige von Informationen veröffentlicht. In der Forschung gibt es bisher auch nur wenige Publikationen, die sich mit der Anwendung von KI zur unmittelbaren Unterstützung am Einsatzort des Rettungsdienstes beschäftigen. Einige wenige Arbeiten (zum Beispiel Kim et al. 2018) beschäftigen sich mit der Kategorisierung von Verletzten, der sogenannten Triage, in einer Krisensituation beziehungsweise einem MANV. Die Idee ist dabei, Vitalparameter (zum Beispiel Herzschlag, Blutdruck) durch sogenannte Wearables der Patient*innen, wie beispielsweise Smartwatches, zu erfassen und mithilfe von trainierten ML-Modellen automatisch einer Versorgungsdringlichkeit zuzuordnen (Kim et al. 2018). Auch wenn dies für die täglichen Einsätze keine direkte Relevanz hat, so könnte die Idee dahingehend erweitert werden, dass die Vitalparameter bereits bei der Meldung des Notfalls an die

Leitstelle gesendet und bei der Notrufabfrage und der Vorbereitung der Rettungskräfte auf den Einsatz verwendet und analysiert werden.

In der Praxis lassen sich bereits erste Beispiele für die erfolgreiche Verwendung von KI für die Einsatzbearbeitung finden. Die von dem spanischen Unternehmen *Unblur* entwickelte KI-Plattform, die in 11 Pilotregionen getestet und in zwei weiteren (Dublin und Mittel-West-Wales) bereits implementiert wurde, zeigt, wie der Rettungsdienst und vor allem die Einsatzleiter*innen bei ihren Entscheidungen am Einsatzort unterstützt werden können (Unblur, 2020a und 2020b). Einsatzleiter*innen sind oft mit der Herausforderung konfrontiert, die relevanten Informationen aus den einzelnen Datenquellen zu extrahieren, um die richtigen Entscheidungen für die Koordination ihres Rettungsteams zu treffen. Die von Unblur entwickelte KI-Plattform soll alle vorhandenen Datenquellen (Notfall- und Risikopläne, standardisierte operative Leitlinien, historische oder öffentliche Daten, GPS, Kameras und Sensoren) verbinden, mithilfe von KI analysieren und auf einer übersichtlichen Benutzeroberfläche visualisieren. Dadurch soll es den Einsatzleiter*innen einfacher gemacht werden, schnelle und effektive Entscheidungen während eines Notfalls zu treffen. Neben der echtzeitfähigen Visualisierung des Geschehens zeigt die verwendete Software den Einsatzleiter*innen an, wo sich deren Rettungsteam befindet und ermöglicht die Weitergabe von Echtzeit-Informationen an andere Einsatzkräfte wie zum Beispiel an die Feuerwehr.

Neben Unblur hat auch die Firma *Hexagon* mit *HxGN OnCall Dispatch* ein ML-basiertes Entscheidungsunterstützungssystem entwickelt, das Ereignisse und Einsätze kontinuierlich analysiert, um mögliche Zusammenhänge (zum Beispiel Häufung einer bestimmten Einsatzart über das Rettungsdienstgebiet hinweg) und komplexe Gefahrenlagen aufzudecken (Hexagon 2020). Zu diesem Zweck werden beispielsweise Bilder, Videos und Notrufe automatisch ausgewertet und müssen nicht mehr manuell überwacht werden. Nach Identifikation eines möglichen komplexen Notfall-Ereignisses wird die Leitstelle umgehend durch das Computerprogramm von Hexagon informiert und trifft eigenständig die Entscheidung über eine Bearbeitung, Weiterleitung oder Verwerfung der Warnmeldung. Das System wird bereits in den Rheinland-Pfälzischen Leitstellen eingesetzt (Schlütersche Verlagsgesellschaft 2020).

4.3   Einsatzplanung und -unterstützung

Verfahren des Maschinellen Lernens sowie des OR können gut dazu verwendet werden, die Planung und Logistik in Vorbereitung auf künftige Einsätze zu unterstützen (Reuter-Oppermann et al. 2017b, Reuter-Oppermann et al. 2021). Vergleichsweise viele Publikationen verwenden ML-Modelle zur Vorhersage von Bedarfen und potenziellen Einsatzorten (Reuter-Oppermann und Wolff 2020, Reuter-Oppermann und Kühl 2020). Diese Vorhersagen können zum Beispiel als Input für die Standortplanung von Rettungswachen und -wagen verwendet werden, um Hilfsfristvorgaben einzuhalten und möglichst kurze Fahrzeiten zu gewährleisten. Chen et al. (2016) haben ein Entscheidungsunterstützungssystem für Neu-Taipeh, die Stadt mit der größten Population und Rettungsdienst-Nachfrage in Taiwan, entwickelt, das verschiedene ML-Modelle zur Vorhersage von Bedarfen im Rettungsdienst beinhaltet und ein geografisches Informationssystem (GIS) zu Visualisierungszwecken nutzt. Je nach Bedarf wird entweder ein Neuronales Netz, ein gleitender Durchschnitt, eine Support Vector Regression oder eine sinusförmige Regression ausgewählt, um Notfallorte vorherzusagen. Die durch die Modelle erzeugten Vorhersagen werden zur besseren Visualisierung des Rettungsdienst-Bedarfs wieder an das GIS zurückgesendet. Als Trainingsdatensatz der vier ML-Modelle wurden die Einsatzdaten aus den Jahren 2010, 2011 und 2012 betrachtet, wobei als Input-Features beispielsweise Tag, Monat, Jahr, Wochentag und Zeitintervall der entsprechenden Notfälle verwendet wurden. Das KI-basierte Entscheidungsunterstützungssystem ermöglicht dabei eine genauere räumliche und zeitliche Bedarfsvorhersage, wodurch das Ressourcenmanagement des Rettungsdienstes verbessert werden konnte.

Weitere Forschungsarbeiten, die sich mit dem Einsatz von KI für das Problem der Standortplanung auseinandersetzen, wurden von Zhou (2016), Grekousis und Liu (2019), Zonouzi und Kargari (2020), Villani et al. (2017) und Reuter-Oppermann und Wolff (2020) verfasst. Zhou (2016) weist auf das Problem hin, dass bei einer kleinteiligen geographischen und zeitlichen Auflösung der Einsatzdaten als Eingabewerte viele 0-Werte vorliegen und verwendet für die räumliche und zeitliche Bedarfsprognose drei unterschiedliche Methoden basierend auf Gaußschen Mischmodellen, Kerndichteschätzungen und Kernel Warping. Grekousis und Liu (2019) dagegen stützen sich auf ein Neuronales Netz zur Vorhersage möglicher Notfälle und stellen einen neuen räumlichen Ansatz vor, der im Gegensatz zu vielen anderen Arbeiten die Vorhersage nicht für Zonen wie zum Beispiel Postleitzahlgebiete trifft, sondern die Notfallorte über die Zeit als Pfade darstellt. Zonouzi und Kargari (2020) betrachten das Problem der Ressourcenallokation als Vorbereitung auf MANV und bereiten dafür die Daten mittels einer Clusteranalyse, einer Klassifikation und eines Entscheidungsbaums auf. Villani et al. (2017) spezialisieren sich auf die Vorhersage von möglichen Notfallorten von Diabetiker*innen in Australien mit Hilfe einer Zeitreihenanalyse. Reuter-Oppermann und Wolff (2020) präsentieren eine Taxonomie für Vorhersage-Problemstellungen in Notfallrettung und Krankentransport und testen zeitreihen- und regressionsbasierte Ansätze für eine strategische Bedarfsvorhersage.

In der Forschung gibt es viele Publikationen, die sich mit der Vorhersage von Herzstillständen außerhalb des Krankenhauses (engl.: Out of Hospital Cardiac Arrest, OHCA) befassen (z. B. Kao et al. 2017, Seki et al. 2019, Blomberg et al. 2019). Während diese Vorhersagen auch einen Einfluss auf die Rettungsdienstplanung haben können, wenn zum Beispiel Überlebenswahrscheinlichkeiten in die Standortplanung von RTWs einbezogen werden, so werden sie doch vor allem dazu genutzt Ersthelfermaßnahmen zu organisieren, die vor Eintreffen des Rettungsdienstes stattfinden und nicht zum gewöhnlichen Rettungsdienst gehören. Eine Übersicht über solche Maßnahmen und die Publikationen zu Vorhersagen findet sich zum Beispiel in Matinrad und Reuter-Oppermann (2021).

Antunes et al. (2019) haben eine Simulation eines Rettungsdienstsystems mit Ansätzen des aktiven Lernens kombiniert. Dadurch versuchen die Forscher*innen besser zu verstehen, welche Strategien für die Rettungsdienstlogistik sinnvoll sind und wie sich zum Beispiel der Verkehr auf die Einsätze und Transporte auswirkt. Zu diesem Zweck wird modelliert, wie sich Fehler in der Bestimmung des Einsatzorts, Verkehrsvorhersage-Fehler (insbesondere Verkehrsvorhersage verglichen mit realem Verkehrsaufkommen) und die Bereitstellung von RTWs auf die Überlebensrate und die durchschnittliche Reaktionszeit auswirken.

Trotz der in diesem Kapitel genannten, umfangreichen Beispiele für den Einsatz ML-basierter Entscheidungsunterstützungssysteme steht die Anwendung von ML im deutschen Rettungsdienst noch am Anfang. Dies ist der Fall, da der Einsatz von KI und insbesondere von ML im Rettungsdienst gewisse Herausforderungen birgt. Um die spezifischen Probleme bei der Einführung von KI im Rettungsdienst zu beleuchten, wurden Experteninterviews durchgeführt, deren Ergebnisse im anschließenden Kapitel näher erläutert werden.

5. Herausforderungen Künstlicher Intelligenz im Rettungsdienst – Stimmen aus der Praxis

Um den aktuellen Stand des Einsatzes ML-basierter Entscheidungsunterstützungssysteme in Deutschland abzubilden, wurden neun semi-strukturierte Expert*inneninterviews durchgeführt. Hierzu wurden Industrieexpert*innen aus dem Bereich des Rettungsdienstes zum Status Quo und zu Herausforderungen bei der Implementierung befragt, die den Einsatz von ML im Rettungsdienst bisher erschweren. Bei der Auswahl der Interviewteilnehmer*innen wurde darauf geachtet, möglichst viele verschiedene Perspektiven zu berücksichtigen. In diesem Sinne wurden Expert*innen mit Erfahrungen in den verschiedenen Teilbereichen des Rettungsdienstes (Einsatzannahme, Einsatzbearbeitung , Einsatzplanung und Einsatzunterstützung), mit unterschiedlichen Positionen (z. B. Rettungssanitäter*in, Stabsstellenleiter*in, Leitstellenleiter*in) und aus diversen Rettungsdienstgebieten befragt. Tabelle 1 gibt einen Überblick über die Teilnehmer*innen der Interviews.

Die Interviews wurden aufgenommen und im Einvernehmen mit den Teilnehmer*innen transkribiert. Durch die Analyse der Interviewdaten konnten verschiedene Herausforderungen bei der Implementierung von ML-basierten Entscheidungsunterstützungssystemen im Rettungsdienst herausgearbeitet werden, die nachfolgend näher beschrieben werden. Die Erkenntnisse beruhen dabei in Teilen auf der Veröffentlichung von Reuter-Oppermann et al. (2021) und wurden durch die Durchführung weiterer Interviews ergänzt. Zusätzlich wurde relevante Literatur aus anderen Berei-

chen (z. B. aus der Informatik) hinzugezogen, um die Aussagen der Expert*innen einzuordnen und zu validieren.

Tabelle 1 Übersicht zu den Interviewteilnehmern

Experte ID	Aktuelle Position	Einsatzgebiet	Jährliche Fälle im Einsatzgebiet
E1	Notfallsanitäter	städtisch	28.000
E2	Ausbilder für Notfallsanitäter	städtisch	
E3	Stabsstellenleiter Kommunikation und Simulation	städtisch	54.000
E4	Abteilungsleiter Rettungsleitstelle	ländlich	46.000
E5	Abteilungsleiter Rettungsleitstelle	städtisch und ländlich	107.000
E6	Leitstellenleiter	ländlich	83.000
E7	Leitstellenleiter	ländlich	50.000
E8	Leitstellenleiter	städtisch	47.000
E9	Projektmanager eines Rettungs-dienstträgers	städtisch	168.000

5.1 Technische Herausforderungen im Rettungsdienst

Aus technischer Sicht treten verschiedene Herausforderungen für die Anwendung von
ML im Rettungsdienst auf. So müssen laut Expert*innen die Verfügbarkeit von Daten
sowie die bestehenden Altsysteme in den Leitstellen berücksichtigt werden. ML-basierte Computerprogramme, die zur Entscheidungsunterstützung eingesetzt werden
sollen, müssen kontinuierlich auf digitale, angebundene Daten zurückgreifen, um
funktionsfähig zu sein. In diesem Sinne müssen die Daten aus Altsystemen extrahiert
und durch die KI-Anwendung aufgegriffen werden. Neben der Möglichkeit Daten zu
extrahieren müssen auch sinnvolle Schnittstellen zwischen der KI-Anwendung und
bestehenden IT-Systemen geschaffen werden, um die Ergebnisse des ML-basierten
Entscheidungsunterstützungssystems wieder in die Entscheidungsprozesse einzubinden. Beispielsweise ist eine OR-basierte Routenplanung für die Einsatzmittel dann besonders sinnvoll, wenn getätigte Vorhersagen für Fahrzeiten und erwartete Bedarfe in
bestehende IT-Systeme und deren Oberflächen der Rettungsdienste integriert werden
und somit schnell verfügbar sind. Die Expert*innen geben jedoch an, dass es bisher
schwierig ist, Datenquellen oder Dashboards, die auf ML-Modelle zurückgreifen,

sinnvoll in bestehende Systeme zu integrieren (E4, E7); nicht zuletzt, weil vorhandene IT-Systeme im Rettungsdienst häufig sehr komplex sind und oft Einzellösungen darstellen (E4, E7). Die damit einhergehenden Herausforderungen werden in den folgenden zwei Abschnitten behandelt.

5.1.1   Verfügbarkeit von Daten

Die Verfügbarkeit einer ausreichend großen Menge von Daten in möglichst guter Qualität ist eine wichtige Voraussetzung für das erfolgreiche Trainieren und Verwenden von ML-Modellen. Allerdings stellt dies in vielen Bereichen des deutschen Gesundheitswesens noch immer eine große Herausforderung dar. Auch wenn immer mehr Daten in Leitstellen anfallen, zum Beispiel von den Telefonanrufen oder den Statusmeldungen der Einsatzmittel, ist es sehr unterschiedlich und in der Regel systemabhängig, welche Daten tatsächlich gespeichert werden und von den Leitstellen selbst extrahiert werden können (E7). Dies macht eine Entwicklung generischer Daten- bzw. ML-basierter Entscheidungsunterstützungssysteme schwierig. Baden-Württemberg ist eines der wenigen Bundesländer, das auf Initiative des SQR-BW Mindestanforderungen und ein einheitliches Format für die Einsatzdaten vorgibt, das auch die meisten der 34 Leitstellen so umgesetzt haben (E5, E6). Für Bedarfsvorhersagen mit Hilfe von ML-Modellen zum Beispiel ist es aber nicht ausreichend, dass Einsatzdaten heute detailliert gespeichert werden, sondern es sollten möglichst mehrere Jahre im gleichen Format und der gleichen Qualität vorliegen, um zum Beispiel auch Saisonalität einbeziehen und gute Vorhersagen treffen zu können. Änderungen in den Strukturen, den Abläufen oder den Systemen beispielsweise können zu Veränderungen und Inkonsistenzen in den Daten führen, die die Vorhersagequalität negativ beeinflussen können (Reuter-Oppermann und Wolff 2020).

5.1.2   Bestehende Altsysteme

Einsatzleitsysteme wie zum Beispiel *ISE Cobra* sind die wichtigste Software in deutschen Leitstellen. Sie unterstützen Disponent*innen zum Beispiel bei der Notrufannahme, der Disposition von Einsatzmitteln oder der Darstellung einsatzrelevanter Informationen. Allerdings sind viele Einsatzleitsysteme noch immer wenig intelligent und verfügen über keine Nutzer*innenassistenz- oder Entscheidungsunterstützungssysteme. Zudem werden in vielen Systemen zu viele (unnötige) Informationen angezeigt, statt dynamisch nur die relevanten Details darzustellen (E4, E7). Bei der Disposition eines Krankentransports müssten zum Beispiel die Notfall- und Feuerwehr-Informationen nicht angezeigt werden (E7). Disponent*innen der Leitstelle E5 zum Beispiel stehen vier Monitore (24"-Widescreen) für das Einsatzleitsystem zur

Verfügung, auf denen 1) ein GIS, 2) die vorbestellten und laufenden Einsätze, 3) die Einsatzannahme, alle Dispositions- und Alarmierungsprozesse, und die Einsatzbearbeitung (Rückmeldungen etc.), sowie 4) die Zustände aller Fahrzeuge der Wache angezeigt werden. Zusätzlich verfügen die Disponent*innen über einen Touch für das Sprachkommunikationssystem und ein Pad für die standardisierte Notrufabfrage. Der fünfte Monitor ist das Bürokommunikationssystem mit Internetzugang, auf dem zum Beispiel die Software von Rescuetrack geöffnet werden kann. Während der Notrufabfrage benötigen die Disponent*innen zum Beispiel Informationen, um Ort, Art und Umfang der Gefahrenlage aufzuklären. Dies können AML-Daten, Objektinformationen, der Notruf-App-Chat, das GIS oder ggf. vorhandene Bilder von öffentlichen Webcams sein. Diese Informationen helfen in diesem Prozessschritt, werden aber zum Beispiel bei der anschließenden Disposition und der Alarmierung nicht mehr benötigt, aber weiterhin angezeigt. Für diesen Schritt sind unter anderem die Standorte der geeigneten und verfügbaren Einsatzmittel angezeigt in dem GIS wichtig. Aktuell können Leitstellen nur auf Vorkommnisse reagieren, aber nicht proaktiv werden (E4, E7). ML-basierte Entscheidungsunterstützungssysteme könnten dies grundsätzlich leisten, müssten aber für einen reibungslosen Ablauf und eine effiziente Nutzung mit dem Einsatzleitsystem verbunden werden. Zum einen müssen notwendige Daten, zum Beispiel zu vergangenen Einsätzen, aus dem Einsatzleitsystem gelesen werden. Zum anderen sollten Vorschläge, zum Beispiel zur Disposition von Einsatzmitteln, dem Einsatzleitsystem übergeben werden, um die Arbeitsabläufe wie die Disposition zu vereinfachen. Viele der derzeit existierenden Systeme sind Einzellösungen und verfügen über unterschiedliche, zum Teil sehr teure Schnittstellen, die eine weitere Hürde für die Integration von neuen, innovativen Systemen darstellen (E7).

5.1.3   Akzeptanz der Anwender*innen im Rettungsdienst

Eine weitere Herausforderung für den Einsatz von KI im Rettungsdienst stellt die Akzeptanz aufseiten der Anwender*innen dar. Auch wenn ein ML-basiertes Entscheidungsunterstützungssystem technisch funktionsfähig ist, bedeutet dies nicht zwingend, dass es auch eingesetzt wird. Insbesondere im Rettungsdienst müssen komplexe Entscheidungen unter Zeitdruck getätigt werden, obwohl Menschenleben von dieser Entscheidung abhängen können. Um das Vertrauen der Nutzer*innen herzustellen und eine effiziente Entscheidungsfindung zu ermöglichen, muss daher auf die Bedürfnisse der Anwender*innen in den Leitstellen eingegangen werden. Daher wird es in Zukunft notwendig sein, die nutzerfreundliche Bedienbarkeit der ML-basierten Systeme zu gewährleisten und die Vorschläge und Informationen aus den Systemen nachvollziehbar zu machen. In diesem Sinne wird nachfolgend näher auf die Herausforderung der Bedienbarkeit sowie die Transparenz ML-basierter Entscheidungsunterstützungssysteme eingegangen, die von den Interviewpartner*innen gefordert werden.

5.1.4   Benutzerfreundlichkeit

Die Prozesse in den Leitstellen sind häufig komplex und müssen dennoch in kürzester Zeit reibungslos funktionieren (Reuter-Oppermann et al. 2021; Reuter-Oppermann et al. 2017b). Um die Entscheidungsfindung innerhalb dieses Prozesses effizient zu unterstützen, ist der Einsatz intelligenter Entscheidungsunterstützungssysteme grundsätzlich sinnvoll. Jedoch ist die Art und Weise der Gestaltung dieser Systeme von hoher Bedeutung, um eine erfolgreiche Nutzung zu gewährleisten. Nur wenn die Benutzeroberfläche intuitiv und schnell verständlich ist, werden die Systeme durch die Anwender*innen akzeptiert und können somit vollständig in den Prozess integriert werden. Hier sehen die befragten Expert*innen jedoch eine große Herausforderung: Konventionelle Entscheidungsunterstützungssysteme haben häufig bereits komplexe Oberflächen, sind wenig benutzerfreundlich und werden auf verschiedenen Monitoren zeitgleich abgebildet (E4, E7). Dies führt bereits bei konventionellen Entscheidungsunterstützungssystemen ohne ML zu Problemen bei den Anwender*innen, die bereitgestellten Informationen schnell aufzunehmen und unter Zeitdruck zu verarbeiten. Werden in Zukunft vermehrt auch intelligente ML-basierte Systeme eingesetzt, könnte die Nutzer*innenfreundlichkeit weiter sinken. Dies ist insbesondere der Fall, da ML-Modelle häufig statistische Kennzahlen ausgeben, wie beispielsweise eine Sicherheit, dass eine bestimmte Eingabe der Klasse X angehört (Sturm und Peters 2020). So wäre es denkbar, dass ein ML-basiertes Entscheidungsunterstützungssystem beispielsweise eine Wahrscheinlichkeit von 75 % ausgibt, dass ein bestimmter Notfall der Kategorie ‚dringend‘ zugeordnet werden kann. Menschen fällt es jedoch schwer, in statistischen Kennzahlen zu denken und diese Angaben schnell zu verarbeiten. Ist zum Beispiel eine Wahrscheinlichkeit von 75 % bereits als sicher einzustufen oder nicht? Daher ist es notwendig, diese wenig intuitiven statistischen Angaben so abzubilden, dass sie schnell durch Menschen interpretiert werden können. Denkbar wäre beispielsweise ein Ampelsystem, dass farblich zuordnet, wie sicher sich das ML-basierte System bei der Zuordnung einer spezifischen Notfall-Kategorie (zum Beispiel ‚dringend‘) ist. Hier muss allerdings beachtet werden, dass ein ‚blindes‘ Vertrauen entstehen oder Grenzfälle fehlinterpretiert werden könnten (Sturm und Peters 2020). Bisherige Forschung zu ML-basierten Entscheidungsunterstützungssystemen bietet in dieser Hinsicht bisher keine Hilfestellung, da sie sich häufig auf Machbarkeitsstudien konzentriert, in denen Prototypen entwickelt und auf ihre Funktionalität hin getestet werden. Laut den befragten Experten sind diese Prototypen aus der Forschung jedoch noch nicht einsatzbereit für die Praxis (E4, E5, E6, E7, E8). Vielmehr handle es sich um erste technisch funktionale Systeme, die aus Sicht der Experten jedoch keine oder nur eine rudimentäre Benutzeroberfläche aufweisen. Aspekte der Benutzerfreundlichkeit werden derzeit in der bestehenden Forschung zur Künstlichen Intelligenz im Rettungsdienst nicht ausreichend untersucht. Daher wird es eine weitere Herausforderung in Forschung und Praxis sein, die Anforderungen der Nutzer*innen in Bezug auf die Benutzerfreundlichkeit ML-basierter Entscheidungsunterstützungssysteme für komplexe Prozesse wie den Rettungsdienst zu berücksichtigen und adäquate Benutzeroberflächen zu gestalten. Dies erfordert eine enge Zusammenarbeit von Forscher*innen, Entwickler*innen (zum Beispiel Data Scientists, Software Engineers) und Anwender*innen in der Praxis.

5.1.5   Transparenz

Neben der benutzerfreundlichen Gestaltung der grafischen Oberfläche trägt eine weitere Komponente zur Akzeptanz aufseiten der Anwender*innen ML-basierter Entscheidungsunterstützungssysteme im Rettungsdienst bei. Hierbei handelt es sich um die Transparenz der Systeme, ihrer Funktionsfähigkeit sowie der ausgegebenen Informationen und Vorschläge (E4). Alle Expert*innen sind sich einig, dass wichtige Entscheidungen wie zum Beispiel die Disposition von Einsatzmitteln weiterhin von den Rettungsdienstmitarbeiter*innen getroffen werden müssen und die ML-Systeme nur Vorschläge machen können, die aber nachvollziehbar sein müssen, um tatsächlich zu unterstützen. Das medizinische Umfeld, in welchem sich der Rettungsdienst bewegt, hat das Hauptziel, Notfallhilfe zu leisten und somit Leben zu retten. Daher müssen alle getätigten Entscheidungen im Rettungsdienst nachvollziehbar und erklärbar sein, um Fehler weitest möglich zu vermeiden. Moderne ML-basierte Systeme (beispielsweise basierend auf Neuronalen Netzen) stellen jedoch häufig sogenannte *Black Boxes* dar, die aufgrund der komplexen Datengrundlage, verwendeter Algorithmen und erkannter hochdimensionaler Zusammenhänge wenig nachvollziehbar sind (Rudin 2019). Dies widerspricht den Anforderungen des Personals im Bereich des Rettungsdienstes, das alle Aspekte einer Entscheidung nachvollziehen und somit verstehen können muss. Dies ist insbesondere bei ML-basierten Entscheidungsunterstützungssystemen kritisch, da diese – abhängig von der ausgewählten Datenlage und dem Algorithmus – Verzerrungen (engl.: Bias) unterliegen können (Cowgill and Tucker 2019). Beispielsweise könnten die Daten, die zum Trainieren der Modelle verwendet werden, verzerrt sein. Sind in den Daten zum Beispiel insbesondere Notrufe von älteren Menschen enthalten, die verhältnismäßig häufiger in eine kritische Notlage geraten als jüngere Personen, würde dieses Ungleichgewicht auch in den trainierten Modellen berücksichtigt werden, die darauf abzielen, die Zusammenhänge in den Trainingsdaten möglichst exakt wiederzugeben. Wird nun ein Anruf durch eine jüngere Person getätigt, könnte dieser fälschlicherweise einer weniger dringlichen Notfall-Kategorie zugeordnet und falsche Maßnahmen eingeleitet werden. Diese Fehler würden dann erst im Nachhinein auffallen und können bereits schwerwiegende Konsequenzen für die Sicherheit der Patient*innen nach sich gezogen haben. Daher müssen die Verantwortlichen in den Leitstellen die Möglichkeit erhalten, die Ausgabe von ML-basierten Entscheidungsunterstützungssystemen sinnvoll zu validieren. Ansätze aus dem Forschungsbereich der *Explainable AI* bieten dabei erste Möglichkeiten, komplexe Modelle (beispielsweise Neuronale Netze) und deren Funktionsweise für Anwender*innen zu erklären. Diese Ansätze sind aber bisher wenig in der Praxis verbreitet und erfordern spezifische Kompetenzen und die Zusammenarbeit der Entwickler*innen und Anwender*innen (Liao et al. 2020). Solange ML-basierte Entscheidungsunterstützungssysteme jedoch nicht transparenter gestaltet werden, bleibt laut Expert*innen das Vertrauen in die Systeme gering und die Anwender*innen werden die Systeme letztlich wenig akzeptieren (E3, E4, E5, E6, E7, E8). Insbesondere können die potenziellen Anwender*innen sogar vor rechtlichen Herausforderungen in dem stark regulierten Feld des Rettungsdiensts stehen, wenn sie ihre Entscheidungen im Nachhinein rechtfertigen müssen – zum Beispiel im Falle von Dispositionsfehlern oder Wartezeiten auf einen Rettungswagen, welche die Zielvereinbarungen im jeweiligen deutschen Bundesland überschreiten (E5). Zusätzliche Erklärungen als Teil von Nutzerassistenzsystemen können das Vertrauen der Anwender*innen weiter steigern (Reuter-Oppermann et al. 2017a).

5.1.6   Juristische und ethische Herausforderungen im Rettungsdienst

Der Rettungsdienst in Deutschland unterliegt strengen Regularien und Kontrollen. Beispielsweise hat fast jedes Bundesland Zielvorgaben für die sogenannte Hilfsfrist, also die Zeit, die maximal bei medizinischen Notfällen anfallen darf, bis der RTW am Unfallort eintrifft. Anhand dieses Kriteriums wird auch primär die Leistung des Rettungsdienstes bemessen (Behrend und Schmiedel 2004). Werden nun ML-basierte Entscheidungsunterstützungssysteme – zum Beispiel zur Disposition – eingesetzt, können diese zwar zur Effizienz des Rettungsdienstes beitragen, müssen jedoch auch gewisse juristische und ethische Kriterien erfüllen. Dabei sehen die Expert*innen die Kosteneffizienz allerdings als nachrangiges Kriterium (E5, E7). Für sie steht die Versorgung aller Patienten innerhalb der Hilfsfrist im Vordergrund, unabhängig von ihrem Wohn- bzw. Aufenthaltsort. Dies würde allerdings in vielen Rettungsdienstgebieten die verfügbare Menge an Ressourcen bei weitem übersteigen. Organisatorische Lösungen und technische Systeme können Alternativen sein. So könnte zum Beispiel die notärztliche Versorgung durch Telenotärzte oder eine Erweiterung der Kompetenzen der Notfallsanitäter erhöht werden (E7). Aufgrund der damit steigenden Komplexität ist es wünschenswert, dass KI-Methoden Disponent*innen dabei unterstützen, die verschiedenen Ressourcen und Versorgungsformen patientengerecht und effizient einzusetzen (E5). Da ML jedoch auf der Verarbeitung großer Datenmengen mit Hilfe statistischer Verfahren basiert, treten laut Expert*innen verschiedene Herausforderungen auf, wenn ML im Rettungsdienst eingesetzt werden soll. Zunächst einmal werden häufig personenbezogene Patient*innendaten benötigt, um die Modelle zu trainieren. Hier ist die Herausforderung, den Datenschutz zu gewährleisten und dennoch ein effektives Training der ML-Modelle zu ermöglichen. Ein weiteres

Problem ist, dass ML-basierte Entscheidungsunterstützungssysteme auch fehlerhafte Vorschläge machen können, beispielsweise wenn die Trainingsdaten verzerrt waren. In diesem Sinne muss aus ethischer Perspektive betrachtet werden, wie viel Entscheidungsgewalt der KI überhaupt zugesprochen werden kann. Grundsätzlich können ML-basierte Entscheidungsunterstützungssysteme jedoch trotz Fehleranfälligkeit zu einer besseren Versorgung der Patient*innen beitragen. Aus ethischer Perspektive ist daher auch zu betrachten, wem die Unterstützung durch KI zugänglich gemacht wird. Vor diesem Hintergrund wird nachstehend näher auf die juristische Herausforderung des Datenschutzes sowie die ethischen Fragestellungen im Zusammenhang mit Entscheidungsgewalt und der Verfügbarkeit von KI im Rettungsdienst eingegangen.

5.1.7   Datenschutz

Damit ML-basierte Entscheidungsunterstützungssysteme funktionsfähig sind, müssen sie sowohl auf einer großen Menge an Daten trainiert werden, als auch kontinuierlich Daten zugeführt bekommen, um Vorhersagen zu treffen. Problematisch ist hierbei, dass im Rettungsdienst häufig auf sensible personenbezogene Daten (zum Beispiel Standort, Alter, Vorerkrankungen, Medikamenteneinnahme) zurückgegriffen werden muss, um die Systeme zu betreiben (E2). Daher ist es umso wichtiger, dass ein rechtlicher Rahmen für die Speicherung und Verarbeitung von Daten existiert. Hierzu ist im europäischen Raum bereits 2018 die Datenschutz-Grundverordnung (DSGVO) eingeführt worden, welche den Schutz personenbezogener Daten zum Ziel hat. Eine entsprechende Verordnung existiert im amerikanischen Raum zum Beispiel nicht. Dies wurde von den befragten Expert*inneen besonders kritisch gesehen, da nur eine einheitliche Verordnung es den Patient*innen ermöglichen würde, umfassend auf ihre Daten zuzugreifen und gegebenenfalls deren Nutzung einzuschränken (E8, E9). Die Expert*innen sehen aber auch die Notwendigkeit, einheitliche Datenbanken mit einem möglichst breiten Spektrum an gespeicherten Daten aufzubauen, um die ML-basierten Systeme zu trainieren (E2, E8). Besonders wertvoll wäre in diesem Sinne die Kombination vieler verschiedener personenbezogener Daten wie Alter, Standort und Krankheitshistorie, um zum Beispiel Vorhersagen über mögliche Einsätze und Krankenhauseinweisungen zu treffen. Werden die personenbezogenen Daten hingegen anonymisiert, könnten wichtige Informationen und Zusammenhänge wegfallen, was eine sinnvolle Auswertung der Daten letztlich erschweren würde. Beispielsweise kann die Vorhersagegenauigkeit möglicher Einsätze oder Krankenhauseinweisungen limitiert sein, wenn das Alter der Patient*innen nicht zur Verarbeitung herangezogen werden darf. Um den sinnvollen Einsatz von KI im deutschen Rettungsdienst zu ermöglichen, muss daher eine Balance zwischen der Gewährleistung des Datenschutzes nach DSGVO und der Funktionsfähigkeit der Systeme gefunden werden. Hierbei ist auch zu bedenken, dass die Rettungsdienste über unterschiedliche Expertise im Bereich Datenschutz und -verwendung verfügen, sodass die Schaffung einheitlicher, zugänglicher Best Practices notwendig wäre. Zudem ist der Einsatz ML-basierter Entscheidungsunterstützungssysteme stark vom jeweiligen Anwendungsfall abhängig. Werden zum Beispiel lediglich die Disposition oder das Routing von Rettungswagen durch KI unterstützt, spielen Datenschutzanforderungen eine weniger wichtige Rolle als im Beispiel der personenbezogenen Krankenhauseinweisung. Daher muss auch im Einzelfall geprüft werden, welche Maßnahmen notwendig sind und inwieweit das Recht auf Datenschutz tangiert wird.

5.1.8   Entscheidungsgewalt und Verfügbarkeit

Der Einsatz von KI im Rettungsdienst ist neben rechtlichen Anforderungen auch aus ethischer Perspektive zu beleuchten. In der Notfallrettung geht es oftmals um Leben oder Tod. Daher müssen alle Entscheidungen möglichst fehlerfrei getroffen werden, um den Patient*innen die bestmögliche Versorgung zu gewährleisten. ML-Modelle bilden mithilfe spezifischer Algorithmen die Zusammenhänge ab, die in den Trainingsdaten enthalten sind. Daher ist es möglich, dass durch Verzerrungen in den Daten (zum Beispiel Daten liegen nur für eine gewisse Personengruppe vor) oder eine unzureichende Parametrisierung der Algorithmen Fehler bei der Vorhersage entstehen. Bisher werden ML-basierte Systeme lediglich zur Entscheidungsunterstützung herangezogen, sodass die Vorhersagen von einer menschlichen Instanz geprüft werden müssen. Hier geben die Expert*innen an, dass die Entscheidungsgewalt auch in Zukunft bei den Menschen liegen sollte – auch wenn die Systeme in Zukunft technisch besser ausgereift sein sollten (E1, E2, E4, E5, E6, E7, E8). Würde zum Beispiel das Beenden einer Reanimationsmaßnahme empfohlen, muss weiterhin die ärztliche Leitung entscheiden, ob dem Vorschlag gefolgt wird oder eine Weiterführung der Reanimation sinnvoll ist (E1). Dennoch ist es wahrscheinlich, dass der Einfluss von KI zukünftig wächst. Es ist zum Beispiel denkbar, dass sich in der Rettungsdienst-Praxis mehr und mehr auf die ML-basierten Entscheidungsunterstützungssysteme verlassen wird und notwendige fachliche Fähigkeiten über die Zeit abgebaut werden. So könnte es sein, dass komplexe Dispositionsentscheidungen mithilfe von KI zunehmend von weniger erfahrenen Disponent*innen übernommen werden können, um beispielsweise Personalmangel auszugleichen. Als Folge könnten die Grenzen zwischen Mensch und Maschine verschwimmen und die effektive Entscheidungsgewalt der KI steigen. Dieser Problematik muss aktiv entgegengearbeitet werden, beispielsweise mit Aufklärung, Fortbildung und rechtlichen Vorgaben. Des Weiteren ist es sinnvoll, dass die Nachvollziehbarkeit der ML-basierten Systeme und ihrer Vorschläge gewährleistet wird (E9). Nur wenn eine KI keine Blackbox darstellt, kann die Sinnhaftigkeit des Vorschlags durch die Anwender*innen kontrolliert werden. Dies beugt Fehlentscheidungen vor und fordert die aktive Kontrolle der Anwender*innen. Neben der

Angst vor dem übermäßigen Einfluss von KI ist auch zu beachten, dass KI eine knappe Ressource darstellen könnte. Denn grundsätzlich kann durch die Bereitstellung einer Zweitmeinung durch ML-basierte Entscheidungsunterstützungssysteme ein Mehrwert für die Patient*innen generiert werden, wenn beispielsweise schnell eine Dispositionsentscheidung getroffen oder umfangreiche Informationen zu den Patient*innen ausgewertet werden müssen. Laut E4 ist hier entscheidend, dass alle Patient*innen im Rettungsdienst ein Recht auf eine solche Zweitmeinung hätten. Das heißt, die KI darf nicht nur einer gewissen Personengruppe, einer Region oder bestimmten Städten zugänglich sein. Auf lange Sicht ist der Einsatz von KI im Rettungsdienst daher nur ethisch vertretbar, wenn jede Person das Recht auf die Hinzuziehung einer KI hätte, aber auch nicht der vollständigen Entscheidungsgewalt einer KI unterläge.

6.   Künstliche Intelligenz im Rettungsdienst: Diskussion und Ausblick

Steigender Kostendruck, steigende Nachfrage und ein Mangel an Fachkräften erhöhen den Druck auf den deutschen Rettungsdienst. Eine immer größer werdende Verfügbarkeit von Daten sowie eine spürbare Bereitschaft – zumindest von einem Teil der Entscheidungsträger*innen und potenziellen Anwender*innen im Rettungsdienst – öffnen den Weg für ML- und OR-basierte Entscheidungsunterstützungssysteme. Die in diesem Text vorgestellten Forschungs- und Praxisarbeiten stellen dafür eine gute Grundlage dar. Allerdings bestehen eine ganze Reihe an Anforderungen an solche Systeme – organisatorisch, praktisch, aber auch ethisch. Einige dieser Anforderungen und die damit einhergehenden Herausforderungen konnten durch die Expert*inneninterviews herausgearbeitet werden. Sie zeigen, dass noch ein langer Weg vor Leitstellen, Softwareanbieter*innen und Politik liegt, bis KI ein integrativer Bestandteil des Rettungsdienstes in Deutschland sein wird. Es ist jedoch unbestritten, dass solche Entscheidungsunterstützungssysteme, wenn sie verantwortungsbewusst eingesetzt werden, den Rettungsdienst effizienter und effektiver machen können.

Zum Abschluss dieses Beitrags werden sechs Themen aufgelistet, mit denen sich zukünftige Forschung aus den Bereichen der KI, des OR und der Informationssysteme (IS) beschäftigen sollte, um KI-gestützte Entscheidungsunterstützungssysteme zu entwickeln, die im deutschen Rettungsdienst eingesetzt werden und diesen verbessern können:

1.   Viele Leitstellen wünschen sich eine kurz-, mittel- und langfristige Vorhersage von Bedarfen und Einsatzorten, um diese in ihre operativen Entscheidungen und strategischen Planungen mit einbeziehen zu können. Die Forschung hat bereits gezeigt, dass ML-Modelle erfolgreich dafür eingesetzt werden können. Entscheidend für einen effizienten operativen Einsatz ist darüber hinaus eine einfache und übersichtliche Darstellung der Vorhersagen. Für eine flächendeckende Nutzung der Vorhersage-Tools ist es zusätzlich notwendig, übertrag-

bare oder gemeinsam nutzbare Modelle (engl.: Federated Learning) zu entwickeln, da eine entsprechende Datenqualität nicht überall gewährleistet werden kann sowie bei knapp 230 Leitstellen viele vergleichsweise klein sind und der Aufwand zu groß wäre, für jede Leitstelle ein neues Modell zu trainieren.

2. Interdisziplinäre Forschung aus den Bereichen KI, OR und IS zu den Anforderungen an Transparenz, Erklärungen und Design von KI-basierten Entscheidungsunterstützungssystemen ist notwendig, um praxistaugliche Systeme entwickeln zu können. Nur ganzheitliche Ansätze können eine hohe Akzeptanz in der Praxis erreichen. Effiziente Algorithmen allein, ohne eine bedienerfreundliche Benutzeroberfläche, bieten für die Praxis so gut wie keinen Mehrwert.

3. Für viele Leitstellen ist die Planung von Krankentransporten ein dringendes logistisches Problem, das mit Ansätzen des OR oder aus dem Bereich des ML modelliert und gelöst werden kann (Reuter-Oppermann et al. 2015). Zusätzlich zu den Entwicklungen der Modelle und Verfahren ist das Design eines praxistauglichen und verständlichen Entscheidungsunterstützungssystems ein relevantes Forschungsthema. Erklärungen für die getätigten Vorschläge, zum Beispiel für Touren und Zuordnungen von Aufträgen an KTWs, kann das Vertrauen und die Akzeptanz in solche Systeme erhöhen (Reuter-Oppermann et al. 2017a).

4. Zusätzlich zu den in Kapitel 5 angesprochenen ethischen Aspekten bei der Nutzung von KI im Rettungsdienst sollten auch ethische Kriterien für logistische Probleme einbezogen werden, etwa bei Ressourcenknappheit. Wenn es zum Beispiel nicht möglich ist, das gesamte Rettungsdienstgebiet so mit RTWs und Wachen auszustatten, dass jede*r Patient*in innerhalb der Hilfsfrist erreicht werden kann, wie sollte entschieden werden, welche Patient*innen im Zweifelsfall erst später erreicht werden? Als einen möglichen Ansatz betrachten erste Publikationen den Aspekt der Fairness bei der Standortplanung von RTWs (Jagtenberg und Mason 2020). Weitere wissenschaftliche Arbeiten sollten sich damit auseinandersetzen, wie KI logistische Fragestellungen im Rettungsdienst effizient unterstützen kann, ohne ethische Leitlinien zu verletzen.

5. Neben der Verwendung von KI zur Unterstützung des täglichen Einsatzgeschehens könnten Entscheidungsunterstützungssysteme basierend auf ML- und OR-Verfahren auch in Krisensituationen hilfreich sein. Während sich die Forschung bisher entweder mit dem einen oder dem anderen Anwendungsfall beschäftigt, sollten auch die Zusammenhänge untersucht werden. Krisen stellen seltene, aber besonders herausfordernde Situationen dar. Wenn sich die Rettungskräfte und Einsatzleiter auf bekannte Systeme verlassen können, kann dies die Akzeptanz erhöhen und den Aufwand reduzieren. Daher sollten

Systeme, wenn möglich, so gestaltet werden, dass sie sowohl für den täglichen Einsatz als auch für Krisensituationen genutzt werden können.

6. Ein klarer rechtlicher Rahmen für Datenschutz und Anwendbarkeit von Daten für das Training ML-basierter Entscheidungsunterstützungssysteme ist notwendig, insbesondere für das Training von ML-Modellen unter Berücksichtigung der DSGVO. Darüber hinaus wäre es sinnvoll, rechtliche und ethische Klarheit über den Einsatz von KI im Rettungsdienst zu schaffen. Hierbei müsste insbesondere betrachtet werden, welche Entscheidungsgewalt KI zugesprochen wird und wie eine auf Gleichheit ausgerichtete, faire Verteilung von KI als Zweitmeinung für alle ohne Bevorzugung gewisser Personengruppen sichergestellt werden kann.

Quellen

Ahnefeld FW, Dick W, Knuth P, et al. (1998) Grundsatzpapier Rettungsdienst. Notfall & Rettungsmedizin 1(2): 68–74. DOI: 10.1007/s100490050026.

Ahsen ME, Ayvaci MUS und Raghunathan S (2019) When Algorithmic Predictions Use Human-Generated Data: A Bias-Aware Classification Algorithm for Breast Cancer Diagnosis. Information Systems Research 30(1): 97–116. DOI: 10.1287/isre.2018.0789.

Antunes F, Amorim M, Pereira FC, et al. (2019) Active Learning Metamodeling for Policy Analysis: Application to an Emergency Medical Service Simulator. Simulation Modelling Practice and Theory 97: 101947. DOI: 10.1016/j.simpat.2019.101947.

Association of Public-Safety Communications Officials (APCO) International (2018) APCO Launches APCO IntelliComm™ in an Ohio 9-1-1 Center. Zugriff unter: https://psc.apco-intl.org/2018/08/06/apco-launches-apco-intellicomm-in-an-ohio-9-1-1-center/ (Zugriff 19.12.2020).

Behrendt H und Schmiedel R (2004) Die aktuellen Leistungen des Rettungsdienstes in der Bundesrepublik Deutschland im zeitlichen Vergleich (Teil II). Notfall & Rettungsmedizin 7(1): 59–70. DOI: 10.1007/s10049-003-0623-9.

Bell CE und Allen D (1969) Optimal Planning of an Emergency Ambulance Service. Socio-Economic Planning Sciences 3(2): 95–101. DOI: 10.1016/0038-0121(69)90001-9.

Blomberg SN, Folke F, Ersbøll AK, et al. (2019) Machine Learning as a Supportive Tool to Recognize Cardiac Arrest in Emergency Calls. Resuscitation 138: 322–329. DOI: 10.1016/j.resuscitation.2019.01.015.

Brynjolfsson E und Mitchell T (2017) What Can Machine Learning Do? Workforce Implications. Science 358(6370): 1530–1534. DOI: 10.1126/science.aap8062.

Chen AY, Lu T-Y, Ma MH-M, et al. (2016) Demand Forecast Using Data Analytics for the Preallocation of Ambulances. IEEE Journal of Biomedical and Health Informatics 20(4): 1178–1187. DOI: 10.1109/JBHI.2015.2443799.

Choudhury P, Allen RT und Endres MG (2021) Machine learning for pattern discovery in management research. Strategic Management Journal 42(1): 30–57. DOI: 10.1002/smj.3215.

Cowgill B und Tucker CE (2019) Economics, Fairness and Algorithmic Bias. SSRN Electronic Journal. DOI: 10.2139/ssrn.3361280.

Dick WF (2003) Anglo-American vs. Franco-German Emergency Medical Services System. Prehospital and Disaster Medicine 18(1): 29–37. DOI: 10.1017/S1049023X00000650.

Fleming N (2018) How Artificial Intelligence Is Changing Drug Discovery. Nature 557(7707): S55–S57. DOI: 10.1038/d41586-018-05267-x.

Fuld H (2019) Hillel's Tech Corner: MDGo: Car Accidents are no Match for AI and ML. Zugriff unter: https://www.jpost.com/jpost-tech/business-and-innovation/hillels-tech-corner-mdgo-car-accidents-are-no-match-for-ai-and-ml-599429 (Zugriff 19.12.2020).

Goes P (2014) Big Data and IS Research. MIS Quarterly 38(3): III–VIII.

Grekousis G und Liu Y (2019) Where Will the Next Emergency Event Occur? Predicting Ambulance Demand in Emergency Medical Services Using Artificial Intelligence. Computers, Environment and Urban Systems 76: 110–122. DOI: 10.1016/j.compenvurbsys.2019.04.006.

He J, Baxter SL, Xu Jie, et al. (2019) The Practical Implementation of Artificial Intelligence Technologies in Medicine. Nature Medicine 25(1): 30–36. DOI: 10.1038/s41591-018-0307-0.

Hexagon (2020) HxGN OnCall Dispatch. Zugriff unter: https://www.hexagonsafetyinfrastructure.com/de-de/news-and-events/news-releases/hexagon-introduces-assistive-ai-technology-for-public-safety-agencies (Zugriff 19.12.2020).

IKK (2020) Notfallversorgung in Zahlen, Technischer Bericht. Zugriff unter: https://www.ikkev.de/politik/gkv-in-zahlen/notfallversorgung-in-zahlen/ (Zugriff 13.07.2020).

Jagtenberg CJ und Mason AJ (2020) Improving Fairness in Ambulance Planning by Time Sharing. European Journal of Operational Research 280(3): 1095–1107. DOI: 10.1016/j.ejor.2019.08.003.

Jagtenberg CJ, Bhulai S und van der Mei RD (2017) Dynamic Ambulance Dispatching: Is the Closest-idle Policy always Optimal? Health Care Management Science 20(4): 517–531. DOI: 10.1007/s10729-016-9368-0.

Jaimes A (2019) Multi-Modal Understanding and Summarization of Critical Events for Emergency Response. Zugriff unter: https://www.dataminr.com/blog/multi-modal-understanding-and-summarization-of-critical-events-for-emergency-response (Zugriff 19.12.2020).

Jordan MI und Mitchell TM (2015) Machine Learning: Trends, Perspectives, and Prospects. Science 349(6245): 255–260. DOI: 10.1126/science.aaa8415.

Kao J-H, Chan T-C, Lai F, et al. (2017) Spatial Analysis and Data Mining Techniques for Identifying Risk Factors of Out-of-Hospital Cardiac Arrest. International Journal of Information Management 37(1): 1528–1538. DOI: 10.1016/j.ijinfomgt.2016.04.008.

Kergosien Y, Gendreau M, Ruiz A, et al. (2014) Managing a Fleet of Ambulances to Respond to Emergency and Transfer Patient Transportation Demands. In: Matta A, Li J, Sahin E, et al. (Hg) Proceedings of the International Conference on Health Care Systems Engineering. Springer Proceedings in Mathematics & Statistics. Cham: Springer International Publishing, S. 303–315. DOI: 10.1007/978-3-319-01848-5_24.

Kim D, You S, So S, et al. (2018) A Data-driven Artificial Intelligence Model for Remote Triage in the Prehospital Environment. PLOS ONE 13(10): e0206006. DOI: 10.1371/journal.pone.0206006.

Lefter I, Rothkrantz LJM, Leeuwen DAV, et al. (2011) Automatic Stress Detection in Emergency (Telephone) Calls. International Journal of Intelligent Defence Support Systems 4(2): 148. DOI: 10.1504/IJIDSS.2011.039547.

Liao QV, Gruen D und Miller S (2020) Questioning the AI: Informing Design Practices for Explainable AI User Experiences. In: Proceedings of the 2020 CHI Conference on Human Factors in Computing Systems, Honolulu HI USA, 21 April 2020, S. 1–15. ACM. DOI: 10.1145/3313831.3376590.

Matinrad N und Reuter-Oppermann M (2021) A Review on Initiatives for the Management of Daily Medical Emergencies Prior to the Arrival of Emergency Medical Services. Central European Journal of Operations Research, in print.

Mitchell TM (1997) Machine Learning. New York: McGraw-Hill.

Pyrros D (2020) Artificial Intelligence. Zugriff unter: https://eena.org/our-work/eena-special-focus/artificial-intelligence/ (Zugriff 19.12.2020).

Rai A, Constantinides P und Sarker S (2019) Editor's Comments: Next-generation Digital Platforms: Toward Human–AI Hybrids. MIS Quarterly 43(1): III–IX.

Reuter-Oppermann M und Kühl N (2021) Artificial Intelligence for Healthcare Logistics: An Overview and Research Agenda. In: Masmoudi M, Jarboui B, und Siarry P (Hg) Artificial Intelligence and Data Mining in Healthcare. Cham: Springer International Publishing, S. 1–22. DOI: 10.1007/978-3-030-45240-7_1.

Reuter-Oppermann M und Wolff C (2020) Towards a Unified Understanding of Data-driven Support for Emergency Medical Service Logistics. In: Proceedings of the 53rd Hawaii International Conference on System Sciences. Zugriff unter: https://scholarspace.manoa.hawaii.edu/bitstream/10125/64191/0363.pdf (Zugriff 26.08.2021).

Reuter-Oppermann M, Kunze von Bischhoffshausen J und Hottum P (2015) Towards an IT-Based Coordination Platform for the German Emergency Medical Service System. In: Nóvoa H and Drăgoicea M (Hg) Exploring Services Science. Lecture Notes in Business Information Processing. Cham: Springer International Publishing, S. 253–263. DOI: 10.1007/978-3-319-14980-6_20.

Reuter-Oppermann M, Liebner F und Lang V (2020) Positionspapier „Maschinelles Lernen und Künstliche Intelligenz in BOS-Leitstellen". Publications of Darmstadt Technical University, Institute for Business Studies (BWL) 124942, Darmstadt Technical University, Department of Business Administration, Economics and Law, Institute for Business Studies (BWL). Zugriff unter: https://ideas.repec.org/p/dar/wpaper/124942.html (Zugriff 26.08.2021).

Reuter-Oppermann M, Morana S und Hottum P (2017a) Towards Designing an Assistant for Semi-automatic EMS Dispatching. In: Proceedings of the 50th Hawaii International Conference on System Sciences. Zugriff unter: https://aisel.aisnet.org/hicss-50/hc/healthcare_coordination/6/ (Zugriff 26.08.2021).

Reuter-Oppermann M, van den Berg PL und Vile JL (2017b) Logistics for Emergency Medical Service systems. Health Systems 6(3): 187–208. DOI: 10.1057/s41306-017-0023-x.

Reuter-Oppermann M, Wolff C und Pumplun L (2021) Next Frontiers in Emergency Medical Services in Germany: Identifying Gaps between Academia and Practice. In: Proceedings der 54. HICSS Conference. Zugriff unter: https://scholarspace.manoa.hawaii.edu/bitstream/10125/71070/0369.pdf (Zugriff 26.08.2021).

Rudin C (2019) Stop Explaining Black Box Machine Learning Models for High Stakes Decisions and Use Interpretable Models Instead. Nature Machine Intelligence 1(5): 206–215. DOI: 10.1038/s42256-019-0048-x.

Russell SJ und Norvig P (2016) Artificial Intelligence: A Modern Approach. Boston: Addison Wesley.

Rzepka C und Berger B (2018) User Interaction with AI-enabled Systems: A Systematic Review of IS Research. In: Proceedings of the 39th International Conference on Information Systems (ICIS 2018), San Francisco. Zugriff unter: https://www.researchgate.net/profile/Benedikt-Berger-2/publication/329269262_User_Interaction_with_AI-enabled_Systems_A_Systematic_Review_of_IS_Research/links/5bffb55392851c63cab02730/User-Interaction-with-AI-enabled-Systems-A-Systematic-Review-of-IS-Research.pdf (Zugriff 26.08.2021).

Schlütersche Verlagsgesellschaft mbH & Co. KG. (2020) Rheinland-Pfalz setzt auf Einsatzleitsystem von Hexagon. Zugriff unter: https://www.sicherheit.info/rheinland-pfalz-setzt-auf-einsatzleitsystem-von-hexagon (Zugriff 19.12.2020).

Seki T, Tamura T and Suzuki M (2019) Outcome Prediction of Out-of-hospital Cardiac Arrest with Presumed Cardiac Aetiology Using an Advanced Machine Learning Technique. Resuscitation 141: 128–135. DOI: 10.1016/j.resuscitation.2019.06.006.

Stelzer J (2020) Smarte Helfer. Zugriff unter: https://www.ihk-muenchen.de/de/%C3%9Cber-uns/IHK-Magazin/K%C3%BCnstliche-Intelligenz.html (Zugriff 19.12.2020).

Sturm T und Peters F (2020) The Impact of Artificial Intelligence on Individual Performance: Exploring the Fit between Task, Data, and Technology. In: Proceedings of the 28th European Conference on Information Systems (ECIS), An Online AIS Conference, June 15–17, 2020. Zugriff unter: https://aisel.aisnet.org/ecis2020_rp/200 (Zugriff 26.08.2021).

Tang A, Tam R, Cadrin-Chênevert A, et al. (2018) Canadian Association of Radiologists White Paper on Artificial Intelligence in Radiology. Canadian Association of Radiologists Journal 69(2): 120–135. DOI: 10.1016/j.carj.2018.02.002.

Unblur (2020a) Unblur Webseite. Zugriff unter: https://www.unblur.co (Zugriff 19.12.2020).

Unblur (2020b) Unblur Foliensatz. Zugriff unter: https://query.prod.cms.rt.microsoft.com/cms/api/am/binary/RE36yUs (Zugriff 19.12.2020).

Villani M, Earnest A, Nanayakkara N, et al. (2017) Time Series Modelling to Forecast Prehospital EMS dDemand for Diabetic Emergencies. BMC Health Services Research 17(1): 332. DOI: 10.1186/s12913-017-2280-6.

Westcott Grant K (2018) Netflix's Data-driven Strategy Strengthens Claim for „Best Original Content" in 2018, Forbes. Zugriff unter: https://www.forbes.com/sites/kristinwestcott-grant/2018/05/28/netflixs-data-driven-strategy-strengthens-lead-for-best-original-content-in-2018/ (Zugriff 19.12.2020).

Yasuda T, Yamada Y, Hamatsu F, et al. (2017) A Call Triage Support System for Emergency Medical Service Using Multiple Random Forests. IEEJ Transactions on Electrical and Electronic Engineering 12: S67–S73. DOI: 10.1002/tee.22567.

Young V, Rochon E and Mihailidis A (2016) Exploratory Analysis of Real Personal Emergency Response Call Conversations: Considerations for Personal Emergency Response Spoken Dialogue Systems. Journal of NeuroEngineering and Rehabilitation 13(1): 97. DOI: 10.1186/s12984-016-0207-9.

Yunoki S, Hamagami T, Oshige K, et al. (2014) High Accuracy of Call Triage Decision by Bayesian Network. Electronics and Communications in Japan 97(1): 62–69. DOI: 10.1002/ecj.11439.

Zhou Z (2016) Predicting Ambulance Demand: Challenges and Methods. arXiv preprint arXiv:1606.05363, 11–15. Zugriff unter: https://arxiv.org/abs/1606.05363 (Zugriff 28.06.2021).

Zonouzi MN und Kargari M (2020) Modeling Uncertainties Based on Data Mining Approach in Emergency Service Resource Allocation. Computers & Industrial Engineering 145: 106485. DOI: 10.1016/j.cie.2020.106485.

Ethische und professionsspezifische Herausforderungen
Der Diskurs um algorithmische Systeme der Entscheidungsunterstützung im Kontext der Teilhabeplanung für Menschen mit Behinderung

DIANA SCHNEIDER

1. Einleitung

Obgleich algorithmische Systeme der Entscheidungsfindung (engl. algorithmic decision-making, ADM) zunehmend wichtige Technologien im täglichen Leben darstellen, werden diese innerhalb des Bereichs Sozialer Arbeit erst sporadisch eingesetzt und vornehmlich hinsichtlich ihrer Chancen und Risiken diskutiert (Barocas und Boyd 2017; Gillingham 2019b; Kutscher et al. 2015). Dabei existiert durchaus eine wachsende Anzahl algorithmischer Systeme, die zunehmend in den Tätigkeitsbereich Sozialer Arbeit eindringen: So gibt es beispielsweise in den USA oder der Schweiz erste Programme zur Vorhersage der Rückfallwahrscheinlichkeit straffällig gewordener Personen (Grossenbacher und Schneider 2018; Gutschner et al. 2016; Larson et al. 2016), in verschiedenen (Bundes-)Ländern werden Ansätze vorausschauender Polizeiarbeit (predictive policing) diskutiert (Greilich 2019; Tayebi und Glässer 2016) und in China wird seit einiger Zeit ein Social Scoring System erprobt und eingeführt, welches mittels eines Punktesystems die Vertrauenswürdigkeit von Personen anzeigen soll (Galeon 2017; Lee 2018). Darüber hinaus gibt es Anwendungen im Bereich des Quartiermanagements von Erstaufnahmeeinrichtungen und Notunterkünften für geflüchtete Menschen (Baeck 2017), Instrumente zur offiziellen Verwaltung von Arbeit und Arbeitslosigkeit (Fanta 2018; Holl et al. 2018; Spielkamp 2019), Programme in der Personalgewinnung (Matzat et al. 2019) oder zur (Früh-)Erkennung von Lernproblemen der Kinder in Grund- und Sekundarschulen (Spielkamp 2019), um nur einige Beispiele zu nennen. Gemeinsam ist diesen Anwendungen, dass sie oftmals als automatisierte Systeme algorithmischer Entscheidungsfindung (engl. automated decision-making, AuDM) wahrgenommen und diskutiert werden, denen gegenüber menschliche Urteile ins Hintertreffen geraten – und das, obgleich nicht alle Systeme tatsächlich hierzu gezählt werden können. Der durch die Bertelsmann Stiftung und AlgorithmWatch erstmals 2019 veröffentlichte „Atlas der Automatisierung. Automatisierte Entscheidungen und Teilhabe in Deutschland" unterstützt dieses Narrativ; dort werden algorithmische Systeme der Entscheidungsfindung mit automatisierten Entscheidungssystemen gleichgesetzt (Chiusi et al. 2020). Tatsächlich obliegt es in der Praxis jedoch noch immer vornehmlich den diese Systeme nutzenden Personen, ob die durch die Algorithmen vorgenommenen Bewertungen von Wahrscheinlichkeiten, Situationen oder Menschen (Zweig et al. 2018: 12) übernommen und in entsprechende Entscheidungen überführt werden. Streng genommen sind demnach die meisten der genannten Systeme vielmehr algorithmische Systeme der Entscheidungsunterstützung (engl. decision support system, DSS), die menschliche Entscheidungen lediglich unterstützen und „es ausgebildeten Experten erlauben sollen, sich eine zweite Meinung einzuholen" (Zweig et al. 2018: 12). Dies ist ein wichtiger Unterschied; insbesondere, da durch die Verordnung des europäischen Parlaments und des Rates zum Schutz natürlicher Personen bei der Verarbeitung personenbezogener Daten, zum freien Datenverkehr und zur Aufhebung der Richtlinie 95/46/EG (Datenschutz-Grundverordnung/DSGVO) jeder Person das Recht eingeräumt wird, „nicht einer ausschließlich auf einer automatisierten Verarbeitung – einschließlich Profiling – beruhenden Entscheidung unterworfen zu werden" (Art. 22 DSGVO). Während die Tragfähigkeit dieser Regulierung gerade vor dem Hintergrund zunehmender Datenanalysen bspw. in der Notfallversorgung fraglich erscheint (Schneider et al. im Erscheinen), ist gleichsam die Studienlage hinsichtlich der tatsächlichen Interaktion zwischen Personen und algorithmischen Systemen äußerst dünn (Kolleck und Orwat 2020). So lassen sich mit Blick auf error of commission- sowie error of omission-Effekte (Carter et al. 2020; Geis et al. 2019; Neri et al. 2020) nicht nur berechtigte Zweifel an der Unabhängigkeit menschlicher Urteile anbringen, wenn Personen mit algorithmischen Systemen interagieren (Schneider et al. im Erscheinen). Darüber hinaus gäbe es Hinweise darauf, „dass Menschen, die beruflich mit AES [algorithmischen Entscheidungssystemen, DS] interagieren, ihre Eingaben in das System teilweise gezielt modifizieren, um die Ergebnisse des AES an ihre eigenen Einschätzungen anzupassen" (Kolleck und Orwat 2020: 8).

Im Rahmen des Projekts MAEWIN[1] (2018–2021) wird analysiert, welche Chancen und Risiken für den Einsatz von DSSs innerhalb der Teilhabeplanung in Deutschland bestehen. Hierfür wird sich auch mit den ethischen und sozialen, insbesondere

---

1   Das Projekt „Maschinelle Entscheidungsunterstützung in wohlfahrtsstaatlichen Institutionen: Nutzungsoptionen, Implikationen und Regulierungsbedarfe (MAEWIN)" ist eines von sechs Tandem-Promotionsprojekten im Rahmen des Forschungsverbunds NRW Digitale Gesellschaft und an der FH Biele-

professionsspezifischen Implikationen dieser Technologien auseinandergesetzt, um intendierte und nicht intendierte Folgen potenzieller Technikimplementierung abschätzen zu können. Die Teilhabeplanung selbst ist ein Fachverfahren und Instrument zur Feststellung des individuellen Bedarfs von Menschen mit (drohender) Behinderung[2] im Rahmen der Eingliederungshilfe. Diese wiederum soll leistungsberechtigte Personen mithilfe von Sozialleistungen dazu befähigen, „ihre Lebensplanung und -führung möglichst selbstbestimmt und eigenverantwortlich wahrnehmen" zu können (§ 90 Abs. 1 SGB IX n. F.). Für die Bestimmung geeigneter Maßnahmen bzw. Vorgehen werden zunächst die individuellen und gesellschaftlichen Teilhabebeschränkungen der potenziellen Leistungsberechtigten umfänglich dargelegt. Nicht nur die „systematische[n] Arbeitsprozesse und standardisierte[n] Arbeitsmittel (Instrumente)" (§ 13 Abs. 1 SGB IX n. F.) zur Feststellung des individuellen Bedarfs, sondern auch der zyklische Prozess als solcher wird daher häufig als Teilhabeplanung bezeichnet (Schneider im Erscheinen). Hierbei gilt jedoch zweierlei zu beachten: Einerseits gibt es kein bundeseinheitliches Instrument zur Ermittlung des individuellen Bedarfs einer Person, sondern es haben sich innerhalb der Bundesländer und Rehabilitationsträger verschiedene Praktiken, Verfahren und Instrumente etabliert. Andererseits ist die doppelte Bedeutung des Begriffs Teilhabeplanung zu betonen, da der individuelle Bedarf einer Person stetig neu zu ermitteln ist, wenn sich die Situation und/oder Lebensziele der betroffenen Person ändern. Die jeweiligen Sozialleistungen, die sich aufgrund der Teilhabeeinschränkungen dabei ergeben, werden hierbei iterativ angepasst. Gerade an dieser Stelle kann sozialarbeiterisches Handeln von Verwaltungshandeln nicht immer trennscharf unterschieden werden, denn die fachliche Beurteilung solcher Teilhabepläne setzt entsprechende Kenntnisse von Behinderungen und Teilhabebarrieren voraus. So wird in einigen Bundesländern auch auf Fachkräfte aus den Gesundheits- und Rehabilitationswissenschaften (inkl. Soziale Arbeit) gesetzt, bspw. bei der Bedarfsermittlung durch Mitarbeitende der Einrichtungen oder Dienste leistungserbringender Organisationen (LVR-Dezernat Soziales 2020: 2 für Teile Nordrhein-Westfalens).

Ein Beitrag, der sich mit ethischen und professionsspezifischen Aspekten algorithmischer Entscheidungsunterstützungssysteme innerhalb der Teilhabeplanung ausein-

---

feld University of Applied Sciences (Fachbereich Sozialwesen, Prof. Dr. Seelmeyer) und der Universität Bielefeld (Technische Fakultät/CITEC, Prof. Dr. Cimiano) angesiedelt.

2 Abgelehnt werden in diesem Beitrag Euphemismen wie „Menschen mit Handicap" oder „Menschen mit besonderen Bedürfnissen", da diese Euphemismen im Allgemeinen und altersunabhängig negativer empfunden werden als die direkten Beschreibungen, für welche diese Euphemismen stellvertretend stehen (Gernsbacher et al. 2016; Krauthausen 2019; Krauthausen 2020). Es wird gelegentlich von behinderten Menschen gesprochen, „da das Adjektiv ‚behindert' zum Ausdruck bringt, dass Behinderung nicht nur als Persönlichkeitsmerkmal (‚Behindert-Sein'), sondern auch als Vorgang zu verstehen ist, den das soziale Umfeld bewirkt (‚Behindert-Werden')" (Röh 2009: 52). Wird von Menschen als Betroffene gesprochen, so meint dies, dass diese Menschen durch die Entscheidungen anderer und/oder bestimmte Umstände direkt und/oder indirekt betroffen sind.

andersetzt, muss daher gleich zwei Herausforderungen meistern: Einerseits gilt es, die spezifischen Besonderheiten algorithmischer Systeme im Blick zu behalten und die potenziellen Herausforderungen dieser Technik im Rahmen der Eingliederungshilfe herauszuarbeiten. Andererseits müssen die professionsspezifischen Herausforderungen dargelegt werden, die sich durch die potenzielle Implementierung algorithmischer Systeme ergeben. Die daraus resultierenden sozio-technischen (Wirkung des Sozialen aufs Technische) und techno-sozialen (Wirkung der Technik aufs Soziale) Wechselwirkungen (Finck und Janneck 2008) stehen in einem engen Verhältnis zueinander und lassen sich nicht immer trennscharf voneinander unterscheiden. Der vorliegende Beitrag kann daher nicht als umfassende oder gar abschließende Auseinandersetzung mit dem Thema, sondern nur als Aufschlag für eine anstehende, interdisziplinär ausgerichtete Diskussion verstanden werden. Hierbei ist es von besonderer Wichtigkeit, dass auch die Diskussionsstränge der Sozialen Arbeit ein fester Bestandteil der Auseinandersetzung sind. Bevor detailliert auf die Herausforderungen eingegangen wird, soll jedoch zunächst ein grober Überblick auf den aktuellen Stand der Debatte skizziert werden, um die folgenden Überlegungen innerhalb der Diskurslandschaft besser verorten zu können.

2.   Verortung in der aktuellen Diskurslandschaft

Die Debatte um algorithmische Systeme innerhalb der Teilhabeplanung für Menschen mit (drohender) Behinderung ist von mehreren, mitunter sogar recht unabhängig voneinander geführten Diskursen gerahmt. Denn eine solche Entwicklung betrifft nicht nur die Behinderten- und Eingliederungshilfe, sondern hat ihren Ursprung auch in der zunehmenden Digitalisierung von (öffentlichen) Verwaltungstätigkeiten – also in einem Bereich, der nicht nur die Profession der Sozialen Arbeit betrifft, wohl aber Auswirkungen auf diese hat. Die sich durch Informations- und Kommunikationstechnologie (IuK-Technologie) ergebenen Ambivalenzen und Herausforderungen für die professionelle Arbeit werden im gleichnamigen Diskurs in der Sozialen Arbeit thematisiert. Das Potpourri dieser Diskurse eröffnet eine Spannweite an ethischen, rechtlichen und sozialen Implikationen; hat es doch Auswirkungen auf etablierte Handlungspraktiken. Obgleich diese Debatten im Folgenden für sich skizziert werden, gehören sie unweigerlich zusammen, da die Auswirkungen algorithmischer Systeme zumeist nur unter Berücksichtigung der sich durch die verschiedenen Perspektiven ergebenen Wechselwirkungen erkennbar sind.

2.1   Informations- und Kommunikationstechnologie in der Sozialen Arbeit

Werden algorithmische Systeme in der Sozialen Arbeit thematisiert, so liegt der fachliche Rekurs auf die professionsintern geführten Diskussionsstränge zur IuK-Technologie auf der Hand. Der Diskurs hierzu beginnt spätestens Mitte der 1980er Jahre, als der Einsatz von Computern in administrativen Handlungsvollzügen immer relevanter wird. Heutzutage erfolgt die Dokumentation innerhalb sozialer und wohlfahrtsstaatlicher Organisationen bzw. Einrichtungen zunehmend in digitalen Dokumentationssystemen (auch digitale Fachverfahren oder Fachsoftware genannt), obgleich die Digitalisierung im Sozialsektor noch nicht flächendeckend abgeschlossen ist[3] (Kreidenweis und Wolff 2016; Ley und Reichmann 2020); mancherorts fehlen nicht nur mobile Endgeräte für eine Erfassung fachlicher Informationen außerhalb der Büroräumlichkeiten, sondern auch eine ausreichende Anzahl von PCs innerhalb der Einrichtungen selbst (Schneider, im Erscheinen). Wo vorhanden, da gehören prozess- und funktionsorientierte, EDV-basierte Serverlösungen genauso zum Alltag wohlfahrtsstaatlicher Organisationen wie „web- und mobilfähige Branchensoftware" und „cloudfähige IT-Infrastruktur" (Kreidenweis 2018: 124). Gleichzeitig wird das Für und Wider eben solcher IT-gestützten Verfahren stark und vor allem kritisch diskutiert (Kreidenweis 2020; Ley und Reichmann 2020; Ley und Seelmeyer 2014; Merchel 2004; Merchel und Tenhaken 2015; Moch 2004). Auf einige Kritikpunkte soll deswegen im weiteren Verlauf vertiefend eingegangen werden (siehe Kapitel 3.2), denn sie betreffen im eigentlichen Sinn nicht nur die Interaktion mit IuK-Technologie, sondern auch die Frage, welche Rolle Standardisierung innerhalb professioneller Tätigkeit einnehmen kann, darf und sollte.

Zugleich wird international bereits vereinzelt mit Big-Data-Analytics gearbeitet (Boyd 2015; Cariceo et al. 2018; Gillingham und Graham 2017; Schrödter et al. 2020); insbesondere die USA und Australien gelten hierbei als Vorreiter (Bastian und Schrödter 2015). Meistens fokussieren die existierenden Anwendungen den Kinderschutz (Fitch 2006; Fitch 2007; Foster und Stiffman 2009; Gillingham 2019a & 2020; Gillingham und Graham 2017; Liedgren et al. 2016; Schrödter et al. 2020; Shiller und Strydom 2018); ein Teilgebiet familienunterstützender Dienste innerhalb der Sozialen Arbeit (Lorenz 2011), welche sowohl die Prävention und Identifikation von Kindeswohlgefährdungen als auch Maßnahmen umfassen, um solche Kindeswohlgefährdungen zu vermeiden. Dass gerade der Bereich des Kinderschutzes in den Fokus der Betrachtungen gerät, wenn sich innerhalb der Sozialen Arbeit mit algorithmischen Systemen beschäftigt wird, ist naheliegend (Schneider 2020): So haben sich nicht nur die Erwartungen an diagnostische Verfahren innerhalb der Kinder- und Jugendhilfe stark verändert, deren Fokus zunehmend auf einer Risikoeinschätzung der Situation liege (Heiner 2011: 237 f.), sondern darüber hinaus eignen sich prädiktive Analysen beson-

---

3   Für eine Übersicht IT-basierter Anwendungen für die Sozialwirtschaft siehe https://social-software.de.

ders gut „*innerhalb* einer risikopräventiv ausgerichteten Sozialen Arbeit" (Schrödter et al. 2018: 3, Hervorhebung im Original). Beide Entwicklungen begünstigen demnach einander. In einigen Anwendungen wird zudem auf die Einbindung weiterer Datenquellen (bspw. Social Media) gesetzt (Schrödter et al. 2018).

Trotz dieser Entwicklungen werden die vorhandenen Systeme durchaus ambivalent bewertet. Es wird einerseits betont, dass solche prädiktiven Systeme ein hilfreiches Mittel darstellen können, um sich Indikatoren für das Erkennen einer möglichen Kindeswohlgefährdung bei untypischen Fällen (erneut) zu vergegenwärtigen (Monnickendam et al. 2005; Shiller und Strydom 2018) oder, um eigene Dokumentationen bzw. kollegiale Fachberatungen zu reflektieren (Die Kinderschutz-Zentren 2011; Schneider und Seelmeyer 2019). Andererseits stehen die Systeme in herber Kritik: So bestünde das Risiko, dass eine datenorientierte Soziale Arbeit die spezifischen Bedürfnisse des Einzelnen vernachlässige (Galuske und Rosenbauer 2008; Merchel 2005), sowie die Gefahr falsch-positiver und falsch-negativer Ergebnisse prädiktiver Analysen und damit ggf. einhergehenden Stigmatisierungen (Barocas und Boyd 2017; Gillingham und Graham 2017; Schneider und Seelmeyer 2019; Schrödter et al. 2018; van der Put et al. 2016). Hinsichtlich der Treffsicherheit solcher Systeme im Vergleich zur erfahrenen Fachkraft gibt es gar widersprüchliche Ergebnisse (Bastian und Schrödter 2015; Gillingham 2019a; Johnson 2011), was auch daran liegt, welches System getestet wird und unter welchem Fokus die Bewertung erfolgt. Hierauf soll im Folgenden noch einmal vertiefend eingegangen werden (siehe Kapitel 3.2), denn nicht zuletzt gewinnen mit dem Einsatz algorithmischer Systeme quantitative, statistische Prognoseverfahren innerhalb sozialarbeiterischen Handelns an Bedeutung; ein Umstand, der durchaus skeptisch in Bezug auf die Professionalität diskutiert wird (Bastian 2014; Die Kinderschutz-Zentren 2011; Schneider 2021; Schrödter et al. 2018).

2.2   Digitalisierung in der öffentlichen Verwaltung

Zum anderen, und dies betrifft nicht nur die Soziale Arbeit im Besonderen, ist europaweit die Zunahme von Digitalisierung und algorithmischen Systemen in öffentlichen Verwaltungen zu beobachten; eine seit Jahrzehnten anhaltende Entwicklung, die verschiedenste Bereiche betrifft (wie bereits einleitend angerissen wurde). Bereits „[m]it der Entwicklung des elektronischen Computers (ca. 1940–45) erhielt die technische Unterstützung des menschlichen Umgehens mit Informationen einen entscheidenden Schub" (Lenk 2021: 374). Ziele der „IT-getriebenen Modernisierung von Staat und Verwaltung" orientierten sich hierbei am Grundgedanken der Kybernetik, deren „Sicht neue Möglichkeiten der Beeinflussung von (Natur und) Gesellschaft [...], insbesondere durch Steuerung und Kontrolle menschlichen Verhaltens" versprach (Lenk 2021: 374, 375). Ab den 1960er Jahren kam es zunehmend zur „Automation von Teilvollzügen in der büromäßig arbeitenden öffentlichen Verwaltung", insbesondere

hinsichtlich der „Feinsteuerung der wohlfahrtsstaatlichen Leistungen und ihrer Finan-
zierung mittels einzelner, mehr oder weniger schematischer Verwaltungsakte" (Lenk
2021: 378). Gleichwohl sind dies nicht die einzigen öffentlichen Aufgaben, in denen
Digitalisierung eine Rolle spielt; weitere Aspekte betreffen bspw. die „Garantie sozialer Sicherheit, persönlicher Sicherheit und des Funktionierens öffentlicher Infrastrukturen" (Lenk 2021: 379). Insofern ist es naheliegend, dass Weber (2018a: 195) zu dem
Urteil kommt, dass ein „Treiber für den Einsatz von Computern in sozialen Verhält-
nissen, nicht in der Technik selbst" liege, sondern in dem Bestreben der „Stabilisierung
des Status quo".

In aktueller Sicht auf öffentliche Verwaltung ist die „Wahrnehmung als E-Government" präsent; eine Entwicklung, die „[a]nders als zuvor [...] von politischen Steue-
rungsversuchen und von verstärkter Kooperation über die Verwaltungsebenen hinweg
geprägt" ist (Lenk 2021: 386). Hierbei wird davon ausgegangen, „dass Electronic Government das gesamte Handeln von Staat und Verwaltung betrifft, nicht nur neue Bür-
gerdienste und elektronische Demokratie, die man als Spitze des Eisbergs sehen kann"
(Lenk 2021: 386). Kennzeichnend für dieses Handeln ist eine „datenzentrierte digitale
Verwaltung", in dessen Rahmen „die Ausweitung der technischen Unterstützungs-
möglichkeiten über den engen Kreis routinemäßiger Verwaltungsaufgaben hinaus"
forciert wird (Lenk 2021: 387). Ein Beispiel hierfür stellt u. a. das Arbeitsmarktchan-
cen-Assistenz-System (AMAS) des österreichischen Arbeitsmarktservice (AMS) dar,
welches in den letzten vier Jahren starke mediale Aufmerksamkeit erhielt. Ziel des Systems ist es, mithilfe der „Fokussierung der Fördermittel" die „Effizienz und Effektivität
in der Beratung" zu erhöhen, die „Effektivität von Fördermaßnahmen" zu verbessern
und Willkür zu vermeiden, indem die „Vergabe von Fördermitteln" standardisiert wurde (Allhutter et al. 2020: 7). Hierfür sollten arbeitssuchende Personen auf Basis komplexer Datenanalysen in drei mögliche Kategorien (hoch, mittel, niedrig) eingeteilt
werden, gemäß derer ihre Chancen prognostiziert werden, innerhalb eines bestimmten Zeitraums wieder in Arbeit zu kommen (Allhutter et al. 2020; Holl et al. 2018). Der
Einsatz des sich seit Herbst 2018 im Testbetrieb befindenden Systems wurde allerdings
„durch einen Bescheid der Österreichischen Datenschutzbehörde vom August 2020
untersagt" (Allhutter und Mager 2020), da sowohl die Einwilligungen der Betroffenen
„für die folgenreiche Auswertung von persönlichen Profilen" als auch „Möglichkei-
t[en] zum Einspruch gegen Entscheidungen des Algorithmus" fehlten (Fanta 2020).
Auch in Deutschland werden derlei algorithmische Systeme breit diskutiert, bspw. im
Rahmen der OpenSCHUFA-Kampagne von AlgorithmWatch und Open Knowledge
Foundation Deutschland, die das Ziel verfolgte, die Bewertungsmaßstäbe der Schufa
transparent zu machen. Schlussendlich scheiterte die Kampagne daran, dass Personen
mit schlechtem Schufa-Score durch das Projekt nicht erreicht werden konnten; die
verfügbare Datenbasis von „mehr als 4.000 Menschen" war nicht ausreichend, um die
vermutete, strukturelle Benachteiligung gerichtsfest nachweisen zu können (Open-
SCHUFA 2019). Gleichwohl konnte transparent gemacht werden, „dass die SCHUFA

mit ihrer Auskunftspraxis gegen die Datenschutzgrundverordnung" verstoße (Open-SCHUFA 2019). Beide Beispiele können stellvertretend für die intensive Auseinandersetzung um die algorithmische Voreingenommenheit (engl. algorithm bias) herangezogen werden; in welcher die Diskriminierungspotenziale durch Algorithmen und Methoden künstlicher Intelligenz (KI) thematisiert werden; eine Debatte, auf die auch im folgenden Kapitel (siehe Kapitel 3.1.) noch einmal detaillierter eingegangen wird und der insbesondere bei Anwendungen im wohlfahrtsstaatlichen Sektor eine besonders sensible Bedeutung zukommt.

Darüber hinaus wird die Digitalisierung öffentlicher Verwaltung auch in verschiedenen Verwaltungstätigkeiten öffentlicher Einrichtungen sichtbar, in deren Rahmen zunehmend auf den KI-Einsatz gesetzt wird, bspw. im Straßenbau (Verkehr/Zustandsüberwachung), in der Mobilität (Verkehrssteuerung/Smart City) oder in der Strafverfolgung (Kinderpornografie) (Engelmann und Puntschuh 2020). Auch der bürger*innennennahe Verwaltungskontakt soll zunehmend durch digitale Verwaltungsangebote verbessert werden (Opiela et al. 2019); zudem kommt es auch hier bereits zum KI-Einsatz, bspw. bei der Dokumentenerkennung oder im Antragswesen (Engelmann und Puntschuh 2020). Letzteres könnte zukünftig auch den Prozess der Teilhabeplanung für Menschen mit (drohender) Behinderung betreffen, wenn Anträge auf Leistungen zur Teilhabe digital beantragt werden. Ein solches Vorhaben wird nicht nur durch die gesetzliche Grundlage der Bundesregierung (Gesetz zur Förderung der elektronischen Verwaltung, E-Government-Gesetz/EGovG) aus dem Jahr 2013, sondern z. T. auch durch Konkretisierungen in eigenen E-Government-Gesetzen der Bundesländer vorangetrieben (Opiela et al. 2019). So sollen bspw. elektronisch durchgeführte Verwaltungsverfahren auf elektronisch eingereichte Nachweise zurückgreifen können (§ 5 EGovG) und die Behörden des Bundes sind angewiesen, „ihre Akten elektronisch [zu] führen" (§ 6 EGovG). Mit dem Gesetz zur Verbesserung des Onlinezugangs zu Verwaltungsleistungen (Onlinezugangsgesetz/OZG) wurde schlussendlich die gesetzliche Grundlage dafür geschaffen, dass Bund und Länder spätestens ab 2022 alle „Verwaltungsleistungen auch elektronisch über Verwaltungsportale anzubieten" haben (§ 1 Abs. 1 OZG) – und zwar mittels „barriere- und medienbruchfreien Zugang" (§ 3, Abs. 1 OZG). Im November 2020 waren bereits 315 von 575 Verwaltungsleistungen online verfügbar; „[z]ahlreiche Leistungen" sind hierbei „schon vor Inkrafttreten des Onlinezugangsgesetztes digitalisiert" worden (Bundesministerium des Innern, für Bau und Heimat 2020). Auch für die Teilhabeplanung bedeutet dies, dass digitale Prozesse zunehmend zur alltäglichen Praxis im Antragsgeschehen gehören werden. So wird bspw. das Bedarfsermittlungsinstrument BEI_NRW beim Landschaftsverband Rheinland (LVR) „elektronisch ausgefüllt und eingereicht"; die Übermittlung der Daten erfolgt mittels der „Fachanwendung ‚PerSEH – personenzentrierte Steuerung der Eingliederungshilfe'" (LVR-Dezernat Soziales 2020: 4). Trotz dieser wegbereitenden Gesetze und ersten Umsetzungen: Das ambitionierte Vorhaben passt (noch) nicht zum Nutzungsverhalten der Bürger*innen. In den Jahren 2015 bis 2017 war die digitale

Behördenkommunikation „leicht rückläufig" (Opiela et al. 2019: 22; vgl. auch Initiative D21 und fortiss 2018); ein Umstand, der unter anderem mit der geringen Nutzerfreundlichkeit der Dienste erklärt wird (Initiative D21 und fortiss 2018).

2.3   Änderungen in der Eingliederungs- und Behindertenhilfe

Neben diesen allgemeinen, verwaltungsübergreifenden gesetzlichen Vorhaben bestimmen auch fachspezifische, gesetzliche Neuregelungen die zukünftige Arbeit im Rahmen der Eingliederungshilfe. Mit dem Gesetz zur Stärkung der Teilhabe und Selbstbestimmung von Menschen mit Behinderungen (Bundesteilhabegesetz/BTHG) wird ein Instrument geschaffen, welches unter anderem den Prozess der Teilhabeplanung stufenweise (2017–2023) reformiert[4]. Zugleich wird mit dem BTHG die Umsetzung der UN-Behindertenrechtkonvention (UN-BRK) angegangen (Huppert 2018), indem Selbstbestimmung gestärkt (§ 1 SGB IX n. F.; Huppert 2018), „Menschen mit Behinderung [als] Expertinnen und Experten in eigener Sache" anerkannt (Bundesinstitut für Arzneimittel und Medizinprodukte o. J.) und „der bis dahin vorherrschende Fürsorgegedanke in den Hintergrund" gerückt wird (Bundesinstitut für Arzneimittel und Medizinprodukte o. J.; vgl. auch Huppert 2018). Zudem werden mit dem BTHG alle Rehabilitations- und Teilhabeleistungen für Menschen mit Behinderung gebündelt, welche vormals auf mehrere Gesetze verteilt waren (Bundesinstitut für Arzneimittel und Medizinprodukte o. J.). Schlussendlich wird auch die Orientierung an der *International Classification of Functioning, Disability and Health* (ICF) der Weltgesundheitsorganisation (WHO) bei der „Ermittlung des individuellen Bedarfs" an Leistungen zur Teilhabe im Gesetz festgeschrieben (§ 118 SGB IX n. F.).
   Die gesetzliche Neuregelung durch das BTHG und deren Umsetzungen werden von ambivalenten Stimmen begleitet: So wird einerseits kritisiert, dass das sogenannte Wunsch- und Wahlrecht der Leistungsberechtigten nur in den Bewilligungsgrenzen der Leistungsträger realisiert werde und einer Typisierung von Leistungen zugrunde liege (AbilityWatch e. V. 2021; Huppert 2018); von einer wirklichen Wunsch- und Wahlfreiheit könne insbesondere dann kaum die Rede sein, wenn es – gegebenenfalls sogar gegen den Willen der leistungsberechtigten Personen – zu einer sogenannten Poolung, das heißt gemeinsamen Leitungserbringung bei mehreren leistungsberechtigten Personen kommt (AbilityWatch e. V. 2021; Theben 2017; Welti 2018). Neben

---

4 Einige Herausforderungen mit dem BTHG scheinen auch daraus zu resultieren, dass deren stufenweise Umsetzung zu Verunsicherung führt: Unklar ist teilweise nicht nur, wie die Änderungen zukünftig genau aussehen werden, sondern auch, ob die bestehenden Neuerungen nicht im Laufe des Prozesses nochmalig optimiert werden. Was damit einerseits für die notwendige Flexibilität sorgen soll, um kurzfristig gegebenenfalls nicht-intendierte Wirkungen von Neuerungen beheben zu können, verursacht andererseits fehlende Planungssicherheit und Ungewissheit in der alltäglichen Umsetzung des BTHG.

den befürchteten „Risiken einer lückenhaften, normativen und defizitorientierten Bedarfsermittlung" aufgrund der zugrundeliegenden Klassifikation der ICF bzw. ihrer fehlerhaften Anwendung (Kahl 2019: 11) werden andererseits auch hohe Erwartungen in diese Klassifikation gesetzt, beispielsweise um zur Realisierung personenzentrierter Bedarfsermittlung beizutragen (Aßhaur und Endlich 2019; Sutorius 2019) oder, um eine gemeinsame Sprachbasis mit benachbarten Disziplinen beziehungsweise Tätigkeitsfeldern der Gesundheits- und Rehabilitationswissenschaften zu etablieren, die sich aus der übergreifenden Anwendung der ICF ergibt (Dettmers 2019; Kahl 2019; Sutorius 2019; Weinkauf et al. 2019). Weitgehend unklar ist bisher jedoch, ob die gesetzliche Neuregelung durch das BTHG auch zu einer Veränderung des leistungsberechtigten Personenkreises führt (Kahl 2019; Welti 2018) und damit direkten Einfluss auf die Praxis der Eingliederungshilfe hat, obgleich dies durch den Gesetzgeber so nicht vorgesehen sei (Sühnel und Blankenburg 2020: 33).

Zugleich wirken IuK-Technologien sowie verschiedenste Prozesse der Digitalisierung auch in die Behindertenhilfe und auf das Verständnis von Behinderung ein. In der Tat adressieren seit über einem Jahrzehnt zahlreiche Forschungsprojekte die Entwicklung und Bereitstellung von sogenannten Ambient Assisted Living (AAL) Technologien. Diese ursprünglich für die Altenpflege und Seniorenbetreuung entwickelten, IT-gestützten Assistenzsysteme werden auch und insbesondere für verschiedene Lebenskontexte von Menschen mit Behinderung entwickelt. So betonen Nierling und Maia (2020: 1), dass die UN-BRK ein wichtiger Schritt gewesen sei, „to promote ATs [assistive technologies, DS] as a medium to advance the inclusion of people with disabilities into different fields of society such as everyday life, education, and the labor market". Die potenziell ubiquitäre Nutzung assistiver Technologien[5] weckt hierbei vermehrt die Hoffnung, dass diese nicht mehr nur als medizinische Hilfsmittel zur Rehabilitation angesehen werden, sondern den Status als „mainstream technologies that can be used by people in need of support, regardless of existing (or the lack of) disabilities (e. g., the use of voice guidance in a navigation system)" erhalten (Nierling und Maia 2020: 2). Kreidenweis (2018: 123) sieht darin die Hoffnung, dass „KI-betriebene Technologien [...] die Definition von Behinderung auf den Kopf stellen" werden, da „viele Formen der körperlichen und manche Aspekte der geistigen Behinderung schon bald nicht mehr als solche wahrgenommen werden und gelten". Das sind durchaus ambitionierte Erwartungen an IuK-Technologien, die auch Auswirkungen auf etablierte Versorgungs- und Zuständigkeitsstrukturen im Sozial- und Gesundheitssektor haben könnten. Denkbar wäre, so Kreidenweis weiter, dass sich unter den Bedingungen der sogenannten Plattform-Ökonomie das so veränderte Bild von Behinderung auch auf das sozialrechtliche Dreiecksverhältnis zwischen Leistungsträger, Leistungserbringer

---

5   Unter assistiven Technologien werden alle Formen technischer Unterstützung zusammengefasst, auch solche, die keine IT-basierten Komponenten enthalten. Für eine Übersicht siehe http://www.eastin.eu/en/searches/Products/Index.

und leistungsberechtigter Person auswirkt. Die Zusammenarbeit dieser Akteur*innen könnte sich so verschieben, dass letztere Dienstleistungsangebote in Anspruch nehmen (können), die nicht mehr „den fahlen Geschmack von Fürsorge" mit sich trügen und keine „Rücksicht auf eingeschliffene Zuständigkeiten und normierte Leistungsansprüche" nähmen (Kreidenweis 2018: 123).

Gleichwohl bestehen weiterhin gravierende Herausforderungen: So stünden häufig vor allem Anforderungen an Technik, Herstellung und Ergonomie im Fokus der Technikentwicklung, während die Erfahrungen der Nutzenden, die Ästhetik der Technik und dessen Interaktion mit den Nutzenden und deren Umwelt weiterhin nicht hinreichend Berücksichtigung fänden – was einen erheblichen Einfluss auf die (Nicht-) Akzeptanz dieser Technologien haben könne (Nierling und Maia 2020: 2). Eine weitere Herausforderung könnte in der Gefahr bestehen, dass Wechselwirkungen einer Behinderung auf die von ihr betroffenen Lebensbereiche eines Menschen verkürzt gedacht und dargestellt werden, wenn diese allein unter Hinzunahme technischer Hilfsmittel auflösbar erscheint. So auch im eingeführten Beispiel durch Kreidenweis (2018), wonach eine Brille nicht mehr mit einer Sehbehinderung assoziiert werde und demnach das gesellschaftliche Bild von Behinderung verändern könne. Die Annahme erscheint deswegen in ihrer Radikalität fragwürdig, weil Brillen trotz der Normalität ihrer ubiquitären Nutzung durchaus defizitär wahrgenommen werden (beispielsweise in Form von Scham, die manche Träger*innen einer Lesebrille zum Ausgleichen der altersbedingen Weitsichtigkeit bei Lesetätigkeiten empfinden, weil diese das eigene Lebensalter für andere sichtbarer macht). Die Wirkung assistiver Technologien ist daher nicht zu überschätzen; darauf verweisen auch Nierling und Maia (2020: 3), wenn sie deren Grenzen benennen: „ATs can only offer support to overcome some of the social barriers, but not all of them". Dies ist ein wichtiger Aspekt, der möglicherweise auch gegenüber übereilten Schlussfolgerungen sensibilisiert. Denn nicht zuletzt verbleibt durchaus die Frage im Raum, ob technische Hilfsmittel auch in Anspruch genommen werden müssten, wenn sie schon einmal vorhanden sind (vgl. Savulescu 2001 für die Präimplantationsdiagnostik), das heißt, ob allein ihre Existenz die Wahlfreiheit der betroffenen Personen infrage stellt (Nierling und Maia 2020).

3.   Herausforderungen

Zusammenfassend ergeben sich drei Hauptdiskussionsstränge (IuK-Technologie in der Sozialen Arbeit, Digitalisierung in der öffentlichen Verwaltung, Änderungen in der Eingliederungs- und Behindertenhilfe), die nicht nur mehr oder weniger stark ineinander verwoben sind, sondern eigene Schwerpunktsetzungen in der Auseinandersetzung um algorithmische Systeme innerhalb der Teilhabeplanung für Menschen mit (drohender) Behinderung einbringen. Ausgehend von dieser Verortung in der Diskurslandschaft soll nun vertiefend auf ethische und professionsspezifische Aspekte eingegangen werden.

Für die aktuelle Diskussion wird der (vage) gesetzliche Stand des BTHG als Orientierungsrahmen angenommen, in dessen Grenzen sich algorithmische Systeme innerhalb der Teilhabeplanung bewegen könnten. Vor diesem Hintergrund soll zunächst auf die ethischen und sozio-technischen Herausforderungen eingegangen werden, die mit algorithmischen Systemen einhergehen. Anschließend werden die professionsspezifischen, techno-sozialen Aspekte der IT-gestützten Verfahren thematisiert und ihre Herausforderungen für die professionelle Praxis diskutiert.

3.1   Bias und fehlende Nachvollziehbarkeit

Neu ist – das klang bereits einleitend an – die Diskussion um computerbasierte Unterstützung innerhalb der Sozialen Arbeit keinesfalls. Seit den 1980er Jahren gibt es erste Überlegungen, die in der Personalverwaltung einsetzbaren Expertensysteme auch für die professionelle Arbeit nutzbar zu machen (Schoech et al. 1985), um „cognitive, temporal, spatial and/or economic limits on the decision maker" aufzubrechen (Holsapple 2008). Während zu Beginn der Forschung zu DSSs in den 1970er Jahren noch von einer Neutralität der Technik und der passiven Einbindung der entscheidungstragenden Personen ausgegangen wurde (Keen und Morton 1978), änderte sich dies bereits innerhalb der ersten Dekade, indem nichttechnische, gestalterische und entscheidungstheoretische Aspekte stärkere Berücksichtigung im technik-theoretischen Diskurs fanden (Keen 1987). Aufgrund der unterschiedlichen Anforderungen an die Begriffe Entscheidung, Unterstützung und System definiert Keen (1987: 260f.) vier Möglichkeiten der Ausgestaltung algorithmischer Systeme zur Entscheidungsunterstützung: Demnach ist die Wirkweise der DSSs von je her zwischen Begleitung (passive support und traditional DSS) über die Anreicherung des Entscheidungswissens (extended DSS) bis hin zur Lenkung der Entscheidungsperson (normative support) einzuordnen; eine inhärente Vielfalt, die sich auch bei den bereits eingangs genannten aktuellen Systemen beobachten lässt. Gleichwohl wurde bereits damals offenbar, dass sich diese idealtypische Einteilung in der Praxis nicht durchhalten lässt. Entscheidungsunterstützende Systeme unterscheiden sich nicht nur hinsichtlich des Adressatenkreises, der Voraussetzbarkeit technischen Wissens und der „Frage potenzieller Autonomieverluste", so dass manche Systeme per se „an der Grundfrage, was eine ‚gute' Entscheidung ausmacht", rütteln (Schneider 2020: 122f.; vgl. Keen 1987). Darüber hinaus lassen sich diese Systeme untereinander nur schwer voneinander abgrenzen; beispielsweise, weil auch passive Unterstützungssysteme aktive Elemente beinhalten können oder, weil die Einbindung weiterer Informationen nicht zwangsläufig auch Entscheidungen verbessert (Keen 1987: 256–258). Zudem sind gerade in Verwaltungskontexten „mehrere Typen von Entscheidungen zu unterscheiden" (Lenk

2021: 382), was eine einheitliche, technische Lösung auch heutzutage noch geradezu verunmöglicht (Lenk 2018) und Abstufungen der Automatisierung sowie Zugeständnisse von Ermessensspielräumen erforderlich macht. Lenk (2021: 382 f.) benennt beispielsweise „reine Wenn-Dann-Entscheidungen (etwa beim Anspruch auf Beihilfen), Fallbehandlungen mit weitgehenden Routineanteilen (bei Berechnung der Steuer), komplexe Gestaltungsentscheidungen (Genehmigungen eines großen Bauprojekts) und Programmformulierungen (Gesetzgebung)". Insofern ist die Frage, wie ein gutes Verhältnis zwischen menschlicher Entscheidungsperson und algorithmischem System aussehen könnte, alles andere als leicht zu beantworten und bis heute weitgehend ungeklärt. Dies gilt gerade auch vor dem Hintergrund von Unterlassungs- und Kommissionsfehlern: Mit zunehmender Komplexität technischer Systeme fällt es nicht nur schwer, fehlerhafte Systeme zu identifizieren (engl. error of omission), sondern es besteht darüber hinaus die Gefahr, dass technische Urteile trotz besseren Wissens übernommen werden (engl. error of commission) (Carter et al. 2020; Geis et al. 2019; Neri et al. 2020). Schneider et al. (im Erscheinen) fordern daher „die Erarbeitung arbeitsfeldspezifischer Leitlinien, die den Einsatz KI-gestützter Verfahren im Rahmen der professionellen Entscheidung reglementieren und so Handlungssicherheit schaffen". Dies ist insbesondere vor dem Hintergrund von E-Government in öffentlicher Verwaltung notwendig; verändern sich doch Ermessensspielräume in der Bewilligung und Bereitstellung von Dienstleistungen sowie in der Feinsteuerung sozialstaatlicher Daseinsvorsorge durch die vereinfachten Möglichkeiten der Massenverwaltung und deren Datenanalysen (Lenk 2018 & 2021).

Bevor ein DSS jedoch entsprechende Analysen beziehungsweise Bewertungen ausgeben kann, müssen Informationen formalisiert (das heißt semiotisiert, operationalisiert und dekontextualisiert) werden, damit sie in digitaler Form für die computerbasierte Weiterverarbeitung zur Verfügung stehen (Rolf et al. 2008; Simon et al. 2008). Im Rahmen der Teilhabeplanung sind dies nicht nur fachspezifische Informationen, die dezidiert den Prozess der Teilhabeplanung an sich betreffen, das heißt Informationen darüber, ob eine Behinderung vorliegt (hier insbesondere: besondere, personenbezogene Daten wie medizinische Diagnosen und Gutachten), welche Auswirkungen diese Behinderung auf verschiedene Lebensbereiche des Leistungsberechtigten haben (beispielsweise durch (Selbst-)Beschreibungen oder fachliche Stellungnahmen) und welche Maßnahmen zur Erreichung der Teilhabe geplant sind (§ 13 Abs. 2 SGB IX n. F.). Tatsächlich erfolgen sowohl bei Leistungsträgern als auch Leistungserbringern weitere Dokumentationen, wobei sich diese im Einzelnen sowohl inhaltlich als auch hinsichtlich ihres Umfangs unterscheiden können. Insbesondere mit Blick auf die Leistungserbringer definieren Merchel und Tenhaken (2015: 171 f.) in diesem Zusammenhang sechs mögliche Funktionen, die solche Dokumentation innehaben:

- „als Tätigkeitsbeleg – entweder als einfacher Nachweis für ein tatsächliches Handeln oder in Form eines legitimatorischen Nachweises korrekt erbrachter [...] Leistungen [...];
- als Dokument zur Absicherung in Situationen, die künftig möglicherweise eine Rekonstruktion des Handelns in legitimatorischer Absicht erfordern [...];
- zur Planung und Steuerung von Hilfen, wobei Maßnahmen und die damit verbundenen Absichten, Ziele und zwischenzeitlich erreichten Ergebnisse festgehalten werden [...];
- als Strukturierungs- und Bewertungshilfe für eine intensive fachliche Auseinandersetzung mit dem Verlauf und den Ergebnissen von Hilfen z. B. als Grundlage für Fallrekonstruktionen oder Prozesse der kollegialen Fallberatung;
- als Grundlage für (möglicherweise künftig erforderliche) gutachterliche Stellungnahmen gegenüber Gerichten [...];
- oder als Grundlage für (qualitative) Evaluationen zu bestimmten Aspekten des sozialpädagogischen Handelns in einer Organisation."

Die Spannweite der Funktionen verdeutlicht, dass Dokumentationen weder ausschließlich administrative Aspekte der organisationalen Arbeit im professionellen Setting thematisieren, noch, dass Dokumentation losgelöst von dieser organisationalen Einbettung und Strukturierung erfolgen kann. Reichmann (2016) spricht in diesem Zusammenhang von Dokumentationsroutinen, die sich innerhalb von Organisationen etablieren und die Mitarbeitenden in der alltäglichen Praxis entlasten können, indem Handlungssicherheit geschaffen wird. Selbstverständlich sind hierbei „die fachlichen Standards und methodischen Anforderungen des spezifischen Arbeitsfeldes [zu] berücksichtigen" (Reichmann 2016: 74). Die so entstandenen Dokumentationen dienen sowohl der Kontrolle als auch der Konstruktion professioneller Arbeit (Ley und Reichmann 2020), denn tatsächlich wird mit der Erfassung bestimmter Inhalte zugleich „institutionelle Wirklichkeit" konstruiert (Dahmen 2020). Charakteristisch für die so entstandene Dokumentation ist zudem, dass es sich hierbei häufig um interpretativ gewonnene, subjektive Beschreibungen der Fachkräfte handelt (Merchel und Tenhaken 2015: 172):

> „Die dokumentierenden Personen konstruieren einen Fall dabei so, dass er in einer bestimmten Organisation mit den dort entwickelten Organisationslogiken und Organisationsroutinen bearbeitbar wird. Die Dokumentation gibt also Auskunft zum einen über die Sichtweise und die Interpretationen der dokumentierenden Person(en), über ihre (selektiven) Wahrnehmungen, über ihre Selbstdarstellungsbedürfnisse, ihre Interessen, ihre Kategorien und ‚theoretischen' Denkmuster. Zum anderen formt sich in den Dokumentationen aber auch ein Bild von einer Organisation: zu den dort vorhandenen pragmatischen Interpretations- und Handlungsmustern, zu den Ressourcen, auf die ein Fall hin interpretiert wird, zu den Legitimationsmustern, die in dieser Organisation gelten und auf die hin die Akteur_innen ihre Handlungen strukturieren und rechtfertigen müssen."

Dokumentationen sind demnach mitnichten objektiv, sondern beinhalten durchaus versteckte Verzerrungen (Crawford 2013), einseitige Perspektiven oder Vorurteile (Raji 2020; Schneider 2020); auch verrauschte Massendaten, Dekontextualisierungen sowie Unaufmerksamkeiten, Fehler oder Versäumnisse der Dokumentation beeinflussen die Datenqualität nachhaltig (RfII – Rat für Informationsinfrastrukturen 2019: 11). Zugleich ist zu betonen, dass dies kein spezifisches Problem dieses konkreten Anwendungsfeldes ist, sondern bei jeder Form der Dokumentation auftreten kann (Berg 1996; Raji 2020; Taylor 2008).

Darüber hinaus ist mit weiteren Verzerrungen aufgrund der technischen Weiterverarbeitung dieser Dokumentationen zu rechnen (Datta et al. 2015; Hardt 2014; Larson et al. 2016; Machkovech 2015); ein wichtiger Aspekt, der unter anderem unter den Stichworten algorithmic bias beziehungsweise Algorithmenethik diskutiert wird (Antidiskriminierungsstelle des Bundes 2019; Boyd 2015; Crawford 2013; Deutscher Ethikrat 2018; Kolleck und Orwat 2020; O'Neil 2016; Orwat 2020; Zweig et al. 2018). So besteht die Gefahr der Verschärfung sozialer und gesellschaftlicher Ungleichheiten (inklusive Diskriminierungen), beispielsweise, wenn es bei der Entwicklung gesellschaftlich relevanter Algorithmen der Entscheidungsunterstützung zu einer Unter- oder Überrepräsentation bestimmter (Personen-)Gruppen kommt (Machkovech 2015; Orwat 2020; Raji 2020; Zweig et al. 2018), oder, wenn statistische Ungleichheit durch den Einsatz diskriminierender Systeme (weiterhin) strukturell gefördert wird (Kolleck und Orwat 2020; Orwat 2020). Zudem könnten vorhandene Dokumentationen fehlerhaft in technische Systeme interpretiert werden, weil beispielsweise den Technikentwickler*innen die anwendungsspezifischen Feldlogiken unbekannt sind. Die Einbindung fachlicher Expertisen aus den jeweiligen Anwendungsfeldern ist hier ein unerlässlicher Schritt, um sowohl anwendungs-, das heißt professionsspezifisches, implizites Wissen zu explizieren als auch, um die Qualität der (vorhandenen) Daten für die interdisziplinäre Nutzung einzuschätzen (RfII – Rat für Informationsinfrastrukturen 2019: 12). Sie wird insbesondere dann notwendig, wenn mittels datenbasierter Analysen Aussagen zur Vergabe von Sozialleistungen getroffen werden sollen (Beispiele hierfür u. a. Allhutter et al. 2020; Holl et al. 2018; Maier und Cimiano 2020).

Für die Diskussion um algorithmische Systeme in der Teilhabeplanung bedeutet dies zweierlei: Zum einen ist es wichtig sich zu vergegenwärtigen, dass die Bewilligung von Leistungen zur Teilhabe in das sozialrechtliche Dreieck zwischen Leistungsträger, Leistungserbringer und leistungsberechtigter Person eingebunden ist. Während die leistungsberechtigte Person ihren Anspruch auf Leistungen gegenüber den zuständigen Leistungsträgern einfordert, wird die bewilligte Leistung selbst durch die Leistungserbringer erbracht. Diese wiederum haben Verträge mit den Leistungsträgern vereinbart, um diese Leistungsübernahme zu garantieren. Unter Berücksichtigung dieser Dynamik ergeben sich mehrere potenzielle Einsatzoptionen, die sich hinsichtlich der Anforderung an das System als auch der Interaktionsmodi unterscheiden (Braun et al. 2020: 2 für den medizinischen Kontext). Unter Bezug auf

Braun et al. (2020: 2 f.) lassen sich drei generelle Optionen definieren: Im konventionellen Setting werden die Daten der leistungsberechtigten Personen durch Mitarbeitende wohlfahrtsstaatlicher Einrichtungen (Leistungserbringer bzw. Leistungsträger) in das System eingegeben. Lediglich die professionellen Fachkräfte interagieren mit dem System, welches deren Erfahrungen und Wissen ergänzt oder in Grenzen gar ersetzt (Braun et al. 2020: 2). Dieses klassische Setting wird innerhalb der Fachliteratur am häufigsten diskutiert und ist zugleich recht voraussetzungsreich. So wird implizit davon ausgegangen, dass sich die Fachkräfte während ihrer Entscheidungsfindung „in direkter Interaktion mit dem technischen System befinden" und somit „andere Formate der professionellen Entscheidungsfindung [nur] *vor-* oder *nachgelagert*" stattfinden (Schneider 2021: 126, Hervorhebung im Original; vgl. Schneider et al. im Erscheinen). Im integrativen Setting wird das algorithmische System in die partizipative Entscheidungsfindung (engl. shared decision-making) zwischen professioneller Fachkraft und leistungsberechtigter Person eingebunden, um letztere bei ihrer Entscheidungsfindung zu unterstützen. Hierfür wäre die Einbindung weiterer Daten denkbar, die zuvor durch die leistungsberechtigten Personen erzeugt worden sind, beispielsweise digital festgehaltene Tagebucheintragungen. Zugleich sehen Braun et al. (2020: 3) bei diesem Setting durchaus Konfliktpotenzial: Zwar könnten die zusätzlichen Erkenntnisse den Entscheidungsprozess bereichern, es bestünde jedoch aufgrund möglicher eingeschränkter Transparenz des Systems auch die Gefahr, vorhandene Spannungen zwischen den Akteur*innen zu verschärfen oder Misstrauen zu begünstigen. Ein solches Setting ist daher notwendigerweise von der Bereitschaft aller Akteur*innen abhängig, „to render beliefs, preferences and intentions coherent" (Braun et al. 2020: 3). Im dritten Fall, dem vollautomatischen Setting, bedürfe es gegebenenfalls keiner professionellen Fachkraft mehr, da die leistungsberechtigten Personen direkt mit dem algorithmischen System interagieren. Während Braun et al. hier im medizinischen Kontext beispielsweise an die Selbstregulation von Medikamenten denken, wäre dies bezogen auf das Setting der Teilhabeplanung wohl am ehesten in der eigenständigen Auseinandersetzung mit den durch die Rehabilitationsträger vorgegebenen Instrumenten zur Feststellung des individuellen Bedarfs denkbar. Dies könnte sowohl allein als auch im Rahmen von Selbsthilfe beziehungsweise der ergänzenden unabhängigen Teilhabeberatung (EUTB) erfolgen.

Zum anderen ist es so, dass allein aufgrund der Pluralität der Rehabilitationsträger wie auch der wohlfahrtsstaatlichen Organisationen und Dienste die Informationen leistungsberechtigter Personen nicht zentral, sondern dezentral verwaltet werden. Jede Organisation hat hierbei im Zweifelsfall ihre eigene IT-Infrastruktur mit je eigenen Dokumentationsroutinen. Das bedeutet, dass im Falle der Entwicklung eines DSS kaum auf alle digital vorhandenen Informationen über leistungsberechtigte Personen zurückgegriffen werden kann (siehe Abb. 2). Vielmehr fließen meist nur bestimmte Perspektiven, hier beispielsweise diejenige einer leistungstragenden oder leistungserbringenden Organisation, in die Entwicklung eines DSS ein. Die

damit notwendigerweise einhergehende Limitierung der Perspektive auf leistungsberechtigte Personen ist auch (und nochmals) vor dem Hintergrund der Herausforderungen digitaler Dokumentation zu sehen: Denn auch dort kann es zu bewussten
Aussparungen kommen, beispielsweise, weil Dokumentationen als Aushandlungen
und Etikettierung (Merchel 1999; Merchel 2004) diskutiert werden, die man lieber
vermeiden möchte, oder, weil es Defizite in der Schreibkompetenz der Fachkräfte
gibt (Blandow 2004; Schneider im Erscheinen). Schneider (im Erscheinen) verweist
zudem darauf, dass sparsame Dokumentationen über leistungsberechtigte Personen
auch mit dem Vorhandensein digitaler Dokumentationssysteme selbst begründet
werden können: So werden als besonders sensibel eingestufte Informationen der
leistungsberechtigten Personen mitunter deswegen kaum notiert, weil unklar ist, wer
innerhalb der eigenen Organisation wann und in welchem Umfang Zugriff auf diese Informationen hätte. Darüber hinaus bleiben andere Perspektiven – insbesondere
diejenige der leistungsberechtigten Personen, aber auch deren Angehörigen – häufig
immer noch im Verborgenen (Blandow 2004; Trede und Henes 2004); nicht zuletzt
aufgrund meist fehlender beziehungsweise lediglich sporadischer Möglichkeiten par-
tizipativer Dokumentation (Schneider im Erscheinen).

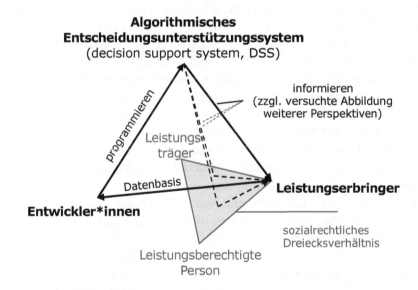

Abbildung 2 Verortung der computertechnischen Perspektive des Projekts MAEWIN (schwarz)
innerhalb der Akteur*innen-Pyramide, zzgl. des sozialrechtlichen Dreiecksverhältnis (grau)
(eigene Darstellung[6])

---

6   Für Anregungen zur Pyramide danke ich Scarlet Schaffrath.

Der Verweis auf die limitierte Perspektive IT-basierter Dokumentation und damit
auch auf die Aussagekraft darauf basierender algorithmischer Systeme ist da von entscheidender Wichtigkeit, wo algorithmische Analysen genutzt werden (sollen), um
datenbasiert Aussagen über die Selbstständigkeit (engl. level of independence) oder
Stimmung (engl. mood) von Menschen mit Behinderung zu erhalten (Maier und Cimiano 2020). Leistungsberechtigte Personen bringen ihre Perspektive innerhalb der
hier diskutierten Teilhabeplanung in der Regel lediglich über den Antrag selbst, gegebenenfalls sogar nur über stellvertretende Aussagen oder vereinzelte Wunschäußerun-
gen in IT-gestützte Systeme wohlfahrtsstaatlicher Organisationen ein (Schneider im
Erscheinen). Das so entstandene „Machtgefälle" in der Dokumentation (Schneider im
Erscheinen) sollte daher durch die Nutzenden bei der Einschätzung, Beurteilung und
gegebenenfalls Übernahme algorithmischer Analysen und Bewertungen zwingend reflektiert werden.

Schlussendlich – und auch das eint die Diskussion über algorithmische Systeme
in verschiedensten Anwendungskontexten und schließt nahtlos an den letzten Punkt
an – besteht darüber hinaus mit dem Einsatz KI-basierter Systeme die Gefahr fehlender Transparenz und Nachvollziehbarkeit: nicht nur, weil selten die Herkunft der
Trainingsdaten offengelegt wird (Raji 2020), sondern auch, wenn Methoden des un-
überwachten Lernens (engl. unsupervised learning) genutzt werden, deren Nachvollziehbarkeit ihrer Ergebnisse kaum möglich ist (Deutscher Ethikrat 2018). Innerhalb
der wissenschaftlichen Diskussion hat sich diesbezüglich der Rekurs auf Erklärbarkeit
(engl.: explainable AI) etabliert (Coeckelbergh 2019; Dosilovic et al. 2018; Wachter et
al. 2017), womit nicht (nur) die Offenlegung des technischen Codes an sich gemeint
ist, sondern eine allgemeinverständliche „Erklärung [darüber], warum ein Modell
ein bestimmtes Ergebnis oder eine bestimmte Entscheidung erzeugt hat (und welche
Kombinationen aus Eingabefaktoren dazu geführt hat)" (Unabhängige Hochrangin-
ge Expertengruppe für Künstliche Intelligenz 2018: 16). Dass diese Form der Nachvollziehbarkeit gerade bei so genannten „Blackbox"-Algorithmen nicht ohne weiteres
möglich ist, ist und bleibt ein Kernproblem.

Die Diskussion um Transparenz und Nachvollziehbarkeit ist auch in den Diskurs
zu „vertrauenswürdiger KI" (engl. trustworthy AI) eingeflossen, womit jene Anwendungen der Künstlichen Intelligenz gemeint sind, die sowohl Grundrechte, geltendes
Recht als auch zentrale Grundsätze und Werte achten als auch technisch robust und
zuverlässig sind[7] (Unabhängige Hochrangige Expertengruppe für Künstliche Intelligenz 2018). Die Leitlinie gleicht jedoch eher einem Lippenbekenntnis statt wirklicher

---

7   Kritische Leser*innen könnten nun anmerken, dass diese Kriterien von je her an technische Entwicklungen gestellt werden und es daher keine gesonderte Betonung dieser spezifischen Qualitäten bedürfe.
Dass dies durch die Europäische Kommission jedoch für notwendig befunden wurde, verdeutlicht einmal
mehr die Unsicherheit im Umgang mit diesen neuen Technologien und den Wunsch, den nicht-intendierten Folgen dieser Technologien (wieder) „Herr werden" zu wollen.

Regulation, denn fraglich bleibt, wie zentrale Grundsätze und Werte, bspw. die Orientierung an den internationalen Menschenrechten, für die technische Anwendung operationalisiert werden können[8]; eine Grundherausforderung ethischer Leitlinien und ebenso ein schwieriges Unterfangen, da es zu Konfliktsituationen aufgrund unterschiedlicher Interpretationen dieser Rechte kommen kann (Weber 2003). Zugleich ist der Diskurs zu vertrauenswürdiger KI an sich irreführend, da suggeriert wird, die Technik selbst würde (gegebenenfalls sogar müsse) diese Qualitäten – sozusagen als moralischer Agent – beinhalten (Weber 2013; Weber 2019; Weber und Zoglauer 2018). Höchst problematisch erscheint dies vor allem dann, wenn mit der Zuschreibung als moralischer Agent zugleich auch „die Frage nach Verantwortung und Verantwortlichkeit für die Folgen des Maschinenagierens" einhergehen würde (Weber und Zoglauer 2018: 150); eine Tendenz, die nicht nur mit Blick auf gegenwärtige Anwendungen und deren Diskussionen, sondern auch in der oben genannten Leitlinie zu vertrauenswürdiger KI zu vermuten ist. Tatsächlich ergibt die Rede von vertrauenswürdiger KI bzw. Maschinenethik vor allem Sinn, wenn sie nicht die Technik, „sondern deren Schöpfer auf allen Ebenen der Gestaltung" adressiert (Weber und Zoglauer 2018: 156). So verstanden richtet sich auch die Leitlinie der EU sowohl an die Entwickelnden als auch an die Nutzenden dieser technischen Systeme.

Zusammenfassend besteht nicht nur die sozio-technische Herausforderung, wo und wie algorithmische Systeme im Setting der Entscheidungsfindung etabliert werden und welche Funktion sie hierbei im Einzelnen übernehmen. Darüber hinaus lässt sich auch eine doppelte Subjektivität in den Daten selbst bescheinigen. Diese kommt sowohl durch diejenigen Personen, die Daten generieren, als auch durch diejenigen zustande, die diese Daten für die technische Weiterverarbeitung auswählen, aufbereiten und nutzen (Gillingham und Graham 2017; Raji 2020; Schneider 2020; Schneider und Seelmeyer 2019; Zweig et al. 2018). Des Weiteren werden durch die Technikentwicklung und -gestaltung zugleich Normen und Werte in die Technik integriert, diese jedoch nur selten transparent gemacht[9] (Meredith und Arnott 2003; Weber und Zoglauer 2018). Fehlende Transparenz und Nachvollziehbarkeit spezifischer, technischer Systeme erschweren daher auch die Möglichkeit kritischer, professionsspezifisch-inhaltlicher Überprüfung und Richtigstellung (Schneider et al. im Erscheinen).

---

8 Einen Versuch unternimmt die AI Ethics Impact Group, ein Konsortium unter Leitung des VDE e. V. und der Bertelsmann Stiftung, die die Werte Transparency, Accountability, Privacy, Justice, Reliability und Environmental Sustainability mithilfe eines Kennzeichnungs- und Klassifizierungsframeworks operationalisiert (Hallensleben und Hustedt 2020). Ob diese Skalierung im Endeffekt auch Wertekonflikte verschiedener Stakeholder*innen abbilden kann, bleibt abzuwarten.

9 Beides verunmöglicht die Rede von der Objektivität der Technik; keine wirklich neue Erkenntnis, denn von dieser wird seit Langem nicht mehr ernsthaft ausgegangen (Collingridge 1980; Grunwald 2010; Hubig et al. 2013; Lenk 1993; Wagner-Döbler 1989; Weizenbaum 1976).

3.2   Skepsis gegenüber Standardisierung und Steuerungsbestrebungen

Die wissenschaftliche Auseinandersetzung mit IuK-Technologie begann in der Sozialen Arbeit in Deutschland Mitte der 1980er Jahre[10]: Immer mehr technische Neuerungen sowie die wachsende Anzahl verschiedener Computeranwendungen machten diesen Diskurs erforderlich. Zugleich war der sozialarbeiterische/sozialpädagogische Blick auf Technologie häufig ein medienwissenschaftlicher beziehungsweise medienpädagogischer Zugang – und das ist er bis heute geblieben (Bolay und Kuhn 1993; Hoffmann 2020; Will-Zocholl und Hardering 2020): „Im Vordergrund standen Überlegungen, ob, wie und inwieweit solche Entwicklungen innerhalb der Pädagogik und Sozialarbeit aufgenommen, integriert und medial gezielt eingesetzt werden könnten" (Bolay und Kuhn 1993: 11 f.). Erst mit der Betonung des PCs als Arbeitsmittel für Professionelle nahm der Diskurs hierzu auch eine andere Richtung auf. Bolay und Kuhn (1993: 12 ff.) unterscheiden für den Zeitraum Anfang der 1980er bis Anfang der 1990er Jahre vier Wellen, mit denen die verschiedenen Schwerpunkte innerhalb der disziplinären Auseinandersetzung eingeteilt werden können: Schnupper-, Bedrohungs- und Pragmatismus-Welle sowie diejenige wider die Mythenbildung. Trotz oder wegen der immer weiter zunehmenden Anwendungen IT-gestützter Verfahren und digitaler Dokumentationssysteme wird auch heutzutage dessen Für und Wider weiterhin stark diskutiert; teilweise sogar mit durchaus ähnlichen Argumenten, wie sie bereits seit der Bedrohungswelle Mitte der 1980er Jahre hervorgebracht wurden. Betonen frühere Publikationen, dass ein Individuum, „das durch die ‚binäre' Logik des Computers auf ein streng algorithmisches, digitalisiertes Denken eingeschränkt [ist,] [...] seiner kreativen, assoziativen Denkweise beraubt" werden könne (Bolay und Kuhn 1993: 13 mit Bezug auf Wiener 1984), wird in aktuellen Publikationen unter anderem auf die „unweigerlichen Gestaltungszwänge" und „de[n] ‚Zwang zur Exaktheit'" verwiesen, welche Fachsoftware auf professionelles Wissen ausübe und damit gegebenenfalls Ermessensspielräume einschränke (Ley und Seelmeyer 2014: 54), sowie die „Verbindlichkeit" (Merchel und Tenhaken 2015: 179) IT-basierter Anwendungen auf professionelles Handeln hervorgehoben. Es bestünde (Merchel und Tenhaken 2015: 179)

> „[...] die Sorge, dass sich die Fachkraft dem Computer und seinen Vorgaben anzupassen hat, dass die Eingabe bestimmter Daten, die man nicht so gern vornehmen will oder kann, durch das IT-Programm zwingend erforderlich gemacht wird, dass die Komplexität von Lebenslagen und Hilfeverläufen sowieso nicht in elektronischen Systemen abzubilden ist, etc."

---

10 Interdisziplinär betrachtet reichen die Anfänge dieser Diskussion wesentlich weiter zurück: Nach einer vornehmlichen Fachdiskussion zur Kybernetik (Turing 1950; Weber 2018a, Wiener 1972; Wiener 1984) kam es in den 1970er Jahren zu einem gesellschaftlich-übergreifendem Höhepunkt der kritischen Betrachtung von IuK-Technologie (Kuhlmann 1985; Sonar und Weber 2020), in welcher vor allem die Unterschiedlichkeit technischer und menschlicher Herangehensweisen betont wurden (Dreyfus et al. 1986; Weizenbaum 1976).

Spätestens seit den 1990er Jahren wird diese auch durch Unbehagen geprägte Technik-kritik zudem mit einer intensiven Ökonomie- und Bürokratiekritik verbunden (Merchel und Tenhaken 2015; Polutta 2015; Webb 2001; Weber S 2018; Will-Zocholl und Hardering 2020). Rationalisierungsbestrebungen, die unter anderem durch die Einführung von New Public Management an die Soziale Arbeit herangetragen wurden (Will-Zocholl und Hardering 2020: 128), verschärften den „Druck auf die Soziale Arbeit, ihre Wirkung (Effizienz, Effektivität) und Handlungsweise (Konzepte, Methoden) unter Beweis zu stellen" (Röh 2009: 40 f.). Der IuK-Technologie wird in diesem Zusammenhang eine steuernde Wirkung zugesprochen: Durch die Informatisierung als „systematische[r] Umgang mit Informationen und dem Gebrauch von Informationssystemen" komme es zur „Durchsetzung und Reproduktion der kapitalistischen Verwertungslogik" (Will-Zocholl und Hardering 2020: 128 f. mit Bezug auf Schmiede 1996).

Prägnant wird diese Kritik auch durch Stephen Webb (2003) und seine Idee der Versorgungstechnologien (engl. technologies of care) vorangetrieben, der die IuK-Technologien in einem gouvermentalitätstheoretischen Rahmen verortet: In ihnen drücke sich das Bestreben zur Gestaltung menschlichen Verhaltens aus, um bestimmte erwünschte Wirkungen zu fördern und bestimmte unerwünschte Wirkungen abzuwenden (Webb 2003: 224). Insofern würden Versorgungstechnologien zu einer Normierung darüber einladen, was bei einer Diagnose akzeptabel und nicht akzeptabel sei (Webb 2003: 225). Diese Idee der Steuerbarkeit menschlichen Verhaltens werde zudem durch die technische Rationalität evidenzbasierter Praktiken unterstützt, die „a particular deterministic version of rationality" unterstützten und auf der Idee rational agierender Akteure beruhen (Webb 2001: 57). Da aber weder Individuen noch die Soziale Arbeit in einer rationalen Weise agierten, sei eine Steuerbarkeit ausgeschlossen (Webb 2003: 228); hierauf verwiesen auch Luhmann und Schorr (1982) mit ihrer These des Technologiedefizits in der Erziehung und Pädagogik.

Interessant ist an dieser Stelle, dass die Ablehnung der Idee der Steuerbarkeit menschlichen Verhaltens in neueren Publikationen auch an die Ideen rund um die Prospect Theory (Kahneman und Tversky 1979) rückgebunden wird: Die deskriptive Theorie der Entscheidungsfindung, so die Argumentation, belege, dass menschliches Verhalten eben nicht immer rational motiviert sei, sondern sich auch auf Heuristiken beziehe (Bastian 2019; Freres et al. 2019; Moch 2015). In der Tat lassen sich verschiedene Entscheidungstypen gegenüberstellen (siehe Tab. 2); demnach unterscheiden sich Entscheidungen nicht nur dahingehend, „in welcher Intensität und Qualität kognitive Operationen und damit unser Bewusstsein eingeschaltet" wird, sondern auch „vom Grad der Flexibilität und der Geschwindigkeit der erforderlichen Informationsbeschaffung und Verarbeitung" (Effinger 2021: 85). So gibt es gute Gründe, in bestimmten Situationen auf bereits vorhandene automatisierte, habituelle oder stereotype Präferenzen im Prozess der Entscheidungsfindung zu setzen, um den kognitiven Aufwand gering zu halten. Dies ist nicht nur bei Entscheidungen der Fall, die aufgrund ihrer häufigen Wiederholung auf frühere Resultate der Entscheidungsfindung zurückgreifen können (routinierte Entscheidungen), sondern auch bei denjenigen Urteilen möglich, in denen erlernte Bewertungsschemata nicht erneut geprüft werden müssen, da entweder der unmittelbare Gesamteindruck oder konkrete Merkmale im Fokus der Entscheidungsfindung stehen (stereotype Entscheidungen) (Pfister et al. 2017: 26–28). Denn intuitive beziehungsweise stereotype Entscheidungen zeichnen sich dadurch aus, dass ihre „Prozesse der Abwägung (*Trade-offs*) [...] eingeschliffen [sind] oder [...], falls die Merkmalskombinationen unvertraut sind, durch einfache Regeln gelöst [werden]" können (Heuristiken); sie „sind durch Erfahrungen oder durch Gefühle (oder beides) bestimmt" (Pfister et al. 2017: 27, Hervorhebung im Original).

Tabelle 2 Entscheidungstypen, inklusive deren kognitiver Aufwand (erweiterte Darstellung nach Pfister et al. 2017: 31, 26–28)

Ebene	Routiniert	stereotyp/ intuitiv	reflektiert	Konstruktiv
Bewusstheit	Nein	Niedrig	Hoch	Hoch
Anforderung an Aufmerksamkeit	Sehr gering	Gering	Hoch	Sehr hoch
Generierung neuer Informationen	Nein	Nein	Ja	Ja
Zeitdauer	Schnell	Schnell	Schnell/lange	Lange
Flexibilität	Kaum	Gering	Hoch	Sehr hoch
Vorstrukturiertheit	Sehr hoch	Hoch	Hoch/mittel	Gering
Gedächtnisrepräsentation	Assoziationen/ Gewohnheitshierarchien	Schemata, Skripte, Heuristiken	Ziele, Konsequenzen, Attribute, Ereignisse	allgemeines Weltwissen
Kognitive Prozesse	Matching, habituelle Präferenzen	Schemaaktivierung, holistisches Affekturteil	Beurteilungen und Bewertung, Trade-off, Integration	Konstruktions-/ Inferenzprozesse
Emotionale Beteiligung	Gering, angenehm	Einfache Positiv-Negativ-Affekte	Konkrete und antizipierte Emotionen	Emotional besetzte Werte, moralische Emotionen

Dennoch kann der argumentative Schulterschluss zur Prospect Theory nur verwundern, da Heuristiken in erster Linie Vor(läufige)-Urteile darstellen, die durch eigene und/oder kulturelle Erfahrungen geprägt wurden (beispielsweise Repräsentativitäts-, Verfügbarkeits- oder Verankerungsheuristik) (Dawes et al. 1989; Gigerenzer 2007;

Pfister et al. 2017; Sunstein et al. 2007): „Die Lösungen, die eine Heuristik liefert, sind zwar nicht zwingend korrekt, aber meistens gut genug, um im Alltag pragmatisch zurechtzukommen" (Pfister et al. 2017: 132). Dass es innerhalb des akademischen Diskurses der Sozialen Arbeit trotzdem zu einem positiven Urteil kommt, liegt auch an der „These, dass intuitive Entscheidungsprozesse unter bestimmten Bedingungen einem rational-logischen Vorgehen überlegen sind" (Moch 2015: 135 unter Bezug auf Gigerenzer 2007). Als Ursache hierfür werden eben jene Heuristiken angeführt, also durch Erfahrung geprägte „einfache Faustregeln, die sich [...] evolvierte Fähigkeiten des Gehirns zunutze machen" (Gigerenzer 2007: 26): So liege „[d]ie Intelligenz des Unbewussten [...] darin, dass es, ohne zu denken, weiß, welche Regel in welcher Situation vermutlich funktioniert" (Gigerenzer 2007: 27). Ob eine Heuristik positiv oder negativ bewertet wird, hängt also wesentlich von ihrem Ergebnis ab, das heißt, ob man ihre alltagstaugliche Genauigkeit und Nützlichkeit oder aber ihre Anfälligkeit für systematische Fehlerhaftigkeit und Fehlurteile (Bias) betone (Pfister et al. 2017: 140). Beide Charakteristiken sind untrennbar mit dem Begriff der Heuristik verbunden.

Daher wäre es fatal, würde man Gigerenzers These der Überlegenheit jener Entscheidungen überstrapazieren; verweist er an anderer Stelle doch darauf, dass gerade das kognitive System des schnellen Denkens eine gewisse Zahlenblindheit in Bezug auf statistische Verfahren begünstige (Gaissmaier und Gigerenzer 2011; Gigerenzer 2003). Denn schlussendlich können diese Mechanismen (das heißt Heuristiken, Bias, etc.) nicht nur statistisch erfasst, sondern sich letztendlich auch zunutze gemacht werden, um menschliches Verhalten vorherzusagen (Dawes et al. 1989) und Personen beispielsweise hinsichtlich ihrer Kaufentscheidung zu beeinflussen (Sunstein et al. 2007); ein Mechanismus, den Thaler und Sunstein (2009) in ihrer Theorie des libertären Paternalismus – oder kurzgefasst: zu Nudges – international bekannt gemacht haben. Die Prospect Theory liefert damit nicht nur den empirischen Beleg, dass Menschen in eine bestimmte Handlungsweise „gestupst" werden könnten[11]; es ist in Bezug auf die (normativen) professionellen Ansprüche Sozialer Arbeit höchst bedenkenswert, ob der Rückbezug auf Heuristiken und damit auch auf Bias, welche im technischen Diskurs zu algorithmischen Systemen zurecht kritisch diskutiert werden (Stichwort: algorithm bias, siehe oben), tatsächlich angemessen erscheint (Schneider 2021). Denn analog zum technischen System läuft eine auf Heuristiken beruhende Soziale Arbeit Gefahr, eigenen „Stereotypisierungen, Vor- und Fehlurteile[n]" gegenüber blind zu bleiben (Schneider 2021: 126). Darüber hinaus eignet sich eine deskriptive Theorie der

---

11   Dies sagt jedoch nichts darüber aus, ob Menschen auch in bestimmte Handlungsweisen „gestupst" werden sollten. Eine solche Frage adressiert weniger die Möglichkeiten der Steuerung menschlichen Verhaltens, sondern vielmehr deren normative Begründung, ob und unter welchen Annahmen eine solche Steuerung auch vertreten werden kann (bspw. Brumlik 2004 zur advokatorischen Ethik; Floridi 2016 für einen pro-ethischen Paternalismus).

Entscheidungsfindung kaum, um normative Ansprüche einer Profession im Entscheidungsprozess abzubilden oder zu begründen.

Während sich nun also die scheinbare Dichotomie zwischen technischer Steuerung auf der einen Seite und menschlicher Nicht-Steuerbarkeit auf der anderen Seite „als Trugschluss" entlarven lässt (Schneider 2021: 126), so verbleibt dennoch das Narrativ der Unvereinbarkeit technischer und menschlicher Logik bei der Interaktion mit IT-gestützten Verfahren der Dokumentation im Raum. Tatsächlich lassen sich auch hier gute Argumente und empirische Belege dafür anbringen, dass die These der strikten Trennung zwischen analytischem und interpretativem Vorgehen so nicht haltbar ist und die Skepsis gegenüber IT-basierten Systemen sich mit deren (bisher) unzulänglichen Gestaltung erklären lässt.

Zum einen verweisen Bastian und Schrödter (2014: 278) unter Rückbezug auf Hammond (1996) darauf, dass Klassifikationen, wie sie beispielsweise auch durch IT-gestützte Systeme abgefragt werden, „einem Kontinuum zwischen zwei Polen" entsprechen, in welchem sowohl Subsumtion als auch Rekonstruktion angewendet wird (Abbott 1988; Ackermann 2021; Bastian 2014). Eine Klassifizierung ist demnach „als eine Typenbildung zweiter Ordnung" zu verstehen, „die auf vortheoretischem Wissens [sic!] zur Bewältigung von neuen Situationen durch ihre Einordnung in einen Sinnzusammenhangs [sic!] basiert. Das heißt, Menschen typisieren und klassifizieren in ihrer natürlichen, alltäglichen Weltanschauung" (Bastian und Schrödter 2015: 200). Diese Dualität wird auch durch Effinger (2021: 56) betont:

> „Wissenschaftliche Begriffe kategorisieren also Phänomene in den Grauzonen komplexer psychischer und sozialer Systeme. Klare Abgrenzungen können nur statisch und abstrakt gelingen. Überscheidungen und Verwandtschaften (Relationen) mit ihren begrifflichen Eltern, Geschwistern und Nachbarn sind eher die Regel als die Ausnahme. Die zu kategorisierenden Phänomene nehmen in unterschiedlichen Kontexten jeweils unterschiedliche Gestalten an. Auch wenn sie sich unterscheiden, sind sie doch ohne ihr Gegenüber nicht zu verstehen. Sie haben gemeinsame Wurzeln und sind dennoch nicht identisch."

Die Herausforderung einer Klassifikation besteht demnach darin, die zu kategorisierenden Elemente in die Struktur der Klassifikation einzuhegen; Bastian und Schrödter (2014: 280) sprechen hier von der „schwierige[n] interpretative[n] Leistung [...] des ‚Passend-Machens'", die diesem Prozess inhärent ist. Werden Standardisierungen in diesem Sinne als ein Setzen von Standards definiert, die interpretativ auf den Einzelfall angewendet werden, kann davon ausgegangen werden, dass anstatt einer De-Professionalisierung vielmehr mit einem „Zugewinn an Handlungssicherheit" (Polutta 2015: 69) und einer „Fokussierung des professionellen Ermessensspielraums" (Bastian und Schrödter 2015: 193) zu rechnen ist. Dies lässt sich auch empirisch belegen; mehrere, vornehmlich ethnografische Studien machen sichtbar, dass Fachkräfte die standardisierten Vorgaben als Reflexionstool nutzen und „mit dem Instrument [beziehungsweise] dessen Kriterien/Items ins Zwiegespräch gehen" (Schneider 2021: 131 mit Bezug auf Ackermann 2021; Bastian 2014; Monnickendam et al. 2005; Schneider und Seelmeyer 2019; Shiller und Strydom 2018). Hierbei kommt es unter anderem zu bewussten Manipulationen und Dummy-Eintragungen (Büchner 2020; Gillingham und Humphreys 2010), zum Abwägen und zum eben genannten, interpretativen „Passend-Machen[…]" (Bastian und Schrödter 2014: 280; Shiller und Strydom 2018), zum Redigieren, Ignorieren oder zur bewussten Erweiterung bestimmter Vorgaben (Ackermann 2021; Schneider im Erscheinen). Gleichzeitig lässt sich dieses Verhalten vor dem Hintergrund normativer Theorien der Entscheidungsfindung kritisch beurteilen: „Professionelle umgehen, manipulieren und ignorieren Verhaltensstandards, etwa die vorschriftsmäßige Anwendung statistischer Instrumente" (Bastian und Schrödter 2014: 283).

So negativ dieses Urteil von Bastian und Schrödter gegenüber den Fachkräften ausfällt, so sehr verweist es auch auf die unzulängliche Gestaltung IT-gestützter Systeme. Denn diese fokussieren häufig keine arbeitsfeldspezifischen, pädagogischen und/oder sozialarbeiterischen Perspektiven, sondern „unterstütz[en] demgegenüber bis heute eher klassische Standardprozesse […], die sich durch einen hohen administrativen Anteil kennzeichnen lassen" (Merchel und Tenhaken 2015: 178). Die Rahmenbedingungen IT-gestützter Verfahren wirken so auf die Art und den Inhalt der Dokumentation ein (Ackermann 2020; Ley und Seelmeyer 2014; Merchel und Tenhaken 2015; Schneider im Erscheinen). Insofern lässt sich nicht nur das oben beschriebene, manipulative Verhalten, sondern auch die Kritik gegenüber solchen Fachverfahren nachvollziehen. Denn „[d]ie Verfügbarkeit eines Dokumentationssystems, das den […] sozialpädagogischen Anforderungen an Dokumentation gerecht werden kann, steht eher selten im Vordergrund der IT-Planung Sozialer Organisationen" (Merchel und Tenhaken 2015: 178; vgl. Shiller und Strydom 2018). Die Skepsis und „leicht widerständige Haltung" (Merchel und Tenhaken 2015: 178) der Professionellen gegenüber solchen Systemen resultiert demnach auch aus einem eher unbestimmten, mehrdimensionalen Gefühl der Übergriffigkeit her, die solche Systeme und deren Klassifikationen ausüben.

Denn zum einen werden verstärkt fachfremde Kriterien wie administrative Aspekte an die professionelle Dokumentation herangetragen und erfordern eine Reduktion von Informationen bis hin zu einem Verzicht der Darstellung von Wechselwirkungen oder komplexen Wirkungsstrukturen, die verschiedene Kriterien/Items miteinander verbindet, um den IT-basierten Dokumentationsanforderungen zu genügen (Gillingham 2015; Gillingham 2016; Huuskonen und Vakkari 2013; Merchel und Tenhaken 2015; Meyer 1991; Ley und Reichmann 2020; Ley und Seelmeyer 2014; Schneider im Erscheinen). Würde mit der Reduktion nicht zugleich eine Limitierung der Darstellungsmöglichkeit fachlicher Perspektiven einhergehen, wäre diese bloß ein gängiger Prozess, der jeder Dokumentation inhärent ist; unabhängig davon, ob diese nun digital oder analog erfolgt. Denn es muss „angesichts der Fülle des Dokumentierbaren entschieden werden [...], was man für relevant und daher dokumentationswürdig hält und für dessen Festhalten zeitliche und mentale Kapazitäten [aufwenden]" (Merchel und Tenhaken 2015: 175; vgl. Merchel 2004). Doch technisch-bedingte Limitierungen, gegebenenfalls in Verbindung mit strengen, organisationalen Dokumentationsroutinen (Reichmann 2016; Schneider im Erscheinen), lassen mancherorts „Ziel und Zweck der Dokumentation pädagogischer Prozesse [...] für die Fachkräfte" immer weniger „nachvollziehbar" erscheinen (Merchel und Tenhaken 2015: 178).

Zum anderen erhalten mit der Implementierung IT-basierter Verfahren oftmals auch (neue) Klassifikationen (sichtbaren) Einzug in den professionellen Alltag und stellen damit traditionelle Konzepte infrage. Schrödter et al. (2018) arbeiten heraus, dass die Items aktuarialistischer Verfahren (d. h. standardisierter, statistischer Verfahren) sich von den Beurteilungskriterien klinischer Verfahren (d. h. solchen, die auf interpretativen und/oder diskursiven Methoden basieren) unterscheiden (vgl. Dawes et al. 1989; Meehl 1954; siehe Tab. 3). So sind in beiden Verfahren zwar Items/Kriterien hinterlegt, die einen Zusammenhang zum sogenannten Ereignis des Interesses darlegen (beispielsweise zur Deduktion von Kindeswohlgefährdung), wobei deren konkrete Auswahl empirisch und/oder normativ begründet sein kann; die Aussagekraft einzelner Merkmale unterscheidet sich jedoch zum Teil erheblich. Zugleich sollte beachtet werden, dass klinische Verfahren nicht zwangsläufig mit menschlichen, und aktuarialistische Verfahren nicht zwangsläufig mit technischen beziehungsweise automatischen Entscheidungen gleichgesetzt werden können (Dawes et al. 1989: 1668), sondern lediglich verschiedene Methoden der Datenauswertung beschreiben. Wiederholend sei zudem vermerkt, dass sowohl in klinischen als auch in aktuarialistischen Verfahren standardisierte wie nicht-standardisierte Verfahren der Datenerhebung genutzt werden (können).

Demnach wären sowohl Unwissenheit bezüglich dieser Andersartigkeit der Klassifikationskriterien (gegebenenfalls gepaart mit der Abwehr der vermeintlichen Infragestellung eigener Fachlichkeit) als auch der Wunsch, die (un-)bekannten Kriterien trotz allem in gewohnter Weise weiterbearbeiten zu wollen, potenzielle Motive, warum Professionelle „vielfältige Methoden erprob[en]", um die vorgegebenen Items/Kriterien zu transformieren oder gar vollständig zu umgehen (Schneider 2021: 131). Zudem werden mit der Unterscheidung zwischen klinischen und aktuarialistischen Verfahren immer noch alte Vorbehalte reaktiviert: So verweisen bereits Dawes et al. (1989: 1672) darauf, dass ein häufiges Argument gegen den Einsatz aktuarialistischer Verfahren darin bestehe, die vermeintliche Unvereinbarkeit von Gruppenstatistiken und individuellen Einzelfällen zu betonen; ein Argument, welches sich auch dreißig Jahre später weiterhin finden lässt (Gillingham und Graham 2017; Schrödter et al. 2018). Eine solche Argumentation verkenne jedoch, dass „[a]lthough individuals and events may exhibit unique features, they typically share common features with other persons or events that permit tallied observations or generalizations to achieve predictive power" (Dawes et al. 1989: 1672).

Tabelle 3 Verfahren der Urteilsbildung (eigene Darstellung basierend auf Dawes et al. 1989: 1668; Schrödter et al. 2018: 4–9)

	Klinische Verfahren	Aktuarialistische Verfahren
Datenauswertung	Schlussfolgerungen beruhen auf bestimmten Abhängigkeitsmerkmalen bzw. auf dem persönlichen Urteilvermögen der auswertenden Person. Der genaue Auswertungsprozess ist meist schwer zu rekapitulieren.	Schlussfolgerungen beruhen auf klar definierten, extern nachprüfbaren Regeln und empirisch ermittelten Beziehungen zwischen Daten und dem Ereignis von Interesse.
Konsequenz für die Klassifikation	Beurteilungskriterien basieren sowohl auf empirisch beobachteten Zusammenhängen zum Ereignis von Interesse als auch auf normativen Überzeugungen.	Items basieren auf empirisch ermittelten Beziehungen und wurden für Prognosezwecke zusammengestellt. Dies beinhaltet auch Items, die für sich genommen nicht auf das Ereignis von Interesse abzielen.
Beispiele	Intuitiv-diskursiv (Heuristiken)[12] Fallrekonstruktiv-diskursiv (Kasuistik) Klassifikatorisch-diskursiv bzw. konsensual (Diagnosebögen)	Klassifikatorisch-statistisch (aktuarialistische Modelle) Mustererkennend-statistisch (Big Data Analytics)

Im Fall der Teilhabeplanung für Menschen mit Behinderung wird die potenziell empfundene Übergriffigkeit neuer Klassifikationen mit der gesetzlich festgeschriebenen Orientierung an der ICF besonders präsent. Zum einen ist dies eine Klassifikation, die ihren Ursprung eben auch in der Medizin hat (DIMDI 2005), und damit Assoziationen zur *International Statistical Classification of Diseases and Related Health Problems* (ICD) weckt. Aufgrund deren normierender Charakteristik in der Diagnostik wird die ICD kritisch gesehen; bestünde doch durch eine Diagnose zugleich auch die Gefahr von Stigmatisierungen und „Labeling-Effekte[n]" (Röh 2009: 183). Demgegenüber hat sich in der Sozialen Arbeit die Soziale Diagnostik etabliert, welche als dialogische Diagnose die „Person-in-Umwelt-Problematik von Menschen" fokussiert und als ein „sozialkommunikativer Prozess, an dessen Ende keine fixe Soziale Diagnose steht", zu verstehen ist (Röh 2009: 182). So hehr diese Position auch sein mag, sie verfällt doch in die gleiche Argumentation, die weiter oben in Bezug auf die vermeintliche Dichotomie zwischen Klassifikation und Rekonstruktion bereits zurückgewiesen wurde; denn „Menschen typisieren und klassifizieren in ihrer natürlichen, alltäglichen Welt-

---

12   Bei intuitiven Verfahren sind die „stillschweigende[n] Kategorisierungen und Entscheidungsheuristiken und -praktiken […] reflexiv nicht verfügbar" (Schrödter et al. 2018: 4); sie müssen daher über Umwege, beispielsweise ethnografische Studien, transparent gemacht werden (vgl. Freres et al. 2019 für den Kinderschutz), damit sie „durch Forschung rationalisiert, also verbessert werden" können (Schrödter et al. 2018: 4).

anschauung" (Bastian und Schrödter 2015: 200). Es ist daher davon auszugehen, dass dies ebenfalls – wenn vielleicht auch weniger offensichtlich, weniger transparent und schwerer nachweisbar – im Rahmen der Sozialen Diagnose geschieht.

Zugleich ist es wichtig, sich die Unterschiede zwischen ICD und ICF präsent zu halten: Während die ICD auf ein „einheitliches Verständnis von Gesundheitsproblemen" abzielt, liegt mit der ICF der Fokus „auf ein[em] einheitliche[n] Verständnis der Auswirkungen von Gesundheitsproblemen sowohl für Menschen mit als auch ohne Behinderungen" (Umsetzungsbegleitung Bundesteilhabegesetz o. J.). Daher sind neben den Beeinträchtigungen auf Körperebene (Funktion und Struktur) auch die Beeinträchtigungen der Partizipation und Aktivität sowie die Beeinträchtigungen durch Umweltfaktoren zu berücksichtigen; und dies sei durchaus anschlussfähig an vorhandene Konzepte wie der Lebenswelt- und Sozialraumorientierung innerhalb Sozialer Arbeit (Dettmers 2018; Kahl 2018; Kahl 2019). Nach Röh (2009: 55 f.) lassen sich mit der ICF zwei Erklärungsansätze für Behinderung herausarbeiten:

> „Zum einen handelt es sich [...] um eine negative Wechselwirkung zwischen einer Person mit einem Gesundheitsproblem und ihren Kontextfaktoren auf ihre Funktionsfähigkeit und damit um den klassisch-medizinischen Zugang. Zum anderen kann Behinderung im speziellen Sinne als eine negative Wechselwirkung zwischen einer Person (mit einem Gesundheitsproblem, ICD) und ihren Kontextfaktoren in Bezug auf ihre Teilhabe an einem für sie wichtigen Lebensbereich gesehen werden, womit wir den klassisch sozialen Zugang zur Behinderung benannt hätten."

Zudem können – anders als mit der ICD – mit der ICF „unmittelbar positive und negative Bilder der Funktionsfähigkeit erstellt werden", sodass sowohl defizit- als auch ressourcenorientierte Einschätzungen vorgenommen werden können (DIMDI 2005: 5; vgl. Kahl 2018). Diese Sichtweise entspräche damit (einmal mehr) dem „grundlegende[n] Verständnis der Sozialen Arbeit, gerade in den gesundheitsbezogenen Arbeitsfeldern" (Müller-Baron 2019: 3; vgl. Dettmers 2018).

Zum anderen besteht die Befürchtung, Diagnosen beziehungsweise bereits deren Klassifikationssysteme könnten mit ökonomischen Kriterien, beispielsweise zur Leistungsbewilligung, gekoppelt werden und somit zur Entmenschlichung leistungsberechtigter Personen beitragen (Dawes et al. 1989). So wird im Rahmen des Zwischenberichts zu den rechtlichen Wirkungen im Fall der Umsetzung von Artikel 25a § 99 des Bundesteilhabegesetz (ab 2023) auf den leistungsberechtigten Personenkreis der Eingliederungshilfe die Angst geäußert, dass die ICF nicht bloß zur „sachgerechten Beschreibung von Beeinträchtigungen und Teilhabebarrieren", sondern „als Klassifikation zur Begründung von Leistungsentscheidungen" genutzt werden könnte (Deutscher Bundestag 2018: 46). Eine solche Gleichsetzung würde jedoch nicht nur direkt in die professionelle Kompetenz eingreifen (Abbott 1988)[13], sondern ist zudem durch die Autor*innen der ICF nicht vorgesehen (Deutscher Bundestag 2018; DIMDI 2005). Das ist allerdings kein Garant dafür, dass es nicht doch zu solchen Mechanismen kommen könnte. Die Deutsche Vereinigung für Rehabilitation (DVfR) erklärt daher, „dass die mit der ICF beschriebenen Kodes nicht als Erhebungsinstrument für die Bedarfsermittlung und -feststellung sowie darauf gegründeten Teilhabeplanung nutzbar" seien (Kahl 2019: 12), da „die ICF als Kodierungs- bzw. Klassifikationssystem aufgrund der unzureichenden Operationalisierung bisher nur im Forschungskontext und in bestimmten klinischen Settings [von] Bedeutung" ist (DVfR 2017: 2). Die sogenannten Core Sets der ICF seien „weder zu einer allgemeingültigen Beschreibung von individuellen Krankheitsfolgen und der damit assoziierten Behinderung noch zur umfassenden Ermittlung des individuellen zum Core Set passenden Unterstützungsbedarf" einsetzbar (DVfR 2017: 3). Dafür bedürfe es vielmehr Assessmentinstrumente, die sich zwar an der ICF orientieren könnten, jedoch von dieser zu unterscheiden sind (Deutscher Bundestag 2018; DVfR 2017). Strukturierte, diskursiv ausgerichtete Erhebungsleitfäden, die sich an dem biopsychosozialen Modell der ICF orientieren (DVfR 2017: 4), scheinen dafür besonders geeignet zu sein.

Schlussendlich wird durch die Regelung im BTHG, welche auch die Einschätzung der Wirksamkeit geeigneter Leistungen zur Teilhabe vorsieht (§ 13 Abs. 2 SGB IX n. F.), erneut die Debatte um evidenzbasierte Praxis beziehungsweise evidenzbasierte Entscheidungsfindung[14] (engl.: evidence-based approach/practice) Sozialer Arbeit angestoßen, in welcher sich auch auf bereits thematisierte Aspekte wie der Steuerungsfähigkeit menschlichen Verhaltens und der Stellung statistischer Verfahren in der professionellen Urteilsbildung rückbezogen wird. Entsprechend gibt es in der akademischen Diskussion durchaus unvereinbare Positionen: Während die einen eine evidenzbasierte Entscheidungsfindung grundsätzlich ablehnen beziehungsweise für unvereinbar mit reflexiven Praktiken sozialarbeiterischen Handelns halten (Dewe 2013; Dewe und Otto 2012; Webb 2001), unterstreichen andere die Notwendigkeit der angemessenen Übertragung dieser Diskussion auf das Feld der Sozialen Arbeit (Dahmen 2011; Otto et al. 2010; Sommerfeld 2016). So dürfe es mit der Frage des „what works" nicht darauf hinauslaufen, dass hierbei die Orientierung an der Zielgruppe aus dem Blick gerate (das heißt, für wen genau wirkt was?) (Dahmen 2011; Pawson und Tilley 2009). Nur

---

13 Schrödter et al. (2018) verweisen bspw. in der Diskussion um statistische Verfahren zur Risikodiagnose im Kinderschutz darauf, dass Diagnosen eben keine Interventionsentscheidungen seien.
14 Obgleich dies in der interdisziplinären Diskussion Usus ist, soll an dieser Stelle explizit darauf hingewiesen werden, dass sich in der Debatte um „evidence-based practice" auf die englische Bedeutung des Wortes „evidence" bezogen wird (trotz und obwohl es auch zur analog-klingenden Übersetzung ins Deutsche kommt). Anders als im Deutschen, wo „Evidenz" auch mit sicherem Wissen (d. h. faktische Gegebenheit, Gewissheit) in Verbindung gebracht wird, verweist die englische Bedeutung „evidence" (zu Deutsch: Hinweis, Beleg) auf den probabilistischen Charakter, der mit jener Praxis beziehungsweise Entscheidungsfindung einhergeht.

wenige Stimmen betonen, dass die „Wirksamkeit ihrer Handlungspraxis" (Effinger 2021: 36) etwas ist, was die Soziale Arbeit stärker in den Blick nehmen sollte, obwohl damit durchaus Herausforderungen verbunden seien (Baumgartner und Sommerfeld 2012; Hüttemann 2010): „Die Verdeutlichung möglicher Kausalbeziehungen ist in diesem komplexen Handlungsfeld sicher noch viel schwieriger als in der Medizin, aber sie ist nicht unmöglich" (Effinger 2021: 36). Zugleich erinnert die hiesige Diskussion an deren Anfänge in der Medizin; stieß die Orientierung an wissenschaftlich nachprüfbaren, wirksamen Ergebnissen durchaus auch dort auf offene Widerstände (Eichler et al. 2015: A 2190):

> „Die EBM [evidenzbasierte Medizin, DS] ist mit dem Vorsatz angetreten, Kritik gegen den Glauben an ärztliche Hierarchien und überkommene Lehrmeinungen zu üben. Deshalb bezeichnet sie sich selbst auch als ‚Bewegung', sie war vom Selbstverständnis her auch ein Aufstand gegen das medizinische Establishment."

Ähnlich disruptive Wirkungen prognostizieren auch Otto et al. (2010: 18) für die Soziale Arbeit: „Wenn der Nutzwert der Sozialen Arbeit für ihre KlientInnen durch eine manualisierte, evidenzbasierte Soziale Arbeit erhöht wird, haben die professionstheoretischen Prämissen, die dieser Neuformulierung widersprechen, ausgedient." Zugleich seien diese Prämissen jedoch „kein Selbstzweck", sondern zentral für das professionstheoretische Verständnis (Otto et al. 2010: 18). Die Hauptkritikpunkte gegen eine evidenzbasierte Praxis bestehen daher darin, (1) den Unterschied zwischen (naturwissenschaftlichen) Ursachen und (menschlichen) Gründen, unter Berücksichtigung der Ambiguitäten „individualbiografische[r] Manifestierungen lebensführungspraktischer Problemlagen", zu betonen, (2) auf die notwendige „Einbettung in intersubjektive und lebensweltliche Bedingungskonstellationen und ihrer hohen Abhängigkeit von Fallverstehen und kontextadäquaten Vorgehensweisen" zu verweisen, wodurch generelle Wirkfaktoren eine größere Rolle spielen könnten als die Effekte spezifischer Verfahren, sowie (3) an der Kritik, „dass die experimentelle Wirkungsforschung nur standardisierte Maßnahmen in kontrollierten Kontexten überprüfen kann" (Otto et al. 2010: 18 f.). Bestreitbar ist an diesen Kritikpunkten, ob sie sich tatsächlich auf das aktuelle Verständnis evidenzbasierter Praxis (Eichler et al. 2015; Weiß 2013) beziehen oder aber (randomisierte) kontrollierte Experimentalstudien (RCTs) adressieren, die innerhalb der medizinischen Wirkungsforschung den „Goldstandard" darstellen. Es ist wichtig, auf diesen Unterschied explizit zu verweisen, denn dies wird mitunter nicht hinreichend berücksichtigt: „Wirkungsorientierung ist ein zentraler, aber nicht der einzige Aspekt von EBP" (Hüttemann 2010: 131, Fußnote). Zwar war in früheren Arbeiten die starke Fokussierung auf RCTs und systematische Metaanalysen omnipräsent (bspw. Sackett et al. 1996), zugleich wurde aber auch stets das klinische Erfahrungswissen, die Werte- und Zielvorstellungen der Betroffenen sowie die institutionellen, politischen und ökonomischen Kontextbedingungen betont (Ritschl et al. 2016; Sommerfeld 2016). Hüttemann (2010: 132) fasst den akademischen Diskurs daher wie folgt zusammen:

> „Problematisch an EBP ist, dass in der Regel ein unterkomplexes Modell des Wissenstransfers angenommen wird. Unbefriedigend ist jedoch auch die Tradition in der Sozialen Arbeit, die Möglichkeit der Nutzung empirischer Forschung mit Rückgriff auf die sozialwissenschaftliche Verwendungsforschung der 8oer Jahre [...], die theoretische Figur des „Technologiedefizits" [...] oder die erziehungswissenschaftliche Tradition der Theorie-Praxis-Debatte gänzlich zu verneinen."

Neben den genannten Vorbehalten stehen auch die mittlerweile neuen Hierarchien in Kritik, die durch die EBM mittels Leitlinien geschaffen wurden (Eichler et al. 2015: A 2192); es wird der „Verlust an ärztlicher Handlungsfreiheit durch die empirisch gesetzten Vorgaben" befürchtet (Eichler et al. 2015: A 2190; vgl. Dewe 2013 für die Soziale Arbeit). Zu ähnlichen Argumentationen kommt es auch in der Sozialen Arbeit: So werden schriftlich fixierte Prozessanweisungen (Otto et al. 2010) beziehungsweise Wirkungsprogramme (Kessl und Klein 2010) durchaus mit einer potenziellen De-Professionalisierung assoziiert[15]. Kessl und Klein (2010) verweisen darauf, dass es innerhalb des akademischen Diskurses zur (idealtypischen) Dichotomisierung zwischen wirkungsorientierten und adressat*innen-/nutzer*innenorientierten Ansätzen durch die Kritiker*innen kommt:

Tabelle 4 Idealtypische Dichotomie (erweiterte Darstellung nach Kessl und Klein 2010: 68, 63–72)

Wirkungsorientierte Ansätze	vs.	Adressaten-/nutzerorientierte Ansätze
Programm (Programmintegrität)	vs.	Profession (reflexive Professionelle)
Klient (passive Rezipienten)	vs.	Nutzer/Adressat (aktive Rezipienten)

Obgleich sich diese Dichotomie bei näherem Hinsehen als nicht haltbar erweist, unterstreicht sie doch die Vorbehalte, die mit der „Neujustierung" professioneller Ermessensräume einhergehen würden (Kessl und Klein 2010: 69). Zugleich wird mit der Idee professioneller Autonomie, die lediglich die Abwesenheit von Zwang einfordert, das heißt die negative Freiheit (als Freiheit von) betont, vernachlässigt, dass professionelle „Freiheit gerade in der Kompetenz besteht, dieses [fachliche, DS] Wissen anwen-

---

15 Begründet werden könnte eine solche De-Professionalisierung mit der Befürchtung, dass durch die Explikation fachlicher Prozesse zugleich professionelle Fachkräfte obsolet werden, weil Externe in die Lage versetzt werden, diese fachlichen Prozesse nicht nur nachvollziehen, sondern auch nachbilden zu können. Gleichwohl ist eine solche Argumentation wenig überzeugend, da sie einerseits lediglich routinierte Prozesse adressieren kann, andererseits die Inferenz als Kernelement professionellen Handelns vernachlässigt (Abbott 1988).

den zu können", also eine positive Freiheit (als Freiheit zu) ist (Eichler et al. 2015: A 2190). Eine solche Kompetenz erfordere jedoch, die Qualität des Wissens einschätzen, Prozesse interpretieren und Daten vermitteln zu können (Eichler et al. 2015: A 2191). Das sind Qualitäten, die nicht nur die Notwendigkeit professioneller Expertise im Setting evidenzbasierter Praxis betonen (Bellamy et al. 2010; Bertelsmann 2017; Borgetto et al. 2019; Eichler et al. 2015; Sackett et al. 1996; Weiß 2013), sondern auch die Annahme infrage stellen, wonach evidenzbasierte Praxis bloß die regelbasierte Übertragung wissenschaftlicher Ergebnisse auf den Einzelfall sei, wie das beispielsweise vor dem Hintergrund eines (vereinfachten) Wissenstransfermodells angenommen und zurecht kritisiert wird (Gredig und Sommerfeld 2010; Hüttemann 2010). Insofern wird deutlich, dass ein evidenzbasierter Ansatz auf die Vermittlung bestimmter Qualitäten abzielt (Bellamy et al. 2010: 39 f.):

> „Informationsbedürfnisse als Forschungsfragen zu formulieren; effiziente Recherchen durchführen zu können; Evidenzqualitäten und -stärken richtig einschätzen zu können; gefundene Informationen einordnen zu können; selbstkritisch beurteilen zu können, wie gut die vorausgegangenen Schritte vollzogen wurden und Methoden zu ihrer Optimierung für künftige Fälle zu finden; anderen zu zeigen wie EBP funktioniert."

Sieht man von dem Anspruch der Weitervermittlung ab, so sind dies durchaus ähnliche Anforderungen, die auch im Rahmen von Data Literacy (ohne klare Abgrenzung, teils synonym verwendet: statistical literacy, information literacy, digital literacy oder algorithmic literacy; weniger geläufig: computer literacy, multimedia literacy, computer-mediated communication literacy) eingefordert werden (Rennstich 2019; Schüller et al. 2019; Warschauer 2003; Zweig et al. 2017). Dies beinhaltet unter anderem die Kompetenz, Datengrundlagen einzuschätzen und Ergebnisse richtig zu interpretieren sowie das Vorhandensein von Fehlersensibilität (Zweig et al. 2018: 33). Schüller et al. (2019: 10) unterscheiden zudem verschiedene Kompetenzdimensionen (Wissen/ knowledge; Fähigkeiten/skills; Haltung/attitudes, values, ethics), um verschiedene Aspekte des Wissens- beziehungsweise Wertschöpfungsprozesses aus Daten abbilden zu können. Darüber hinaus können auch statistische Grundkenntnisse unter Data Literacy subsumiert werden (Gaissmaier und Gigerenzer 2011; Gigerenzer 2003; Gould 2017; Weiß 2013). Dies beinhaltet unter anderem, dass Personen, die statistische Datenauswertungen nutzen, „need to (a) accept living with uncertainty, (b) have a basic understanding of numerical information, (c) grasp the benefits and harms of treatment options, and (d) understand test results" (Gaissmaier und Gigerenzer 2011: 30 für den medizinischen Kontext). Solche Fähigkeiten im Umgang mit Daten und deren Interpretationen werden insbesondere vor dem Hintergrund zunehmender Präsenz digitaler Technologien in professionellen Handlungskontexten auch in der Sozialen Arbeit immer relevanter (Nierling und Maia 2020; Rennstich 2019; Schneider et al. im Erscheinen; Zorn und Seelmeyer 2017). Gleichzeitig bewahrt es vor dem Fehlschluss, evidenzbasierte mit datengetriebenen Studien gleichzusetzen: Denn während Evidenzbasierung bedeutet, dass „Erklärungs- und Veränderungswissen" zur Verfügung gestellt wird, kann mit einem datengetriebenen Vorgehen lediglich „Beschreibungs- und Vorhersagewissen" generiert werden (Bellmann 2016: 153). Dieser Unterschied ist relevant; betont er doch, dass Korrelationen nicht mit Kausalität gleichgesetzt werden dürfen. Korrelationen sind wichtig, um innerhalb eines Modells die Realität adäquat zu beschreiben; Korrelationen werden innerhalb von Kausalbeziehungen vorausgesetzt, jedoch können sie nicht als Beweis für ebenjene herangezogen werden (Bortz und Döring 2006: 518; Hüttemann 2010: 122).

4.   Fazit

Die obigen Ausführungen verdeutlichen, dass KI-basierte und algorithmische Systeme der Entscheidungsunterstützung in der Sozialen Arbeit Deutschlands häufig noch kaum eine Rolle spielen: Denn während der internationale, interdisziplinäre Diskurs um selbstlernende Algorithmen und KI im vollen Gange ist, wird hierzulande noch notwendige Grundlagenarbeit betrieben, um das Für und Wider statistischer beziehungsweise IT-gestützter Verfahren der Urteilsbildung für die professionelle Praxis auszuloten. In diesem Kontext verweisen die genannten Ausführungen auf wichtige Herausforderungen, die auch andere Handlungswissenschaften (beispielsweise Pflegewissenschaften, Hebammenwissenschaften, aber auch Medizin) betreffen, wenn KI-basierte Verfahren in den Praxisalltag professioneller Fachkräfte integriert werden (sollen). Das Unbehagen, das hierbei gegenüber der IuK-Technologie hervorgebracht wird, paart sich mancherorts auch mit dem Gefühl der Übergriffigkeit in die eigene Fachlichkeit, die durch zum Teil neue Klassifikationen an die professionelle Arbeit herangetragen werden. Zugleich wird durch diese grundlegende Auseinandersetzung deutlich, wo die Grenzen algorithmischer Systeme liegen: Denn einerseits können derlei Systeme nur Aussagen über Sachverhalte treffen, zu denen ausreichend Daten vorhanden sind. Dass es hierbei weniger auf die Menge, sondern vielmehr auf die Datenqualität ankommt, wurde an vielen Stellen überzeugend dargelegt und wird auch mit Blick auf die disziplinäre Auseinandersetzung zu IT-gestützten Dokumentationssystemen deutlich. Gleichzeitig gilt es, gerade auch vor dem Hintergrund der UN-BRK, dass die „Vielfalt der Menschen mit Behinderung" und die Frage der Interpretation ethischer Werte (Beauftragte der Bundesregierung für die Belange von Menschen mit Behinderungen 2017: 9) in der Behinderten- und Eingliederungshilfe nicht aus dem Blick geraten. Vor dem Hintergrund evidenzbasierter Klassifikationen und algorithmischer Systeme im Entscheidungsprozess scheint dies herausfordernd zu sein. Denn beide schüren die Befürchtungen, dass das mittlerweile gesetzlich festgeschriebene, biopsychosoziale Modell von Behinderung und die adressat*innenorientierte Perspektive zugunsten eines erneuten Erstarkens des medizinischen Paradigmas infrage gestellt werden könnte, indem beispielsweise algorithmisch festgelegte Werte auf „eine von der Norm abweichende körperliche, psychische oder geistige Verfassung" verweisen (Röh 2009: 48). Umso wichtiger erscheint vor diesem Hintergrund die Etablierung umfassender Data Literacy in die professionelle Ausbildung angehender Fachkräfte.

Andererseits wird deutlich, dass neben einer intensiven, professionsspezifischen Auseinandersetzung hinsichtlich der Auswirkungen algorithmischer Systeme auf etablierte Handlungspraktiken und Konzepte der Sozialen Arbeit auch deren Implementierung selbst durch fachliche als auch politische Richtlinien reglementiert werden müsste. Denn die potenzielle Einbindung algorithmischer Systeme adressiert nicht nur konkrete fachliche und professionsspezifische Ansprüche, sondern auch Aspekte der Feinsteuerung sozialstaatlicher Daseinsvorsorge. Hierbei wurde bereits 2017 durch das Verwaltungsverfahrensgesetz (VwVfG) geregelt, dass „[e]in Verwaltungsakt [...] vollständig durch automatische Einrichtungen erlassen werden kann, sofern dies durch eine Rechtsvorschrift zugelassen ist und weder ein Ermessen noch ein Beurteilungsspielraum besteht" (§ 35a VwVfG). Dies bedeutet, dass ein algorithmisches System, das automatisiert über Leistungen zur Teilhabe entscheidet, wenig plausibel ist; fällt ein solcher Verwaltungsakt doch nicht unter diejenigen, die losgelöst von Ermessen entschieden werden. Zugleich bedeutet dies jedoch nicht, dass damit der Regelungen Genüge getan ist. Denn gerade ein Blick in den bisherigen, vor allem auch medizinischen Diskurs um algorithmische Systeme verdeutlicht, dass die Grenzen zwischen menschlicher Urteilsfähigkeit und algorithmischer Empfehlung fließend sein können. Dies gilt insbesondere dann, wenn deren Analysen nicht nur immer feingliedriger, sondern zunehmend treffsicherer werden.

Förderhinweis

Diese Publikation wurde im Rahmen des Forschungsverbundes NRW Digitale Gesellschaft durch das Ministerium für Kultur und Wissenschaft des Landes Nordrhein-Westfalen gefördert.

Quellen

Abbott A (1988) The System of Professions. An Essay on the Division of Expert Labor. Chicago/ Illinois: University of Chicago Press.
AbilityWatch e. V. (Hg) (2021) Stellungnahme zum Entwurf eines Gesetzes zur Stärkung der Teilhabe von Menschen mit Behinderungen. Teilhabestärkungsgesetz, Referentenentwurf des BMAS vom 22.12.2020. Hameln. Zugriff unter: https://abilitywatch.de/wp-content/ uploads/2021/01/Teilhabestaerkungsgesetz-Stellungnahme-AbilityWatch-2021.pdf (Zugriff 08.01.2021).

Ackermann T (2021) Risikoeinschätzungsinstrumente und professionelles Handeln im Kinderschutz: Wie Sozialarbeiter_innen mit „Kinderschutzbögen" interagieren und was das mit Professionalität zu tun hat. Sozial Extra 45(1): 42–48. DOI: 10.1007/s12054-020-00351-x.

Allhutter D, Mager A, Cech F, et al. (2020) Der AMS-Algorithmus. Eine Soziotechnische Analyse des Arbeitsmarktchancen-Assistenz-Systems (AMAS). Endbericht. Wien. Zugriff unter https://epub.oeaw.ac.at/ita/ita-projektberichte/2020-02.pdf (Zugriff 23.11.2020).

Allhutter D und Mager A. (2020) AMS-Algorithmus könnte zu struktureller und sozialer Ungleichheit beitragen. Arbeit&Wirtschaft vom 14.12.2020. Zugriff unter: https://awblog.at/ams-algorithmus-koennte-zu-sozialer-ungleichheit-beitragen/ (Zugriff 21.12.2020).

Antidiskriminierungsstelle des Bundes (Hg) (2019) Fachgespräch „Diskriminierungsrisiken durch Verwendung von Algorithmen". 16. September 2019 in Berlin. Berlin. Zugriff unter https://www.antidiskriminierungsstelle.de/SharedDocs/Downloads/DE/publikationen/Dokumentationen/Dokumentation_FG_Algorithmen_16092019.html (Zugriff 30.12.2019).

Aßhaur F und Endlich G (2019) Die Person im Fokus der Bedarfsermittlung. Vorschläge zur ICF-orientierten Zustands- und Bedarfsdokumentation. Forum sozialarbeit + gesundheit 3: 14–17.

Baeck J-P (2017) Der gläserne Flüchtling. Überwachungssoftware für Geflüchtete. taz vom 29.05.2017. Zugriff unter https://www.taz.de/!5409816/ (Zugriff 11.01.2019).

Barocas S und Boyd D (2017) Engaging the Ethics of Data Science in Practice. Communications of the ACM 60(11): 23–25. DOI: 10.1145/3144172.

Bastian P (2014) Statistisch Urteilen – professionell Handeln. Überlegungen zu einem (scheinbaren) Widerspruch. Zeitschrift für Sozialpädagogik 12(2): 145–164.

Bastian P (2019) Sozialpädagogische Entscheidungen. Professionelle Urteilsbildung in der Sozialen Arbeit. Leverkusen: Verlag Barbara Budrich.

Bastian P und Schrödter M (2014) Professionelle Urteilsbildung in der Sozialen Arbeit: Übersicht zur Forschung über den Vollzug und die Herstellung professioneller Urteile. Soziale Passagen 6(2): 275–297. DOI: 10.1007/s12592-014-0175-5.

Bastian P und Schrödter M (2015) Risikotechnologien in der professionellen Urteilsbildung der Sozialen Arbeit. In: Kutscher N, Ley T und Seelmeyer U (Hg) Mediatisierung (in) der sozialen Arbeit. Baltmannsweiler: Schneider Verlag Hohengehren, S. 192–207.

Baumgartner E und Sommerfeld P (2012) Evaluation und evidenzbasierte Praxis. In: Thole W (Hg) Grundriss Soziale Arbeit. Wiesbaden: VS Verlag für Sozialwissenschaften, S. 1163–1175. DOI: 10.1007/978-3-531-94311-4_71.

Beauftragte der Bundesregierung für die Belange von Menschen mit Behinderungen (Hg) (2017) Die UN-Behindertenrechtskonvention. Übereinkommen über die Rechte von Menschen mit Behinderungen. Berlin. Zugriff unter https://www.behindertenbeauftragte.de/SharedDocs/Publikationen/UN_Konvention_deutsch.pdf?__blob=publicationFile&v=2 (Zugriff 27.02.2021).

Bellamy JL, Bledsoe SE und Mullen EJ (2010) Evidenzbasierte Sozialarbeitspraxis – Konzepte und Probleme der Implementation. In: Otto H-U, Polutta A und Ziegler H (Hg) What works – welches Wissen braucht die Soziale Arbeit? Zum Konzept evidenzbasierter Praxis. Opladen/Farmington Hills: Verlag Barbara Budrich, S. 29–61.

Bellmann J (2016) Datengetrieben und/oder evidenzbasiert? Wirkungsmechanismen bildungspolitischer Steuerungsansätze. Zeitschrift für Erziehungswissenschaft 19(S1): 147–161. DOI: 10.1007/s11618-016-0702-6.

Berg M (1996) Practices of Reading and Writing: The Constitutive Role of the Patient Record in Medical Work. Sociology of Health and Illness 18(4): 499–524. DOI: 10.1111/1467-9566. ep10939100.

Bertelsmann H (2017) Für mehr Transparenz in der gesundheitspolitischen Entscheidungsfindung. In: Hagemann T (Hg) Gestaltung des Sozial- und Gesundheitswesens im Zeitalter von Digitalisierung und technischer Assistenz. Baden-Baden: Nomos, S. 267–277.

Blandow J (2004) Dokumentation in der Heimerziehung. Reflexionen über Sinn und Zweck, Voraussetzungen und Probleme. In: Henes H und Trede W (Hg) Dokumentation pädagogischer Arbeit. Grundlagen und Methoden für die Praxis der Erziehungshilfen. Frankfurt am Main: Internationale Gesellschaft für erzieherische Hilfen, Walhalla Fachverlag, S. 42–56.

Bolay E und Kuhn A (1993) „Wilde PC" am Arbeitsplatz. Implementation von EDV in Institutionen Sozialer Arbeit durch Mitarbeiter. Eine arbeits- und kultursoziologische Untersuchung. Wiesbaden: VS Verlag für Sozialwissenschaften.

Borgetto B, Tomlin GS, Max S, et al. (2019) Evidenz in der Gesundheitsversorgung: Die Forschungspyramide. In: Haring R (Hg) Gesundheitswissenschaften. Springer Reference Pflege – Therapie – Gesundheit. Berlin, Heidelberg: Springer, S. 643–654. DOI: 10.1007/978-3-662-58314-2_58.

Bortz J und Döring N (2006) Forschungsmethoden und Evaluation. Für Human- und Sozialwissenschaftler. Vierte Auflage Heidelberg: Springer.

Boyd D (2015) Undoing the Neutrality of Big Data. Florida Law Review Forum 67(1): 226–232. Zugriff unter floridalawreview.com/wp-content/uploads/Boyd_Response_Published.pdf (Zugriff 26.08.2021).

Braun M, Hummel P, Beck S, et al. (2020) Primer on an Ethics of AI-based Decision Support Systems in the Clinic. Journal of Medical Ethics: medethics-2019-105860. DOI: 10.1136/medethics-2019-105860.

Brumlik M (2004) Advokatorische Ethik. Zur Legitimation pädagogischer Eingriffe. Berlin: Philo & Philo Fine Arts.

Büchner S (2020) Formalität und Informalität unter den Vorzeichen der Digitalisierung. In: Kutscher N, Ley T, Seelmeyer U, et al. (Hg) Handbuch Soziale Arbeit und Digitalisierung. Weinheim: Beltz Juventa, S. 364–375.

Bundesinstitut für Arzneimittel und Medizinprodukte (Hg) (oJ) Anwendung der ICF in Deutschland. Zugriff unter https://www.dimdi.de/dynamic/de/klassifikationen/icf/anwendung/ (Zugriff 31.12.2020).

Bundesministerium des Innern, für Bau und Heimat (Hg) (2020) Das OZG-Dashboard. Das OZG-Dashboard zeigt transparent den Umsetzungsstand des Onlinezugangsgesetzes. Zugriff unter https://www.onlinezugangsgesetz.de/Webs/OZG/DE/umsetzung/dashboard/ozg-dashboard/ozg-dashboard-node.html (Zugriff 21.12.2020).

Cariceo O, Nair M und Lytton J (2018) Data Science for Social Work Practice. Methodological Innovations 11(3): 205979911881439. DOI: 10.1177/2059799118814392.

Carter SM, Rogers W, Win KT, et al. (2020) The Ethical, Legal and Social Implications of Using Artificial Intelligence Systems in Breast Cancer Care. The Breast 49: 25–32. DOI: 10.1016/j.breast.2019.10.001.

Chiusi F, Fischer S, Kayser-Bril N und Spielkamp M (Hg) (2020) Automating Society Report 2020. Berlin, Gütersloh: AlgorithmWatch, Bertelsmann Stiftung. Zugriff unter https://automatingsociety.algorithmwatch.org/ (Zugriff 15.12.2020).

Coeckelbergh M (2020) Artificial Intelligence, Responsibility Attribution, and a Relational Justification of Explainability. Science and Engineering Ethics 26(4): 2051–2068. DOI: 10.1007/s11948-019-00146-8.

Collingridge D (1980) The Social Control of Technology. Milton Keynes: The Open University Press.

Crawford K (2013) The Hidden Biases in Big Data. Zugriff unter https://hbr.org/2013/04/the-hidden-biases-in-big-data (Zugriff 29.03.2019).

Dahmen S (2011) Evidenzbasierte Soziale Arbeit? Zur Rolle wissenschaftlichen Wissens für sozialarbeiterisches Handeln. Baltmannsweiler: Schneider.

Dahmen S (2021) Risikoeinschätzungsinstrumente im Kinderschutz: Zwischen Standardisierung und situierter Anwendung. Sozial Extra 45(1): 36–41. DOI: 10.1007/s12054-020-00349-5.

Datta A, Tschantz MC und Datta A (2015) Automated Experiments on Ad Privacy Settings: A Tale of Opacity, Choice, and Discrimination. Proceedings on Privacy Enhancing Technologies 2015(1): 92–112. DOI: 10.1515/popets-2015-0007.

Dawes R, Faust D und Meehl P (1989) Clinical versus Actuarial Judgment. Science 243(4899): 1668–1674. DOI: 10.1126/science.2648573.

Dettmers S (2018) Soziale Teilhabe als zentrale Ausrichtung Klinischer Sozialarbeit. Klinische Sozialarbeit 14(2): 4–6.

Dettmers S (2019) Förderung sozialer Teilhabe gestalten. Chancen und Herausforderungen ICF-orientierter Diagnostik. Forum sozialarbeit + gesundheit 3: 6–9.

Deutscher Bundestag (Hg) (2018) Unterrichtung durch die Bundesregierung. Zwischenbericht zu den rechtlichen Wirkungen im Fall der Umsetzung von Artikel 25a § 99 des Bundesteilhabegesetzes (ab 2023) auf den leistungsberechtigten Personenkreis der Eingliederungshilfe. Berlin. Drucksache 19/3242.

Deutscher Ethikrat (Hg) (2018) Big Data und Gesundheit. Bericht über die öffentliche Befragung des Deutschen Ethikrates. Berlin.

Dewe B (2009) Reflexive Sozialarbeit im Spannungsfeld von evidenzbasierter Praxis und demokratischer Rationalität – Plädoyer für die handlungslogische Entfaltung reflexiver Professionalität. In: Becker-Lenz R, Busse S, Ehlert G, et al. (Hg) Professionalität in der Sozialen Arbeit. Wiesbaden: VS Verlag für Sozialwissenschaften, S. 89–109. DOI: 10.1007/978-3-531-91896-9_5.

Dewe B and Otto H-U (2002) Reflexive Sozialpädagogik. In: Thole W (Hg) Grundriss Soziale Arbeit. Wiesbaden: VS Verlag für Sozialwissenschaften, S. 179–198. DOI: 10.1007/978-3-322-91357-9_8.

Die Kinderschutz-Zentren (Hg) (2011) Empfehlung der Kinderschutz-Zentren zur Nutzung von Gefährdungseinschätzungs-Bögen in den Kinderschutz-Zentren. Verabschiedet vom Fachausschuss der Kinderschutz-Zentren. Köln. Zugriff unter https://www.kinderschutz-zentren.org/frontend/services/download.php?name=1549279334_-_Epfehlung_zur_Nutzung_von_Gefaehrdungseinschaetzungs-Boegen.pdf (Zugriff 15.12.2020).

DIMDI (Hg) (2005) ICF – Internationale Klassifikation der Funktionsfähigkeit, Behinderung und Gesundheit. Deutsches Institut für Medizinische Dokumentation und Information. Genf.

Dosilovic FK, Brcic M und Hlupic N (2018) Explainable Artificial Intelligence: A Survey. In: 2018 41st International Convention on Information and Communication Technology, Electronics and Microelectronics (MIPRO), Opatija, May 2018, S. 0210–0215. IEEE. DOI: 10.23919/MIPRO.2018.8400040.

Dreyfus HL, Dreyfus SE und Athanasiou T (1986) Mind over Machine. The Power of Human Intuition and Expertise in the Era of the Computer. New York: Free Press.

DVfR (Hg) (2017) Stellungnahme der DVfR zur ICF-Nutzung bei der Bedarfsermittlung, Bedarfsfeststellung, Teilhabe- und Gesamtplanung im Kontext des Gesetzes zur Stärkung der Teilhabe und Selbstbestimmung von Menschen mit Behinderungen (Bundesteilhabegesetz – BTHG). Heidelberg. Zugriff unter https://www.dvfr.de/fileadmin/user_upload/DVfR/Downloads/Stellungnahmen/DVfR-Stellungnahme_ICF-Nutzung_im_BTHG_bf.pdf (Zugriff 30.12.2020).

Effinger H (2021) Soziale Arbeit im Ungewissen. Mit Selbstkompetenz aus Eindeutigkeitsfallen. Weinheim: Juventa.

Eichler M, Pokora R, Schwentner L, et al. (2015) Evidenzbasierte Medizin. Möglichkeiten und Grenzen. Deutsches Ärzteblatt 112(51–52): A 2190-2.

Engelmann J und Puntschuh M (2020) KI im Behördeneinsatz. Verfahren und Empfehlungen. iRights.Lab. Berlin.

Fanta A (2018) Österreichs Jobcenter richten künftig mit Hilfe von Software über Arbeitslose. NETZPOLITIK.ORG vom 13.10.2018. Zugriff unter https://netzpolitik.org/2018/oesterreichs-jobcenter-richten-kuenftig-mit-hilfe-von-software-ueber-arbeitslose/ (Zugriff 20.03.2019).

Fanta A (2020) Datenschutzbehörde stoppt Jobcenter-Algorithmus. NETZPOLITIK.ORG vom 21.08.2020. Zugriff unter https://netzpolitik.org/2020/oesterreich-ams-datenschutzbehoerde-stoppt-jobcenter-algorithmus/ (Zugriff 21.12.2020).

Finck M und Janneck M (2008) Das Unvorhergesehene steuern? Zum Umgang mit der komplexen Dynamik in Technologieaneignungsprozessen. In: Gumm D, Janneck M, Langer R, et al. (Hg) Mensch – Technik – Ärger? Zur Beherrschbarkeit soziotechnischer Dynamik aus transdisziplinärer Sicht. Berlin: LIT, S. 85–102.

Fitch D (2006) Examination of the Child Protective Services Decision-Making Context with Implications for Decision Support System Design. Journal of Social Service Research 32(4): 117–134. DOI: 10.1300/J079v32n04_07.

Fitch D (2007) Structural Equation Modeling the Use of a Risk Assessment Instrument in Child Protective Services. Decision Support Systems 42(4): 2137–2152. DOI: 10.1016/j.dss.2006.05.008.

Floridi L (2016) Tolerant Paternalism: Pro-ethical Design as a Resolution of the Dilemma of Toleration. Science and Engineering Ethics 22(6): 1669–1688. DOI: 10.1007/s11948-015-9733-2.

Foster KA und Stiffman AR (2009) Child Welfare Workers' Adoption of Decision Support Technology. Journal of Technology in Human Services 27(2): 106–126. DOI: 10.1080/15228830902749039.

Freres K, Bastian P und Schrödter M (2019) Jenseits von Fallverstehen und Prognose – Wie Fachkräfte mit einer einfachen Heuristik verantwortbaren Kinderschutz betreiben. Internationaler Forschungsüberblick und Befunde einer ethnografischen Studie zu Hausbesuchen durch das Jugendamt. np 2: 140–164.

Gaissmaier W und Gigerenzer G (2011) When Misinformed Patients Try to Make Informed Health Decisions. In: Gigerenzer G und Gray JAM (Hg) Better Doctors, Better Patients, Better Decisions. Envisioning Health Care 2020. Cambridge/Massachusetts: MIT Press, S. 29–43.

Galeon D (2017) China's „Social Credit System" Will Rate how Valuable You Are as a Human. What People Can and Can't Do Will Depend on how High their „Citizen Score" Is. Futurism vom 02.12.2017. Zugriff unter https://futurism.com/china-social-credit-system-rate-human-value (Zugriff 20.03.2019).

Galuske M und Rosenbauer N (2008) Diagnose und Sozialtechnologie. In: Bakic J, Diebäcker M und Hammer E (Hg) Aktuelle Leitbegriffe der Sozialen Arbeit. Ein kritisches Handbuch. Wien: Löcker, S. 73–90.

Geis JR, Brady AP, Wu CC, et al. (2019) Ethics of Artificial Intelligence in Radiology: Summary of the Joint European and North American Multisociety Statement. Radiology 293(2): 436–440. DOI: 10.1148/radiol.2019191586.

Gernsbacher MA, Raimond AR, Balinghasay MT, et al. (2016) „Special Needs" Is an Ineffective Euphemism. Cognitive Research: Principles and Implications 1(1): 29. DOI: 10.1186/s41235-016-0025-4.

Gigerenzer G (2003) Das Einmaleins der Skepsis. Über den richtigen Umgang mit Zahlen und Risiken. Dritte Auflage Berlin: Berlin Verlag.

Gigerenzer G (2007) Bauchentscheidungen. Die Intelligenz des Unbewussten und die Macht der Intuition. Zehnte Auflage München: Bertelsmann.

Gillingham P (2015) Electronic Information Systems in Human Service Organisations: The What, Who, Why and How of Information. British Journal of Social Work 45(5): 1598–1613. DOI: 10.1093/bjsw/bcu030.

Gillingham P (2016) Electronic Information Systems to Guide Social Work Practice: The Perspectives of Practitioners as End Users. Practice 28(5): 357–372. DOI: 10.1080/09503153.2015.1135895.

Gillingham P (2019a) Can Predictive Algorithms Assist Decision-Making in Social Work with Children and Families? Child Abuse Review 28(2): 114–126. DOI: 10.1002/car.2547.

Gillingham P (2019b) Decision Support Systems, Social Justice and Algorithmic Accountability in Social Work: A New Challenge. Practice 31(4): 277–290. DOI: 10.1080/09503153.2019.1575954.

Gillingham P (2020) The Development of Algorithmically Based Decision-Making Systems in Children's Protective Services: Is Administrative Data Good Enough? The British Journal of Social Work 50(2): 565–580. DOI: 10.1093/bjsw/bcz157.

Gillingham P und Graham T (2017) Big Data in Social Welfare: The Development of a Critical Perspective on Social Work's Latest „Electronic Turn". Australian Social Work 70(2): 135–147. DOI: 10.1080/0312407X.2015.1134606.

Gillingham P und Humphreys C (2010) Child Protection Practitioners and Decision-Making Tools: Observations and Reflections from the Front Line. British Journal of Social Work 40(8): 2598–2616. DOI: 10.1093/bjsw/bcp155.

Gould R (2017) Data Literacy Is Statistical Literacy. Statistics Education Research Journal 16(1): 22–25. Zugriff unter: http://iase-web.org/documents/SERJ/SERJ16(1)_Gould.pdf (Zugriff 26.08.2021).

Gredig D und Sommerfeld P (2010) Neue Entwürfe zur Erzeugung und Nutzung lösungsorientierten Wissens. In: Otto H-U, Polutta A und Ziegler H (Hg) What works – welches Wissen braucht die Soziale Arbeit? Zum Konzept evidenzbasierter Praxis. Opladen/Farmington Hills: Verlag Barbara Budrich, S. 83–98.

Greilich T (2019) Predictive Policing. Wenn die Polizei in die Zukunft schaut. Serie: Digitalisierung der Polizeiarbeit. Wegweiser Verwaltung der Zukunft, Wegweiser Media & Conferences GmbH Berlin vom 2019. Zugriff unter https://www.vdz.org/oeffentliche-sicherheit/predictive-policing (Zugriff 07.12.2020).

Grossenbacher T und Schneider C (2018) Die grosse Screening-Machine. Schweizer Justizbehörden prüfen jährlich tausende Insassen auf ihre Gefährlichkeit – mit einem umstrittenen Algorithmus. Schweizer Radio und Fernsehen. Zürich. Zugriff unter https://www.srf.ch/news/schweiz/rueckfallrisiko-bei-straftaetern-die-grosse-screening-maschine (Zugriff 08.12.2020).

Grunwald A (2010) Technikfolgenabschätzung. Eine Einführung. Berlin: Edition Sigma.

Gutschner D, Feurer E und Schild S (2016) Prognosestellung und Risikoeinschätzung bei straffällig gewordenen Jugendlichen. In: Völkl-Kernstock S und Kienbacher C (Hg) Forensische Arbeit mit Kindern und Jugendlichen. Wien: Springer, S. 279–289. DOI: 10.1007/978-3-7091-1608-1_26.

Hallensleben S und Hustedt C (2020) From Principles to Practice. An Interdisciplinary Framework to Operationalise AI Ethics. Gütersloh. Zugriff unter https://www.ai-ethics-impact.org/de (Zugriff 08.01.2021).

Hammond KR (1996) Human Judgment and Social Policy. Irreducible Uncertainty, Inevitable Error, Unavoidable Injustice. Oxford: Oxford University Press.

Hardt M (2014) How Big Data is Unfair. Zugriff unter https://medium.com/@mrtz/how-big-data-is-unfair-9aa544d739de#.l3ia947tq (Zugriff 26.03.2019).

Heiner M (2011) Diagnostik in der Sozialen Arbeit. In: Otto H-U und Thiersch H (Hg) Handbuch Soziale Arbeit. Grundlagen der Sozialarbeit und Sozialpädagogik. Vierte Auflage. München, Basel: Ernst Reinhardt, S. 237–250.

Hoffmann B (2020) Medienpädagogik und Soziale Arbeit – kongruent, komplementär oder konträr im Umgang mit Digitalisierung und Mediatisierung. In: Kutscher N, Ley T, Seelmeyer U, et al. (Hg) Handbuch Soziale Arbeit und Digitalisierung. Weinheim: Beltz Juventa, S. 42–57.

Holl J, Kernbeiß G und Wagner-Printer M (2018) Das AMS-Arbeitsmarktchancen-Modell. Dokumentation zur Methode. SynthesisForschung Gesellschaft m. b. H. Zugriff unter www.forschungsnetzwerk.at/downloadpub/arbeitsmarktchancen_methode_%20dokumentation.pdf (Zugriff 10.01.2019).

Holsapple CW (2008) DSS Architecture and Types. In: Burstein F und Holsapple CW (Hg) Handbook on Decision Support Systems 1. Berlin, Heidelberg: Springer Berlin Heidelberg, pp. 163–189. DOI: 10.1007/978-3-540-48713-5_9.

Hubig C, Huning A und Ropohl G (Hg) (2013) Nachdenken über Technik. Die Klassiker der Technikphilosophie und neuere Entwicklungen. Dritte Auflage. Berlin: Editon Sigma.

Huppert C (2018) Das Bundesteilhabegesetz: Chancen und Grenzen für wirksam erlebte Teilhabe. Klinische Sozialarbeit 14(2): 9–11.

Hüttemann M (2010) Woher kommt und wohin geht die Entwicklung evidenzbasierter Praxis? In: Otto H-U, Polutta A und Ziegler H (Hg) What works – welches Wissen braucht die Soziale Arbeit? Zum Konzept evidenzbasierter Praxis. Opladen/Farmington Hills: Verlag Barbara Budrich, S. 119–135.

Huuskonen S und Vakkari P (2013) „I Did It My Way": Social Workers as Secondary Designers of a Client Information System. Information Processing & Management 49(1): 380–391. DOI: 10.1016/j.ipm.2012.05.003.

Initiative D21/fortiss (2018) eGovernment MONITOR 2018. Nutzung und Akzeptanz digitaler Verwaltungsangebote – Deutschland, Österreich und Schweiz im Vergleich. Berlin, Initiative D21.

Johnson WL (2011) The Validity and Utility of the California Family Risk Assessment under Practice Conditions in the Field: A Prospective Study. Child Abuse & Neglect 35(1): 18–28. DOI: 10.1016/j.chiabu.2010.08.002.

Kahl Y (2018) Teilhabe fördern durch Sozialraumorientierung: (k)ein Automatismus der Sozialpsychiatrie. Klinische Sozialarbeit 14(2): 13–15.

Kahl Y (2019) ICF-Orientierung in der Eingliederungshilfe. Risiken und Nebenwirkungen bei künftiger Bedarfsermittlung und Hilfeerbringung. Forum sozialarbeit + gesundheit 3: 11–13.

Kahneman D und Tversky A (1979) Prospect Theory: An Analysis of Decision under Risk. Econometrica 47(2): 263–291. DOI: 10.2307/1914185.

Keen PGW (1987) Decision Support Systems: The Next Decade. Decision Support Systems 3(3): 253–265. DOI: 10.1016/0167-9236(87)90180-1.

Keen PGW und Morton MS (1978) Decision Support Systems. An Organizational Perspective. Reading/Massachusetts: Addison-Wesley.

Kessl F und Klein A (2010) Das Subjekt in der Wirkungs- und Nutzerforschung. In: Otto H-U, Polutta A und Ziegler H (Hg) What works – welches Wissen braucht die Soziale Arbeit? Zum Konzept evidenzbasierter Praxis. Opladen/Farmington Hills: Verlag Barbara Budrich, S. 63–82.

Kolleck A, Orwat C (2020) Mögliche Diskriminierung durch algorithmische Entscheidungssysteme und maschinelles Lernen – ein Überblick. TAB-Hintergrundpapier Nr. 24. Berlin.

Krauthausen R (2019) Ey, bist du behindert? Wir leiden an einer besonderen Krankheit, und zwar an der Euphemismus-Falle. Die einzige Heilungsmöglichkeit: Sagen, was ist. Zugriff unter https://raul.de/allgemein/ungenaue-sprache-hilft-niemandem/ (Zugriff 02.01.2021).

Krauthausen R (2020) Warum ich das Wort „besonders" nicht mehr hören kann. Im Englischen gibt es „Special Education", im Deutschen die „Sonderpädogogik". Beides ist tragisch. Zugriff unter https://raul.de/leben-mit-behinderung/warum-ich-das-wort-besonders-nicht-mehr-hoeren-kann/ (Zugriff 02.01.2021).

Kreidenweis H (2018) Digitalisierung ändert nichts – außer alles. Chancen und Risiken für Einrichtungen der Behindertenhilfe. Praxis und Management 57(3): 122–125.

Kreidenweis H (2020) Digitalisierung der Sozialwirtschaft. Herausforderungen für das Management sozialer Organisationen. In: Kutscher N, Ley T, Seelmeyer U, et al. (Hg) Handbuch Soziale Arbeit und Digitalisierung. Weinheim: Beltz Juventa, S. 390–401.

Kreidenweis H und Wolff D (2016) IT-Report für die Sozialwirtschaft 2016. Eichstätt: Katholische Universität Eichstätt-Ingolstadt.

Kuhlmann S (1985) Computer als Mythos. In: Rammert W, Bechmann G und Nowotny H (Hg) Technik und Gesellschaft. Jahrbuch 3. Frankfurt, New York: Campus, S. 91–106.

Kutscher N, Ley T und Seelmeyer U (Hg) (2015) Mediatisierung (in) der sozialen Arbeit. Baltmannsweiler: Schneider.

Larson J, Mattu S, Kirchner L, et al. (2016) How We Analyzed the COMPAS Recidivism Algorithm. Zugriff unter https://www.propublica.org/article/how-we-analyzed-the-compas-recidivism-algorithm (Zugriff 18.03.2019).

Lee F (2018) Im Reich der überwachten Schritte. taz vom 10.02.2018. Zugriff unter http://www.taz.de/!5480926/ (Zugriff 20.03.2019).

Lenk H (Hg) (1993) Technik und Ethik. Zweite Auflage. Stuttgart: Reclam.

Lenk K (2018) Formen und Folgen algorithmischer Public Governance. In: Mohabbat-Kar R, Thapa BEP und Parycek P (Hg) (Un)berechenbar? Algorithmen und Automatisierung in Staat und Gesellschaft. Berlin: Kompetenzzentrum Öffentliche IT, S. 228–267.

Lenk K (2021) Verwaltungsinformatik. Leitbilder und Narrative der Technisierung des Regierens und Verwaltens. In: Pohle J und Lenk K (Hg) Der Weg in die „Digitalisierung" der Gesellschaft. Was können wir aus der Geschichte der Informatik lernen. Weimar/Lahn: Metropolis, S. 373–402.

Ley T und Reichmann U (2020). Digitale Dokumentation in Organisationen Sozialer Arbeit. In: Kutscher N, Ley T, Seelmeyer U, et al. (Hg) Handbuch Soziale Arbeit und Digitalisierung. Weinheim: Beltz Juventa, S. 241–254.

Ley T und Seelmeyer U (2014) Dokumentation zwischen Legitimation, Steuerung und professioneller Selbstvergewisserung: Zu den Auswirkungen digitaler Fach-Anwendungen. Sozial Extra 38(4): 51–55. DOI: 10.1007/s12054-014-0090-1.

Liedgren P, Elvhage G, Ehrenberg A, et al. (2016) The Use of Decision Support Systems in Social Work: A Scoping Study Literature Review. Journal of Evidence-Informed Social Work 13(1): 1–20. DOI: 10.1080/15433714.2014.914992.

Lorenz W (2011) Soziale Arbeit in Europa. In: Otto H-U und Thiersch H (Hg) Handbuch Soziale Arbeit. Grundlagen der Sozialarbeit und Sozialpädagogik. Vierte Auflage. München, Basel: Ernst Reinhardt, S. 1327–1333.

Luhmann N und Schorr K-E (1982) Das Technologiedefizit der Erziehung und die Pädagogik. In: Luhmann N und Schorr K-E (Hg) Zwischen Technologie und Selbstreferenz. Fragen an die Pädagogik. Frankfurt am Main: Suhrkamp, S. 11–40.

LVR-Dezernat Soziales (Hg) (2020) Bedarfe ermitteln – Teilhabe gestalten. Die Bedarfsermittlung beim LVR. Köln. LVR-Fachinformation Soziales und Teilhabe. Zugriff unter https://www.bthg.lvr.de/media/filer_public/41/26/4126obae-eo4e-4253-a8aa-911195f33d8f/fachinfo_bei_nrw_final.pdf (Zugriff 26.02.2021).

Machkovech S (2015) Google Dev Apologizes after Photos App Tags Black People as „Gorillas". Zugriff unter https://arstechnica.com/information-technology/2015/06/google-dev-apologizes-after-photos-app-tags-black-people-as-gorillas/ (Zugriff 18.03.2019).

Maier A und Cimiano P (2020) Supporting Social Workers with Summarizations of Patient Trajectories extracted from Documentation. In: Proceedings of the 2020 3rd International Conference on Information Management and Management Science, London United Kingdom, August 7, 2020, S. 77–81. ACM. DOI: 10.1145/3416028.3416032.

Matzat L, Zielinski L, Cocco M, et al. (2019). Atlas der Automatisierung. Automatisierung und Teilhabe in Deutschland. Berlin. Zugriff unter atlas-der-automatisierung.de (Zugriff 17.04.2020).

Meehl PE (1954) Clinical versus Statistical Prediction: A Theoretical Analysis and a Review of the Evidence. Minneapolis: University of Minnesota Press. DOI: 10.1037/11281-000.

Merchel J (1999) Zwischen ‚Diagnose' und ‚Aushandlung'. Zum Verständnis des Charakters von Hilfeplanung in der Erziehungshilfe. In: Peters F (Hg) Diagnosen – Gutachten – hermeneutisches Fallverstehen. Rekonstruktive Verfahren zur Qualifizierung individueller Hilfeplanung. Frankfurt am Main: IGFH, S. 73–96.

Merchel J (2004) Pädagogische Dokumentation zwischen Etikettierung und Ausweis fachlichen Handelns. In: Henes H und Trede W (Hg) Dokumentation pädagogischer Arbeit. Grundlagen und Methoden für die Praxis der Erziehungshilfen. Frankfurt am Main: Internationale Gesellschaft für erzieherische Hilfen, Walhalla Fachverlag, S. 15–41.

Merchel J (2005) „Diagnostik" als Grundlage für eine fachlich begründete Hilfeplanung: Inhaltliche Anforderungen und angemessene Semantik. In: Verein für Kommunalwissenschaften e. V. (Hg) Diagnostik in der Kinder- und Jugendhilfe. Vom Fallverstehen zur richtigen Hilfe. Dokumentation der Fachtagung vom 21.–22. April 2005 in Berlin. Berlin, S. 13–29.

Merchel J und Tenhaken W (2015) Dokumentation pädagogischer Prozesse in der Sozialen Arbeit: Nutzen durch digitalisierte Verfahren. In: Kutscher N, Ley T und Seelmeyer U (Hg) Mediatisierung (in) der sozialen Arbeit. Baltmannsweiler: Schneider, S. 171–191.

Meredith R und Arnott D (2003) On Ethics and Decision Support Systems Development. In: PACIS 2003 Proceedings 106. Zugriff unter http://aisel.aisnet.org/pacis2003/106 (Zugriff 27.08.2021).

Meyer B (1991) Die programmierte Entscheidung. Eine Folgenabschätzung neuer Technologien für soziale Berufe. In: Meyer B (Hg) Hilfe vom Bildschirm. Computer in der sozialen Arbeit. Freiburg: Lambertus, S. 12–21.

Moch M (2004) Wenn Daten für sich sprechen – Fallstricke des Dokumentierens in pädagogischen Einrichtungen. In: Henes H und Trede W (Hg) Dokumentation pädagogischer Arbeit. Grundlagen und Methoden für die Praxis der Erziehungshilfen. Frankfurt am Main: Internationale Gesellschaft für erzieherische Hilfen, Walhalla Fachverlag, S. 57–75.

Moch M (2015) Langsames Denken oder Bauchgefühl? Worauf gründen professionelle Entscheidungen? np 2: 132–144.

Monnickendam M, Savaya R und Waysman M (2005) Thinking Processes in Social Workers' Use of a Clinical Decision Support System: A Qualitative Study. Social Work Research 29(1): 21–30. DOI: 10.1093/swr/29.1.21.

Müller-Baron I (2019) Editorial. Mit Blick aufs Ganze – ICF und Soziale Arbeit. Forum sozial-arbeit + gesundheit 3: 3.

Neri E, Coppola F, Miele V, et al. (2020) Artificial Intelligence: Who Is Responsible for the Diagnosis? La Radiologia Medica 125(6): 517–521. DOI: 10.1007/s11547-020-01135-9.

Nierling L und Maia M (2020) Assistive Technologies: Social Barriers and Socio-Technical Pathways. Societies 10(2): 41. DOI: 10.3390/soc10020041.

O'Neil C (2016) Weapons of Math Destruction. How Big Data Increases Inequality and Threatens Democracy. New York: Broadway Books.

OpenSCHUFA (Hg) (2019) OpenSCHUFA: Die Kampagne ist beendet, die Probleme bleiben – unsere Forderungen an Politik und SCHUFA. Zugriff unter https://openschufa.de/ (Zugriff 27.08.2021).

Opiela N, Tiemann J, Gumz JD, et al. (2019) Deutschland-Index der Digitalisierung 2019. Berlin. Zugriff unter http://www.oeffentliche-it.de/publikationen (Zugriff 21.12.2020).

Orwat C (2020) Diskriminierungsrisiken durch Verwendung von Algorithmen. Eine Studie erstellt mit einer Zuwendung der Antidiskriminierungsstelle des Bundes. Baden-Baden: Nomos.

Otto H-U, Polutta A und Ziegler H (2010) Zum Diskurs um evidenzbasierte Soziale Arbeit. In: Otto H-U, Polutta A und Ziegler H (Hg) What works – welches Wissen braucht die Soziale Arbeit? Zum Konzept evidenzbasierter Praxis. Opladen/Farmington Hills: Verlag Barbara Budrich, S. 7–25.

Pawson R und Tilley N (2009) Realist Evaluation. In: Otto H-U, Polutta A und Ziegler H (Hg) What works – welches Wissen braucht die Soziale Arbeit? Zum Konzept evidenzbasierter Praxis. Opladen/Farmington Hills: Verlag Barbara Budrich, S. 151–180.

Pfister H-R, Jungermann H und Fischer K (2017) Die Psychologie der Entscheidung. Eine Einführung. Vierte Auflage Berlin, Heidelberg, Springer.

Polutta A (2015) „Technologies of Care" und wirkungsorientierte Steuerung. Zu aktuellen Transformationsprozessen in der Sozialen Arbeit. In: Kutscher N, Ley T und Seelmeyer U (Hg) Mediatisierung (in) der sozialen Arbeit. Baltmannsweiler: Schneider, S. 56–73.

Raji D (2020) How Our Data Encodes Systematic Racism. Technologists Must Take Responsibility for the Toxic Ideologies that Our Data Sets and Algorithms Reflect. MIT Technology Review. Zugriff unter https://www.technologyreview.com/2020/12/10/1013617/racism-data-science-artificial-intelligence-ai-opinion/ (Zugriff 21.01.2021).

Reichmann U (2016) Schreiben und Dokumentieren in der Sozialen Arbeit. Struktur, Orientierung und Reflexion für die berufliche Praxis. Opladen: Verlag Barbara Budrich.

Rennstich JK (2019) Digitalkompetenz und Data Literacy als professionelle Kompetenzen für Soziale Arbeit im Zeitalter des digitalen Kapitalismus: Der Einfluss der Digitalisierung auf Lehre und Ausbildungsprofile in der Sozialen Arbeit. preprint, 26 April. SocArXiv. DOI: 10.31235/osf.io/ybf2q.

RfII – Rat für Informationsinfrastrukturen (2019) Herausforderung Datenqualität – Empfehlungen zur Zukunftsfähigkeit von Forschung im digitalen Wandel. Zweite Auflage. Göttingen. Zugriff unter http://www.rfii.de/?p=4043 (Zugriff 13.10.2020).

Ritschl V, Stamm T und Unterhumer G (2016). Wissenschaft praktisch – evidenzbasierte Praxis. In: Ritschl V, Weigl R, Stamm T (Hg.) Wissenschaftliches Arbeiten und Schreiben. Verstehen, Anwenden, Nutzen für die Praxis. Berlin, Heidelberg/s.l., Springer Berlin Heidelberg, 292–306.

Röh D (2009) Soziale Arbeit in der Behindertenhilfe. München: Ernst Reinhardt.

Rolf A, Christ M, Drews P, et al. (2008) Mikropolis 2010. Menschen, Computer, Internet in der globalen Gesellschaft. Marburg: Metropolis.

Sackett DL, Rosenberg WMC, Gray JAM, et al. (1996) Evidence Based Medicine: What it Is and what it Isn't. BMJ 312(7023): 71–72. DOI: 10.1136/bmj.312.7023.71.

Savulescu J (2001) Procreative Beneficence: Why We Should Select the Best Children. Bioethics 15(5–6): 413–426. DOI: 10.1111/1467-8519.00251.

Schmiede R (1996). Informatisierung, Formalisierung und kapitalistische Produktionsweise. Entstehung der Informationstechnik und Wandel der gesellschaftlichen Arbeit. In: Schmiede R (Hg) Virtuelle Arbeitswelten. Arbeit, Produktion und Subjekt in der „Informationsgesellschaft". Berlin: Edition Sigma, S. 15–47.

Schneider D (2020). Decision Support Systeme in der Sozialen Arbeit – Herausforderungen an die Rolle der TA in Innovationsprozessen. In: Nierling L und Torgersen H (Hg) Die neutrale Normativität der Technikfolgenabschätzung: Konzeptionelle Auseinandersetzung und praktischer Umgang. Baden-Baden: Nomos, S. 117–138.

Schneider D (2021) Ein Schritt in Richtung De-Professionalisierung? Plädoyer für eine intensive Diskussion über algorithmische Systeme in der professionellen Praxis. In: Wunder M (Hg) Digitalisierung und Soziale Arbeit. Transformationen, Beharrungen, Herausforderungen. Bad Heilbrunn: Klinkhardt-Verlag, S. 122–139.

Schneider D (im Erscheinen) „… das braucht die Technik nicht alles zu wissen" – Digitale Datenerfassung im Spannungsfeld zwischen Privatheit, Datenschutz und gesellschaftlichem Auftrag. In: Friedewald M, Kreutzer M und Hansen M (Hg) Selbstbestimmung, Privatheit und Datenschutz. Gestaltungsoptionen für einen europäischen Weg. Wiesbaden: Springer Vieweg.

Schneider D und Seelmeyer U (2019) Challenges in Using Big Data to Develop Decision Support Systems for Social Work in Germany. Journal of Technology in Human Services 37(2–3): 113–128. DOI: 10.1080/15228835.2019.1614513.

Schneider D, Sonar A und Weber K (im Erscheinen) Zwischen Automatisierung und ethischem Anspruch. Disruptive Effekte des KI-Einsatzes in und auf Professionen der Gesundheitsversorgung. In: Pfannstiel M (Hg) Künstliche Intelligenz im Gesundheitswesen. Berlin, Heidelberg. Springer.

Schoech D, Jennings H, Schkade LL, et al. (1985) Expert Systems: Artificial Intelligence for Professional Decisions. Computers in Human Services 1(1): 81–115. DOI: 10.1300/J407v01n01_06.

Schrödter M, Bastian P und Taylor B (2018) Risikodiagnostik in der Sozialen Arbeit an der Schwelle zum ‚digitalen Zeitalter' von Big Data Analytics. Unpublished. DOI: 10.13140/RG.2.2.22119.14240.

Schrödter M, Bastian P und Taylor B (2020) Risikodiagnostik und Big Data Analytics in der Sozialen Arbeit. In: Kutscher N, Ley, Seelmeyer U, et al. (Hg) Handbuch Soziale Arbeit und Digitalisierung. Weinheim: Beltz Juventa, S. 255–264.

Shiller U und Strydom M (2018) Evidence-Based Practice in Child Protection Services: Do We Have Time for this? Social Work 54(4). DOI: 10.15270/54-4-669.

Simon EJ, Albuquerque JP de und Rolf A (2008). Notwendige und vorläufige Formalisierungslücken in Organisationen. In: Funken C und Schulz-Schaeffer I (Hg) Digitalisierung der Arbeitswelt. Zur Neuordnung formaler und informeller Prozesse in Unternehmen. Wiesbaden: VS Verlag für Sozialwissenschaften, S. 239–261.

Sommerfeld P (2016) Evidenzbasierung als ein Beitrag zum Aufbau eines konsolidierten professionellen Wissenskorpus in der Sozialen Arbeit. In: Borrmann S und Thiessen B (Hg) Wirkungen Sozialer Arbeit. Potentiale und Grenzen der Evidenzbasierung für Profession und Disziplin. Opladen: Verlag Barbara Budrich: S. 21–41.

Sonar A und Weber K (2020) KI gestern und heute. Arbeit 29(2): 105–122. DOI: 10.1515/arbeit-2020-0009.

Spielkamp M (Hg) (2019) Automating Society. Taking Stock of Automated Decision Making in the EU. A Report by AlgorithmWatch in Cooperation with Bertelsmann Stiftung, supported by the Open Society Foundations. Zugriff unter www.algorithmwatch.org/automating-society (Zugriff 18.03.2019).

Sühnel M und Blankenburg K (2020) Was bedeutet Teilhabe? Ambulante (Peer-)Beratung durch Soziale Arbeit in den ergänzenden unabhängigen Teilhabeberatungsstellen. Forum sozial-arbeit + gesundheit 4: 30–33.

Sunstein CR, Celikates R und Engels E (2007) Gesetze der Angst. Jenseits des Vorsorgeprinzips. Frankfurt am Main: Suhrkamp.

Sutorius M (2019) Neues Konzept für Bedarfsermittlung. Nutzung und Anwendung des bio-psychosozialen Modells der WHO bei der Bedarfsermittlung für Leistungen zur Teilhabe am Arbeitsleben. Forum sozialarbeit + gesundheit 3: 18–22.

Tayebi MA und Glässer U (2016) Social Network Analysis in Predictive Policing. Cham: Springer International Publishing.

Taylor C (2008) Trafficking in Facts: Writing Practices in Social Work. Qualitative Social Work 7(1): 25–42. DOI: 10.1177/1473325007086414.

Thaler RH und Sunstein CR (2009) Nudge. Improving Decisions about Health, Wealth, and Happiness. New York: Penguin.

Theben M (2017) Das Bundesteilhabegesetz – was bedeutet die gemeinsame Leistungserbrin-gung? Fachbeitrag D31-2017. Zugriff unter https://www.reha-recht.de/fachbeitraege/beitrag/artikel/beitrag-d31-2017/ (Zugriff 11.01.2021).

Trede W und Henes H (2004) „Ein Haufen Unterlagen" – Einleitende Bemerkungen zum The-ma „Dokumentation erzieherischer Hilfen". In: Henes H und Trede W (Hg) Dokumentation pädagogischer Arbeit. Grundlagen und Methoden für die Praxis der Erziehungshilfen. Frank-furt am Main: Internationale Gesellschaft für erzieherische Hilfen, Walhalla Fachverlag, S. 5–11.

Turing AM (1950) Computing Machinery and Intelligence. Mind 54: 433–457.

Umsetzungsbegleitung Bundesteilhabegesetz (Hg) (oJ) Unterschied zwischen ICD und ICF. Was ist der Unterschied zwischen dem bio-medizinischen Modell (ICD) und dem bio-psy-cho-sozialen Modell der ICF? Zugriff unter https://umsetzungsbegleitung-bthg.de/bthg-kompass/bk-bedarfsermittlung-icf/icf/fd1-1003/ (Zugriff 30.12.2020).

Unabhängige Hochrangige Expertengruppe für Künstliche Intelligenz (Hg) (2018) Ethik-Leit-linien für eine vertrauenswürdige KI. Erster Entwurf. Europäische Kommission. Zugriff unter https://ec.europa.eu/newsroom/dae/document.cfm?doc_id=60425 (Zugriff 08.01.2021).

van der Put CE, Hermanns J, van Rijn-van Gelderen L, et al. (2016) Detection of Unsafety in Families with Parental and/or Child Developmental Problems at the Start of Family Support. BMC Psychiatry 16(1): 15. DOI: 10.1186/s12888-016-0715-y.

Wachter S, Mittelstadt B und Floridi L (2017) Transparent, Explainable, and Accountable AI for Robotics. Science Robotics 2(6): eaan6080. DOI: 10.1126/scirobotics.aan6080.

Wagner-Döbler R (1989) Das Dilemma der Technikkontrolle. Wirkungen der Technikentwick-lung und Probleme der Technologiepolitik. Berlin: Edition Sigma.

Warschauer M (2003) Technology and Social Inclusion. Rethinking the Digital Divide. Cam-bridge/Massachusetts: MIT Press.

Webb S (2001) Some Considerations on the Validity of Evidence-based Practice in Social Work. British Journal of Social Work 31(1): 57–79. DOI: 10.1093/bjsw/31.1.57.

Webb S (2003) Technologies of Care. In: Harlow E und Webb SA (Hg) Information and Com-munication Technologies in the Welfare Services. London, Philadelphia: Jessica Kingsley Pu-blishers, S. 223–238.

Weber K (2003) Ethische Leitlinien: inhaltlich oder prozedural? In: Dittrich K (Hg) Innovative Informatikanwendungen. Informatik 2003, Beiträge der 33. Jahrestagung der Gesellschaft für Informatik e. V. (GI), 29. Sept. – 2. Okt. 2003 in Frankfurt am Main. Bonn: Gesellschaft für Informatik, S. 188–193.

Weber K (2013) What Is it Like to Encounter an Autonomous Artificial Agent? AI & SOCIETY 28(4): 483–489. DOI: 10.1007/s00146-013-0453-3.

Weber K (2018a) Computer als omnipotente Herrschaftsinstrumente. Hoffnungen, Ängste und realer Wandel in Politik und Gesellschaft. In: Zoglauer T, Weber K und Friesen H (Hg) Technik als Motor der Modernisierung. Freiburg: Alber, S. 183–205.

Weber K (2019) Autonomie und Moralität als Zuschreibung. Über die begriffliche und inhaltliche Sinnlosigkeit einer Maschinenethik. In: Rath M, Krotz F und Karmasin M (Hg) Maschinenethik. Wiesbaden: Springer Fachmedien, S. 193–208.

Weber K und Zoglauer T (2019) Maschinenethik und Technikethik. In: Bendel O (Hg) Handbuch Maschinenethik. Wiesbaden: Springer Fachmedien, S. 145–163. DOI: 10.1007/978-3-658-17483-5_10.

Weber S (2018) Nach der Ökonomisierung kommt die …: Möglichkeiten der Steuerung Sozialer Arbeit aus Sicht der Governance-Theorie. Sozial Extra 42(5): 27–30. DOI: 10.1007/s12054-018-0081-8.

Weinkauf C, Heyrock S und Keßler S (2019) Gemeinsame Sprache – mehr Effektivität. ICF-Nutzung in der beruflichen Rehabilitation bei psychisch erkrankten Menschen. Forum sozialarbeit + gesundheit 3: 28–32.

Weiß C (2013) Basiswissen Medizinische Statistik. Berlin, Heidelberg: Springer.

Weizenbaum J (1976) Die Macht der Computer und die Ohnmacht der Vernunft. Frankfurt am Main: Suhrkamp.

Welti F (2018) Teilhabe und Recht: Was ändert sich durch das Bundesteilhabegesetz? Klinische Sozialarbeit 14(2): 7–9.

Wiener N (1972) Mensch und Menschmaschine. Kybernetik und Gesellschaft. Vierte Auflage Frankfurt am Main: Metzner.

Wiener O (1984) Turing Tests. Vom dialektischen zum binären Denken. Kursbuch 75: 12–37.

Will-Zocholl M und Hardering F (2020) Digitalisierung als Informatisierung in der sozialen Arbeit? Folgen für Arbeit und professionelles Selbstverständnis von Sozialarbeiter*innen. Arbeit 29(2): 123–142. DOI: 10.1515/arbeit-2020-0010.

Zorn I und Seelmeyer U (2017) Inquiry-Based Learning about Technologies in Social Work Education. Journal of Technology in Human Services 35(1): 49–62. DOI: 10.1080/15228835.2017.1277913.

Zweig KA and Bertelsmann Stiftung (2018) Wo Maschinen irren können: Verantwortlichkeiten und Fehlerquellen in Prozessen algorithmischer Entscheidungsfindung. Arbeitspapier Algorithmenethik. BStift – Bertelsmann Stiftung. DOI: 10.11586/2018006.

Zweig KA, Krafft TD, Muramalla S, et al. (2017) Algorithmic Literacy. In: Biehler R, Schulte C und Universität Paderborn (Hg) Paderborn Symposium on Data Science Education at School Level 2017: The Collected Extended Abstracts. UB-PAD – Paderborn University Library, S. 33–36.

Lernen aus der Vergangenheit
Die prägende Rolle der frühen Jahre der
KI-Entwicklung für heutige Debatten
(auch in der Medizin)

ARNE SONAR / KARSTEN WEBER

1. Einleitung

Es gibt verschiedene Wege sich dem Thema der KI und den damit verknüpften Debatten über soziale und ethische Spannungsfelder anzunähern. Ein möglicher Weg ist in der Auseinandersetzung mit der Entwicklungsgeschichte der KI zu sehen, insbesondere im Hinblick auf die Verknüpfung technischer Entwicklungsstände und der entsprechenden (öffentlichen) Debatten über soziale und ethische Belange. Selbst eine nur kursorische Rekonstruktion der Entwicklungsgeschichte der KI erlaubt es die verschiedenen Debattenstränge zumindest analytisch zu separieren. Damit wird es möglich die vielen Differenzierungen und komplexen Sachverhalte, die in der wissenschaftlichen Auseinandersetzung und Arbeit im Vordergrund stehen, aber in öffentlichen Debatten meist in den Hintergrund geraten, wieder sichtbar werden zu lassen und einer kritischen Reflektion zu unterziehen.

Im Zuge der Sichtung und Lektüre unterschiedlicher Publikationen zur KI zeigt sich, dass die Darstellung der geschichtlichen Entwicklung des Themenfeldes in den verschiedenen Beiträgen in unterschiedlicher Intensität auftritt und zuweilen sogar als Kern der inhaltlichen Ausführungen und Auseinandersetzungen anzusehen ist (siehe u. a. Ahrweiler 1995; Irrgang und Klawitter 1990; Mainzer 2016; Siekmann 1994a, 1994b & 2009)[1]. Da eine Darstellung geschichtlicher Entwicklungszusammenhänge für die

---

Kontextualisierung ethischer und sozialer Diskurse rund um KI hilfreich sein kann, soll im Folgenden ein Abriss dieser Historie von deren Anfängen in den 1950er Jahren bis zur Jahrtausendwende gegeben werden; bei einem Abriss muss es jedoch auch bleiben, da eine vollständige Würdigung der eher theoretisch ausgerichteten KI-Forschung auf der einen und der stärker praktisch geprägten technischen Entwicklung von KI-Systemen auf der anderen Seite zu viel Raum einnähme.

2.   Ein historischer Abriss

2.1   Ausgangspunkte und frühe Entwicklungen

Die Unterscheidung zwischen menschlicher und künstlicher Intelligenz wie auch die Frage nach den Möglichkeiten der Übertragbarkeit und/oder Abbildbarkeit menschlicher Intelligenz auf technische Prozesse ist schon seit der Antike und im Verlauf der weiteren Menschheitsgeschichte stets ein Gegenstand nicht nur philosophischer Überlegungen und Debatten gewesen (vgl. Irrgang und Klawitter 1990: 10 ff.; Mainzer 2016: 7 ff.). Obwohl erste Ansätze der informationstechnischen Umsetzung theoretischer Überlegungen schon in den Anfängen des 20. Jahrhunderts verortet werden können (vgl. Weber 2019), wird der Start der KI-Forschung gemeinhin mit der sogenannten *Darthmouth Conference* von 1956 verbunden (Irrgang und Klawitter 1990: 16; Siekmann 1994b: 20; Siekmann 2009: 47).

Unter anderem im Schatten der aufkommenden Entwicklung des Computers in den späten 1940er Jahren beginnt mit den 1950er Jahren eine erste Phase der Entwicklung dessen, was gemeinhin unter der Begrifflichkeit der Künstlichen Intelligenz verstanden wird. War die Einführung des Begriffs der *Artificial Intelligence* durchaus mit Kontroversen verbunden, erfolgte unter dem Begriff *Complex Information Process* für den Bereich der technisch basierten Informationsverarbeitung grundlegende und noch bis in die heutige Zeit gültige Pionierarbeit. Einerseits basierend auf der Idee der grundlegenden Übersetzbarkeit und der wissenschaftlich fundierten Formalisierung menschlicher Denkvorgänge der Problem- und Entscheidungsfindung in Algorithmen, andererseits resultierend aus Verknüpfungen neuer Denkansätze und Ergebnisse aus verschiedenen wissenschaftlichen Disziplinen wie Psychologie, Mathematik, Biologie oder Kybernetik sowie den Möglichkeiten digitaler Computer, herrschte gerade in den Anfangsjahren der KI-Forschung ein hohes Maß an Euphorie.

Dieser Enthusiasmus äußerte sich in dem expliziten Anspruch, ein allgemeines Problemlösungsverfahren im Sinne eines sogenannten *General Problem Solver* (GPS)

---

als beispielsweise Chancen und Risiken sowie deren Wahrnehmung stark davon abhängen, wer aus welchem Land die Rückschau durchführt (vgl. Weber in diesem Band).

entwickeln zu können. Mit der Zeit stellte sich dies jedoch als ein nicht einlösbarer Anspruch heraus, weshalb sich insbesondere zum Ende der ersten Entwicklungsphase ein neuer und erfolgreicherer Entwicklungstrend etablierte: jener der zunehmend spezialisierten KI-Programme (vgl. Irrgang und Klawitter 1990: 16; Mainzer 2016: 11 f.; Siekmann 1994b: 20 f.; Siekmann 2009: 47). Bildeten sich im internationalen Kontext schon innerhalb dieser Pionierphase erste strukturelle Ansätze für die KI-Forschung als wissenschaftliche Disziplin heraus, fand eine spezifische und KI-bezogene strukturelle Entwicklung innerhalb Deutschlands zu dieser Zeit nahezu gar nicht statt. Erste Impulse der Auseinandersetzung mit KI basierten in den meisten Fällen auf Forschungsarbeiten aus der sich zunehmend etablierenden Informatik, wobei grundlegende Arbeiten im Zusammenhang mit dem Themengebiet der KI, unter anderem bedingt durch ein fehlendes breites wirtschaftliches Interesse, zumeist aus individuellen Leistungen einzelner Personen resultierte (vgl. Ahrweiler 1995: 57 ff.; Siekmann 1994b: 21 f.; Siekmann 2009: 48 f.).

2.2   Konsolidierung und Aufbau von Infrastrukturen

Diesen ersten Schritten folgte bis in die Anfänge der 1980er Jahre eine Phase erster kleinerer Entwicklungserfolge, welche jedoch gleichzeitig von einem nicht geringen Maß an Skepsis gegenüber der KI und ihrer potenziellen Leistungsfähigkeit begleitet wurde; paradigmatisch kann hierfür der sogenannte *Lighthill-Report* (Lighthill 1973) genannt werden. Der Abkehr vom Anspruch eines generellen Problemlösers folgte eine Hinwendung zu spezialisierten und für eine jeweils konkrete praktische Anwendung angedachten Systemen, welche in vielen Fällen auch für weiterentwickelte Systeme späterer Entwicklungsphasen als Grundlagen dienten. Ein Schwer- und Höhepunkt dieser Entwicklungsphase lag in der Hervorbringung erster funktionsfähiger Expertensysteme (z.B. DENDRAL und MYCIN für medizinische Diagnosen, bspw. Daniel, Hájek und Nguyen 1997; Feigenbaum und Buchanan 1993; Lindsay et al. 1993). Derartige regelbasierte Systeme sollten nicht zuletzt dazu dienen, bereits bestehendes Expertenwissen aufzuarbeiten und in expliziter Form zugänglich werden zu lassen (vgl. Irrgang und Klawitter 1990: 17; Mainzer 2016: 12 f.).

Die Entwicklung der KI-Forschung innerhalb Deutschlands war in dieser Periode von ersten Kooperationsanstrengungen zwischen den bis dato eher individuell agierenden Forscher*innen gekennzeichnet. Es kann davon gesprochen werden, dass es im Zusammenhang mit dieser Entwicklungsperiode zu ersten inhaltlichen, weitestgehend aber voneinander abgeschirmten Ausdifferenzierungen innerhalb der KI-Forschung kam: Einem theoretisch orientierten, einem der Sprachverarbeitung zugewandten und einem der Bildverarbeitung verschriebenen Forschungszweig. Daneben gab es zudem erste Schritte hin zu einer Institutionalisierung der KI als eigenständigem Forschungsbereich (beispielsweise innerhalb der Gesellschaft für Informatik) wie auch der Aufbau einer breiteren Community mithilfe erster Tagungen und der Veröffentlichung fachspezifischer Zeitschriften (vgl. Ahrweiler 1995: 6 ff.; Siekmann 1994b: 22; Siekmann 2009: 49).

Mit Beginn der 1980er Jahre erlebte die KI-Forschung und -Entwicklung einen Aufschwung. Basierend auf der zunehmenden Spezialisierung in der Entwicklung von KI-Anwendungen auch für die industrielle Nutzung entwickelte sich ein wirtschaftliches Interesse an der KI. Ebenso sorgte die Forschung zum sogenannten 5th *Generation Computing* (z. B. Michard 1992; Shapiro und Warren 1993) in Japan für gesteigerte internationale wissenschaftliche, mediale und öffentliche Aufmerksamkeit (vgl. Irrgang und Klawitter 1990: 17). Für die deutsche KI-Landschaft ist dieser Entwicklungszeitraum unter anderem durch ein verstärktes wirtschaftliches und politisches (Förderungs-) Interesse wie auch ein wachsendes Maß an medialer Aufmerksamkeit gekennzeichnet. Mit den vermehrt zur Verfügung stehenden Ressourcen gab es einen stetigen Aufwuchs im Bereich der akademischen Infrastruktur in Gestalt von Forschungseinrichtungen und Stellen bei einem gleichzeitigen Vorantreiben der Formalisierung von Strukturen, d. h. einer zunehmenden Institutionalisierung.

In diesem Zusammenhang kann beispielsweise auf den Aufstieg der KI von einer Fachgruppe innerhalb der Gesellschaft für Informatik (GI) hin zu einem eigenen Fachbereich, die Errichtung des Sonderforschungsbereichs (SFB) 314 der Deutschen Forschungsgemeinschaft (DFG) oder auf die Gründung des Deutschen Forschungszentrums für Künstliche Intelligenz (DFKI) verwiesen werden. Im Gegensatz zur Tendenz vor allem in den USA und in Großbritannien, KI als eigenständige Wissenschaftsdisziplin zu etablieren, manifestierte sich diese in (West-)Deutschland als integrativer Teil der Informatik. Trotz dieser Unterschiede glichen sich die organisatorischen Strukturen der deutschen KI-Forschung der internationalen Wissenschaftsstruktur jedoch beständig an, was auch deren Eingliederung in koordinierende internationale Organisationen begünstigte. Zudem intensivierten sich die Bestrebungen im Rahmen einer wachsenden Anzahl regelmäßiger Veranstaltungsreihen wie auch periodisch publizierter Journale und Buchreihen die bestehende Community einerseits zu erweitern und andererseits enger sowie besser miteinander zu vernetzen (vgl. Ahrweiler 1995: 104 ff. & 117 ff.; Siekmann 1994: 49 ff.; Siekmann 2009: 22 f.).

Die KI-Entwicklung der 1990er Jahre basierte in ihren Grundzügen auf der aus der Hochzeit der 1980er Jahre resultierenden, umfassenden akademischen und wirtschaftlichen Infrastruktur. Gleichzeitig ist diese Periode charakterisiert durch ein gesunkenes Maß an Euphorie und einer verstärkt durch Sachlichkeit und Realismus geprägten Perspektive auf die Potenziale der KI. Daher kann diese Zeit sowohl auf nationaler wie auch internationaler Ebene als Umbruchphase zwischen Blüte und weitgehender Normalisierung wahrgenommen werden. Im Wesentlichen ist dieser Trend auf teilweise sehr hohe und sich nur bedingt bewahrheitende Erwartungen zurückzuführen, insbesondere hinsichtlich der wirtschaftlichen Umsetzbarkeit von KI-Anwendungen; die KI-Forschung wie auch die Entwicklung von KI-Anwendungen gerieten in vielen

Fällen an die Grenzen technischer Machbarkeit. Eine der zentralen Veränderungen der KI-Forschung im Zusammenhang mit dieser Entwicklungsperiode ist in einer zunehmenden Umstrukturierung von angewandter Forschung und der institutionellen Organisation hin zu einer stärkeren wirtschaftlichen Orientierung zu sehen. Obwohl sich die Rentabilität von KI-Vorhaben zunehmend als wichtiger Forschungs- und Entwicklungsaspekt etablierte, fand zur gleichen Zeit eine gegenläufige Entwicklung statt. Denn die aufgebauten akademischen Strukturen erlaubten eine (partielle) Abkehr vom Credo der industriellen Notwendigkeit hin zu einem neuen Maß an Freiheit in der Grundlagenforschung. Dies kann mitunter als Emanzipation einer nun in weiten Teilen selbständig und unabhängig agierenden KI-Forschung verstanden werden (vgl. Ahrweiler 1995: 138 ff. & 148 ff.; Siekmann 2009: 51 f.). Petra Ahrweiler (1995: 1f.) beschreibt diese sehr heterogene Situation mit folgenden Worten:

> „Diesen wissenschaftlichen, wirtschaftlichen und politischen Interessenslagen entspricht in Deutschland eine Forschungsorganisation, die momentan speziell dieses Fachgebiet auszeichnet, aber in Zukunft die Organisation von Hochtechnologie-Entwicklung allgemein bestimmen wird. Neben universitärer Forschung, die vor allem grundlagenorientiert arbeitet, gibt es Institute, die durch Mischformen staatlicher und privatwirtschaftlicher Förderung finanziert werden und deren Praxisorientierung häufig sogar über Prototypenentwicklung hinausgehen soll. Außerdem werden wesentliche Teile der KI-Forschung gleich in den Entwicklungsabteilungen der Großunternehmen selbst durchgeführt."

Wie Ahrweiler aufzeigt, wird durch die Ausdifferenzierung der an der KI-Forschung und -Entwicklung beteiligten Akteur*innen und Institutionen der mit den 1980er Jahren aufkommende und später als überzogen wahrgenommene Erwartungsdruck auf zahlreiche Verantwortungsträger aufgeteilt; dies führt zu einer wesentlich entspannteren, mitunter nach außen auch weniger ambitioniert wirkenden Atmosphäre innerhalb der KI-Forschung. Bestimmte Ereignisse, unter anderem der Sieg von *Deep Blue* über den zu jener Zeit amtierenden Schachweltmeister im Jahr 1997, sorgten jedoch stets für öffentliche Aufmerksamkeit. Siekmann (2009: 52) fasst die Tendenzen im Feld der KI innerhalb der 1990er Jahre wie folgt zusammen:

> „Damit ist, zusammen mit dem akademischen Wachstum und der allgemeinen internationalen Entwicklung, nach sicher sehr schweren Jahren, als es auch um das reine Überleben unserer Forschungsdisziplin ging, eine wirtschaftliche wie akademische Situation eingetreten, wie sie in der Größenordnung selbst von unseren Gründungsvätern kaum erträumt wurde."

3.   Einordnung der Debatte(n)

3.1   Kritische Reflexion der grundlegenden Annahmen

Die wohl bekanntesten und ohne Zweifel sehr grundlegend geführten Auseinandersetzungen um die Grenzen und Möglichkeiten der KI sind ganz entscheidend mit Hubert
Dreyfuß (1972 [1989]), Joseph Weizenbaum (1978) und John Searle (1980) verbunden.[2]
Für Dreyfus beginnt die kritische Reflexion der KI im Wesentlichen mit der Auseinandersetzung mit dem Begriff der Intelligenz als „heuristische[s] [...] Programm[...], das
eine digitale Maschine zur Datenverarbeitung befähigen soll, intelligentes Verhalten zu
zeigen" (Dreyfus 1989: 28). Diese Auffassung greife zu kurz: Eine wahrhafte Realisierung von KI müsse gemäß Dreyfus mit einer Neufassung des begrifflichen Verständnisses des Menschen als Objekt einhergehen oder im entgegengesetzten Fall zu einer
Unterscheidung zwischen menschlicher und künstlicher Intelligenz führen (vgl. Dreyfus 1989: 28 ff.). Seine umfängliche Kritik an den seiner Ansicht nach vereinfachenden
Vorstellungen von Intelligenz in der KI-Forschung lässt sich wie folgt zusammenfassen:
Aufgrund des fehlenden Interpretationsvermögens sei es für informationsverarbeiten-
de Maschinen und KI-Systeme nicht möglich, eine tiefere Reflexion der von ihnen zu
vollziehenden Vorgänge/Handlungen vorzunehmen. Maschinen könnten weder den
Sinn der durch sie im konkreten Anwendungs- und Interaktionskontext ausgeübten
Vorgänge und Handlungen verstehen, noch eine Erklärung für sie abgeben, da diese im
Wesentlichen auf dem Befolgen von außen eingegebener, eindeutiger und von äußeren
Kontexten unabhängiger Daten basierten (vgl. Dreyfus 1989: 151 f.) – kurz: Dreyfus ist
der Ansicht, dass im Fall von Maschinen nicht von Verstehen geredet werden könne.
Hieraus ergibt sich für ihn zwangsläufig die Schlussfolgerung, dass menschliche und
maschinelle Informationsverarbeitung und demgemäß verschiedene Intelligenzarten
unterschieden werden müssen (vgl. Dreyfus 1989: 173 ff.).

Nach Dreyfus gilt es mit den ursprünglichen Annahmen der KI-Pioniere, vor allem mit der für die KI-Forschung zentralen Annahme der menschlichen Intelligenz
als regelgeleitetem Apparat der Informationsverarbeitung, zu brechen und durch
plausiblere und den Erkenntnissen verschiedener wissenschaftlicher Disziplinen besser entsprechenden Annahmen zu ersetzen, welche Körpererfahrungen (später wird
insbesondere in der Robotik von *embedded intelligence* gesprochen), situative Hinter-
grundordnungen und die Bedeutung menschlicher Bedürfnisse und Ziele berücksichtigen (vgl. Dreyfus 1989: 179 ff.). Da zudem die quantitative wie auch qualitative
Dimension der notwendigen Datenverarbeitung an den Grenzen des technisch Mach-
baren scheitere, bedeutet dies aber ebenso, dass das Erzeugen einer der menschlichen
Intelligenz gleichwertigen KI in keinem Fall zur Gänze vollzogen werden könne (vgl.

---

2   Frühe kritische Perspektiven auf KI finden sich unter anderem bei Wiener (1950) oder Tauber (1969).

Dreyfus 1989: 234 f.).[3] Eine solche Einsicht spiegelt sich dann auch in Dreyfus' Darstellung der Grenzen künstlicher Intelligenz wieder, wonach „alle Formen intelligenten Verhaltens nichtprogrammierbare menschliche Fähigkeiten aufweisen" (Dreyfus 1989: 239). Doch trotz seiner kritischen Haltung der KI gegenüber sieht Dreyfus (1989: 38) durchaus deren Wert:

> „In der einen oder anderen Weise wird selbst die KI trotz ihrer [...] fundamentalen Grenzen von praktischen [sic!] Wert sein. [...] Für bestimmte Aufgaben läßt sich der Mensch durch Maschinen ersetzen [...], ohne daß diese auf dieselbe Weise wie der Mensch arbeiten müßten und ohne dessen Flexibilität zu besitzen."

3.2   Normative und epistemologische Kritik der Nutzung von KI

Folgt man Ahrweiler, beginnt insbesondere mit Weizenbaums Streitschrift *Die Macht der Computer und die Ohnmacht der Vernunft* (1977), die unter dem Titel *Computer power and human reason. From judgment to calculation* bereits 1976 erschien, die Auseinandersetzung und breitere, kritische Reflexion normativer Spannungsfelder, welche mit dem Thema der KI gerade im Kontext von Forschung und Entwicklung verbunden sind (vgl. Ahrweiler 1995: 151). Weizenbaum greift in seiner Kritik das Spannungsverhältnis des zu seiner Zeit in der KI-Forschung vorherrschenden Verständnisses des Menschen als informationsverarbeitendem System auf der einen und den davon abweichenden Möglichkeiten in der Auffassung von Intelligenz auf der anderen Seite auf. Mit Blick auf das begriffliche Verständnis von Intelligenz führt er an, dass ein zu hohes Maß an begrifflicher Simplifizierung zu utopischen Erwartungen hinsichtlich der technischen Umsetzbarkeit menschlicher Intelligenz beziehungsweise der Übertragbarkeit des Konzeptes menschlicher Intelligenz auf technische Anwendungen einherginge. Obwohl Menschen durchaus Informationen verarbeiteten, erfolgt dies nach Weizenbaum auf eine von den Prozessen in Maschinen zu unterscheidende Weise, was unter anderem die quantitative Erfassung von Intelligenz über Intelligenzquotienten problematisch erscheinen lasse und unter Umständen mit negativen individuellen und gesellschaftlichen Konsequenzen verbunden sein könne.

Solch quantitativ orientierte Verfahren wie Intelligenztests stellen für Weizenbaum im Zusammenhang mit Intelligenz nur partielle und auf bestimmte Werte basierende Erfassungen von Kriterien dar und nötigen aufgrund ihrer nachweislichen Unvollständigkeit zur dauerhaften Angabe eines jeweiligen Bezugsrahmens. Dies wiederum müsse in seiner Konsequenz zu der Einsicht führen, dass die sich hieraus ergebenden

---

3 Solche Argumente sind jedoch stets mit Vorsicht zu genießen, da sich der Stand der Technik disruptiv und unvorhersehbar verändern kann. Viele Limitierungen, die Dreyfus und viele andere mit ihm für nicht überwindbar hielten, sind heute nicht mehr relevant.

unterschiedlichen Begriffe von Intelligenz nur eine bedingte Vergleichbarkeit miteinander aufweisen. Weizenbaum (1977: 273) fasst seine Einsichten und die hieraus folgenden Konsequenzen mit folgenden Worten zusammen:

> „Inzwischen ist mir klar geworden, daß wir von Intelligenz nur in bezug auf bestimmte Be-
> reiche des Denkens und Handelns sprechen können und daß diese Bereiche selbst nicht
> messbar sind [...]. Einfacher ausgedrückt: wir können vielleicht den Wunsch oder auch
> die Ansicht äußern, es gebe eine Obergrenze der von einer Maschine erreichbaren Intel-
> ligenz, aber wir haben keine Möglichkeit, dem eine präzise Bedeutung zu verleihen, ge-
> schweige denn, es zu beweisen."

Weitere Punkte, die es gemäß Weizenbaum hinreichend kritisch zu reflektieren gilt,
liegen in der Delegation von Verantwortung. Die Vision einer grundlegenden und umfassenden Übertragbarkeit des menschlichen Denkens auf maschinelle Prozesse und
der damit einhergehenden Verantwortungsverschiebung erweist sich aus der Perspektive der Befürworter*innen als unabdingbares Paradigma einer Steigerung von Effizienz. Hierbei gilt es für Weizenbaum jedoch zu beachten, dass derartige in Maschinen
implementierte Programme und Systeme nicht nur ausschließlich aus dem alleinigen
Input menschlicher Programmierung heraus agieren könnten. Schon in dieser Entwicklungsphase müssten ‚intelligente' Maschinen Grundzüge dessen aufweisen, was
gemeinhin als grundlegende Potenziale des Selbstlernens und erste Grade eines autonomen Aggregierens von Wissen bezeichnet werden kann. Zwar wendet Weizenbaum
ein, dass solche Eigenschaften noch sehr großen, vor allem technisch bedingten, Res-
triktionen unterworfen seien, es jedoch durchaus denkbar wäre, dass Maschinen im
Zuge ihrer jeweiligen Aktivitäten und unter Einbindung der Eingaben integrierter und
mit der Umwelt interagierender Sensoren vom Menschen unabhängige Programmtei-
le und Prozesse erzeugen könnten (vgl. Weizenbaum 1977: 274 ff.).

Für Weizenbaum ergibt sich aus dem Dargestellten zudem eine weiterführende
Fragestellung: Worin liegen die Kriterien des Mensch- und des Computer-Seins? In
diesem Zusammenhang wird von ihm angeführt, dass die Möglichkeit einer über Sensoren eröffneten maschinellen Fähigkeit zur Umweltwahrnehmung sowie Interaktion
mit der Umwelt einerseits als Kriterium für eine Zuschreibung als Organismus aufgefasst werden könne und andererseits ebenso auf ein gewisses Maß an Sozialisierungs-
fähigkeit, das heißt, auf eigenständige Modifizierung basierend, auf Welterfahrbarkeit
verweise (vgl. Weizenbaum 1977: 278 f.). Dabei sei aber stets zu bedenken, dass die
Inkommensurabilität zwischen maschineller und menschlicher Intelligenz nicht über-
wunden werden könne: „Diese Art des Verstehens samt der daraus abgeleiteten Intelligenz ist es, von der ich behaupte, daß sie außerhalb der Simulationsmöglichkeiten des
Computers liegt" (Weizenbaum 1977: 294). Demgemäß ist es laut Weizenbaum auch
nicht möglich, zu einem objektiven und vollumfänglich verallgemeinerbaren begrifflichen Verständnis von Intelligenz zu gelangen, da dies ein individuell verlaufender Prozess sei (vgl. Weizenbaum 1977: 294 f.). Er kommt zu dem Ergebnis, dass selbst Com-

puter, welche als hochgradig intelligent beschrieben würden, gegenüber einem breiten Spektrum an menschlichen Problem- und Handlungsfeldern ohne konkrete Anwendbarkeit bleiben würden. Zwar sei die Übertragung beziehungsweise Delegation von Entscheidungskompetenzen auf Computer grundlegend denkbar, diese bauten jedoch auf verkürzten und daher als unvollständig zu geltenden Wissensbasen formalisierter Rationalität auf. In diesem Zusammenhang sei daher nicht ausschließlich nach dem technischen Können, sondern insbesondere nach dem ethisch Gebotenen zu fragen (vgl. Weizenbaum 1977: 299 f.). Weizenbaum (1977: 300) bringt den Kern seiner Kritik an der KI mit den folgenden Worten auf den Punkt:

> „Die wichtigste Grundeinsicht, die uns daraus erwächst, ist die, daß wir zur Zeit keine Möglichkeit kennen, Computer klug zu machen, und daß wir deshalb im Augenblick Computern keine Aufgaben übertragen sollten, deren Lösung Klugheit erfordert."

Auch John R. Searle (1980, 1984) greift in seiner Kritik die zu jener Zeit vorherrschende Ansicht einer funktionalen Analogie zwischen den Vorgängen im menschlichen Gehirn und den Prozessen der Informationsverarbeitung innerhalb von Computern auf – für ihn das zentrale Merkmal einer sogenannten *starken KI*. Searle ist der Ansicht, dass die kritische Auseinandersetzung und damit verbundene Widerlegung einer These von starker KI unabhängig von zeitlich bedingten technologischen Entwicklungsständen erfolgen könne, da diese Kritik und Widerlegung im Wesentlichen auf der grundlegenden Definition digitaler Computer und der Art der Informationsverarbeitung beruhe (vgl. Searle 1980: 419; Searle 1984: 26 ff.). Hierin offenbart sich für Searle der zentrale Fehler in den Annahmen der (starken) KI: Rein formal charakterisierte Computeroperationen könnten entsprechend ihrer regelgeleiteten Informationsverarbeitung zwar auf der syntaktischen Ebene operieren, seien jedoch aufgrund der ihnen fehlenden Fähigkeit zur semantischen Informationsverarbeitung blind für die Bedeutung der Informationen. Für die Gleichsetzung der Informationsverarbeitungsprozesse von Computerprogrammen und mentalen Zuständen sei dies jedoch verheerend, weil die mentalen Zustände geistiger Fähigkeiten sowohl für Syntax wie auch Semantik offen sind: „Minds are semantical, in the sense that they have more than a formal structure, they have a content" (Searle 1984: 29).

Gerade, weil Computerprogramme nur syntaktische Fähigkeiten aufwiesen, die mentalen Fähigkeiten des Menschen hingegen jedoch zusätzlich und wesentlich durch das bewusste Verstehen von Bedeutungen charakterisiert seien, könne deren Gleichsetzbarkeit nicht gegeben sein (vgl. Searle 1980: 420 f.; Searle 1984: 29 ff.). Demgemäß ist für Searle nicht die Frage nach der Möglichkeit denkender Maschinen zu problematisieren, da bis zu einem gewissen Maß eine Vergleichbarkeit zwischen bestimmten operativen Vorgängen im menschlichen Gehirn und operationalen Verarbeitungsprozessen bei Computern gegeben sei; vielmehr steht für Searle zur Debatte, ob Computer gemäß der weitläufig genutzten Definition digitaler Computer tatsächlich denken und intelligent sein könnten. Da diese jedoch alleinig auf dem Prinzip der Syntaxverarbeitung beruhten, sei dies zwangsläufig zu verneinen. Dies wäre als wesentlicher Grund dafür anzusehen, dass die Fähigkeit der Computer zur Simulation menschlicher Verhaltensweisen keinerlei Bedeutung oder Relevanz hinsichtlich der Übertragung mentaler Zustände des Menschen auf technische Prozesse der Informationsverarbeitung habe (vgl. Searle 1984: 34 f.). Für Searle (1984: 35) ergibt sich daraus folgender Schluss:

> „Those features, by definition, the computer is unable to duplicate however powerful may be its ability to simulate. The key distinction here is between duplication and simulation. And no simulation by itself ever constitutes duplication."

Während das (technische) Duplizieren mentaler menschlicher Fähigkeiten die Notwendigkeit des Verstehens und damit einer Intentionalität basierend auf dem Vermögen des Herleitens kausaler Zusammenhänge bedürfe, benötige die technische Simulation durch den Computer ein solches (kausales) Verständnis des vollzogenen Prozesses nicht (vgl. Searle: 1980: 426 ff.). Daraus leitet sich für Searle sowohl die Möglichkeit als auch die Notwendigkeit ab zwischen einer schwachen und einer starken Form von KI zu unterscheiden.

Im Zentrum der ersten kritischen Reflexionen von KI stand also vor allem die Frage, inwiefern die Gleichsetzbarkeit der menschlichen Intelligenz gegenüber ihrem technischen Abbild gegeben sein und worin mögliche Kriterien ihrer Vergleichbarkeit liegen könnten. Davon ausgehend, dass dem Verständnis von Intelligenz ein zu stark vereinfachtes begriffliches Fundament zugrunde liege, welches der eigentlichen Komplexität und den spezifischen Charakteristiken menschlicher Intelligenz nicht gerecht werde, läge die einzig gangbare Möglichkeit in der Ausdifferenzierung unterschiedlicher Intelligenzbegriffe beziehungsweise -arten. Gemäß dieser Auffassung plädieren die genannten und viele weitere Autor*innen zudem für die Notwendigkeit einer Unterscheidung unterschiedlicher Ausprägungen von KI. Sei die Objektivierung eines ganzheitlichen und verallgemeinerbaren Begriffes von Intelligenz nahezu unmöglich, gelte es trotzdem das nicht zu vernachlässigende Potenzial maschineller Intelligenz in konkreten Anwendungszusammenhängen zu erschließen, ohne die normativen und gesellschaftlichen Implikationen des KI-Einsatzes dabei zu vergessen und zu berücksichtigen.

3.3   Expertensysteme – Kritische Reflexion von KI in konkreten Anwendungszusammenhängen

Mitte der 1970er Jahre etabliert sich innerhalb der KI-Forschung zunehmend ein neuer Entwicklungstrend mit den sogenannten Expertensystemen. Diese zeigen sich für spezifizierte Funktionskontexte als besonders geeignete KI-Anwendungen, bekommen mit dem Übergang in die 1980er Jahre zunehmend mehr Bedeutung und finden, auch über den reinen Forschungsbetrieb hinausgehend, industrielle Beachtung (vgl.

Bartsch-Spörl 1988: 1; Deussen 1987: 229). Im Zuge der Einführung und Nutzung solcher Expertensysteme findet ein Paradigmenwechsel statt: Der Ansatz des *General Problem Solvers* und die damit verbundenen theoretischen Annahmen werden zunehmend infrage gestellt; im Zuge der allmählichen Abkehr von diesem Ansatz werden neue Formen multidimensionaler und durch eine Fokussierung auf spezifische Anwendungsbereiche charakterisierte KI-Forschungsparadigmen entwickelt (vgl. Ennais 1987: 6, Irrgang und Klawitter 1990: 19).

Daneben äußert sich in der Adaption von Ansichten, die auf Edward Feigenbaums und Pamela McCorducks (1983) Ideen zurückgehen, dass das Potenzial KI-basierter Anwendungssysteme in der Fähigkeit der Wissensverarbeitung zu sehen sei, ein weiterer Paradigmenwechsel von der symbolischen Informationsverarbeitung hin zu wissensbasierten Systemen (vgl. Deussen 1987: 241; Ennais 1987: 7 f.). Dies ist im Wesentlichen damit zu erklären, dass durch die Fokussierung auf Expertensysteme ein Weg eröffnet wurde, durch welchen zentrale, sich bis dato als unlösbar erweisende Probleme der KI-Forschung wie das *Commonsense-Problem* umgangen werden konnten; dies erlaubte es sich innerhalb von Forschungs- und Entwicklungsprozessen auf davon unabhängige Bereiche und Fragestellungen konzentrieren zu können (vgl. Dreyfus und Dreyfus 1988: 138 ff.).

Mit der immer stärker werdenden Fokussierung auf Expertensysteme als gewinnversprechende KI-Anwendungen und der thematisch breiten Auseinandersetzung mit ihnen zeigt sich auch die Tendenz zur Anerkennung der Verschiedenheit existierender Intelligenzbegriffe (vgl. Andrew 1983: 2; Lehmann 1988: 314; Stoyan 1988: 321). Solche durchaus auch negativ konnotierten „Defizite in der Konsensbildung" (Lehmann 1988: 308) führten in ihrer positiven Auslegung zu einer vermehrt funktionalistisch-pragmatischen Perspektive auf die Erforschung von KI: Das Hinterfragen der Übertragbarkeit aller menschlichen Intelligenzaspekte auf technische Systemvorgänge sowie deren technische Duplikation öffnet den Blick für die konkreten Einsatzmöglichkeiten KI-basierter Technik in spezifischen Anwendungskontexten. Die funktionale Imitation bestimmter, mitunter als intelligent aufzufassender, dabei aber nicht zwangsläufig und notwendigerweise mit menschlicher Intelligenz gleichzusetzender Aspekte wies ein breites Potenzial an Einsatzmöglichkeiten und ein entsprechendes Maß wirtschaftlicher Nutzbarkeit auf; die maschinelle Funktionalität könnte dabei in spezifischen Anwendungszusammenhängen die Leistungseffizienz und -effektivität menschlicher Tätigkeiten bei weitem übersteigen.

Bedingt durch die Einsetzbarkeit in jeweils stark spezifizierten Anwendungsbereichen könnten entsprechende Systeme jedoch nicht als vollständige Abbilder einer menschlichen Intelligenz gelten oder mit dieser gleichgesetzt werden, sondern seien vielmehr als Maschinen mit einem gewissen Maß an Talent oder Intellekt anzusehen (vgl. Andrew 1983: 2 f.; Deussen 1987: 229 ff.; Dreyfus und Dreyfus 1988: 12 f. & 143 f.;

Funke 1988: 18 ff.; Irrgang und Klawitter 1990: 22 f., 27 & 36; Kurzweil 1993: 13 ff.).[4] Zwar wurde das Leistungspotenzial solcher Maschinen, welches auf einem kontinuierlich wiederholten Ausführen von Algorithmen gründet, vielfach unterschätzt (vgl. Aplern 1987: 88), ein Gleichsetzen mit dem menschlichen Denken könne dabei aber zu einem nicht-intendierten Herabsetzen der menschlichen Denkfähigkeiten und somit auch der menschlichen Intelligenz an sich führen (Negrotti 1987). Letztlich seien aber Ansätze der schwachen KI, wie sie sich in Expertensystemen für genau spezifizierte Anwendungszusammenhänge manifestieren, vor allem als funktionale Werkzeuge anzusehen. Ihre Nützlichkeit erweise sich daran, dass sie entsprechend der ihnen zugedachten Funktionalität dazu beitragen, die Komplexität innerhalb des jeweiligen Anwendungsfeldes zu reduzieren, zu Effizienzsteigerungen beitragen und derart in ihrer Anwendung selbst als nützlich empfunden werden (vgl. Schopman 1986: 346 f.; Ennais 1987: 6 & 10; Dreyfus und Dreyfus 1988: 162; Freska 1988: 330 f.; Stoyan 1988: 318 f.; Irrgang und Klawitter 1990: 26).

Obwohl ein nicht zu verkennendes Maß an Optimismus hinsichtlich der Potenziale des breiten Einsatzes von KI-basierten Anwendungen und den damit verbundenen Möglichkeiten der Weiterentwicklung gegeben war, etablierte sich mit fortwährender Entwicklungsdauer der Expertensysteme eine wachsende Skepsis beziehungsweise ein Realismus im Zusammenhang mit den technisch bedingten Grenzen und den entsprechend vielfach als überzogen empfundenen Erwartungen bezüglich der möglichen wirtschaftlicher Nutzbarkeit (vgl. Andrew 1983: 12 & 183; Bartsch-Spörkel 1988: 1 ff.; Lehmann 1988: 312 f.). Daneben zeigt sich ebenso ein sich vertiefendes Bewusstsein für notwendige normative Überlegungen (vgl. Dreyfus und Dreyfus 1988: 10). Schon frühzeitig wurde bspw. von A. M. Andrew (1983: 174 & 195 f.) darauf verwiesen, dass die Nutzung KI-basierter Technologien durchaus ambivalent anzusehen sei und nicht zwangsläufig alle sozialen Aspekte und Veränderungen, welche mit KI und ihrer Implementierung in unterschiedliche technisch unterstützte Anwendungszusammenhänge einhergehen, als per se gut zu werten seien. Für Andrew sind im Zusammenhang mit dem Werkzeugcharakter der KI zudem zwei weitere Punkte grundlegend zu bedenken: Die Nützlichkeit KI-basierter Anwendungen ergäbe sich insbesondere aus der Synergie der unterschiedlichen Begabungen von Menschen und den Fähigkeiten dieser Anwendungen, weshalb deren Zusammenführung eher anzustreben sei als eine vollständige Ersetzung von Menschen durch KI-Systeme. Zudem könnte KI-basierten technischen Anwendungen erst dann eine eigenständige moralische Wertigkeit zuge-

---

4 Wobei die Rede von „Talent" und „Intellekt" selbst bereits wieder zu problematisieren wäre, da hier eine Form der Anthropomorphisierung stattfindet, die zwangsläufig wieder in die Richtung einer starken KI verweist. Das ist ein wichtiger Hinweis darauf, dass die Sprache, die wir zur Beschreibung von KI-Systemen nutzen, selbst erst einen guten Teil der ontologischen, epistemologischen und letztlich auch normativen Probleme heraufbeschwört, mit denen wir im Zuge aller KI-Debatten konfrontiert sind. Daher ist es so wichtig, dass die Beschreibungssprache für KI gerade in öffentlichen Debatten sorgfältig und reflektiert genutzt wird.

sprochen werden, wenn bei den Nutzenden die Angst vorhanden sei diese im Zuge von Nutzungs- und Interaktionsvorgängen zu verletzen; solange dies nicht gegeben sei, hätten sie als nützliche „technische Sklaven" ohne eigenständige moralische Wertigkeit zu gelten (vgl. Andrew 1983: 196 ff.).[5]

An solche Überlegungen knüpfen spätere Reflexionen in Hinblick auf die Grenzen der Einsatzpotenziale KI-basierter Technologien an. Kritisch zu hinterfragen sind hierbei insbesondere die Wissensübertragung der menschlichen Expert*innen auf technische Systeme sowie der Umfang des Potenzials ihrer Nutzbarkeit. So wird darauf hingewiesen, dass Expertensysteme nur eine umfangreiche Hilfestellung oder Lösung für ein Problem anbieten könnten, insoweit es dafür auch verfügbares und explizierbares Wissen gäbe. Gibt es kein vollständiges und/oder explizites Wissen, kann auch kein Anspruch auf eine vollständige Lösung erhoben werden. Gerade in kritischen Situationen mit oftmals nur bedingtem oder eingeschränktem Wissen könnten Expertensysteme nie ausschließlich auf sich allein gestellt agieren. Dies gelte als ein wesentlicher Grund dafür, sie hinsichtlich ihrer konkreten Anwendung nur in solchen Kontexten einzusetzen, die eine abschließende Reflexion und kritische Evaluation des technischen Outputs durch einschlige Expert*innen ermöglichen (vgl. Deussen 1987: 236 f.; Ennais 1987: 7). Daher sei unter anderem auch zu problematisieren, wie die Kontrolle derartiger KI-Anwendungen für die jeweiligen Stakeholder*innen in einem operativ positiven und administrativ nicht nachteiligen Sinn gestaltet werden könnte. Dabei wäre zu berücksichtigen, dass die Zugänglichkeit für alle relevanten Stakeholder*innen gegeben sein müsse und die Mensch-Technik-Interaktion so in das soziale Umfeld des konkreten Anwendungskontextes integriert würde, dass eine kollaborative Partnerschaft ermöglicht werde (vgl. Ennais 1987: 10 ff.). Zusätzlich sei im Zuge der Entwicklung und Implementierung von Expertensystemen und anderen KI-Anwendungen zu reflektieren und zu bewerten, inwiefern sowie inwieweit die Programmicrer*innen eines intelligenten Algorithmus als Basis der jeweiligen technischen Anwendung hinsichtlich intendierter wie auch nicht-intendierter (negativer) Nutzungskonsequenzen verantwortlich sind beziehungsweise verantwortlich gemacht werden können (vgl. Halpern 1987: 86 ff.).

Neben quantitativen Kriterien wie einer höheren Entwicklungsgeschwindigkeit bei gleichzeitiger Aufwandsverringerung unterliegt der Entwicklungserfolg von Expertensystemen auch verschiedenen qualitativen Faktoren wie einer verbesserten Benutzbarkeit im Zusammenhang mit einer gleichzeitig umfangreichen Integration in den jeweiligen Nutzungskontext. Darüber hinaus erfordert die (Aus-)Gestaltung des erfolgreichen KI-Einsatzes das Erfüllen bestimmter Voraussetzungen: Die Nachvollziehbarkeit und Verständlichkeit im Sinne einer „Black-Box-Vermeidung" sei sicher-

---

5   Das ist eine durchaus bedenkenswerte, aber auch bedenkliche Haltung, denn Menschen sind sehr leicht geneigt erstens Angst vor Technik zu entwickeln und zweitens technischen Systemen moralisch relevante Eigenschaften zuzuschreiben (siehe bspw. Weber 2013).

zustellen, die Zuverlässigkeit und Robustheit des Systems sollte gewährleistet werden können, die Integration in bestehende Strukturen müsste gegeben sein und zudem ein flexibel gestaltetes Wachstum des Systems in Interdependenz zur Dynamik der jeweiligen Anwendungsumwelt ermöglicht werden. Daher seien zu jeder Zeit spezifizierte und für jeweils klar definierte Aufgabenbereiche und konkrete Problemstellungen umsetzbare Lösungssysteme zu bevorzugen (vgl. Bartsch-Spörl 1988: 8 ff.).

Stets zu beachten gälte es dabei aber auch, dass verschiedene Schwierigkeiten in der konkreten Umsetzung auftreten können, die einerseits auf unrealistischen Erwartungen und potenziellen Sprachbarrieren beruhen – unter anderem bedingt durch unterschiedliche KI-Jargons –, sowie andererseits auch durch diverse Akzeptanzbarrieren wie technikkritische Haltungen bedingt werden. Die Notwendigkeit der umfangreichen Aufklärung im Sinne einer breiten Information über realistische Potenziale, konkrete Einsatzmöglichkeiten und weiterführende Nutzungserwartungen sei daher jeglichen Entwicklungs- und Implementierungsvorgängen inhärent (vgl. Bartsch-Spörl 1988: 14 f.). Obendrein gilt die Herausbildung eines sensibilisierten Bewusstseins als unumgänglich, um den voreiligen Einsatz von KI-Systemen, deren Entwicklungsstand als unvollkommen zu bewerten ist, zu vermeiden oder auch, um mögliche unreflektierte und damit unverantwortliche Entscheidungsdelegationen zu verhindern (vgl. Lehmann 1988: 311).

Gerade in der Medizin müssten KI-Anwendungen wie Expertensysteme stets nur als unterstützendes Element und nicht als automatisiertes Substitut des Menschen verwendet werden. Dies impliziert die Unerlässlichkeit einer leicht auszugestaltenden Überprüfbarkeit der durch das jeweilige Unterstützungssystem vorgeschlagenen Entscheidung. Insofern dies nicht geschähe, würde einerseits die eigentlich angestrebte Hilfestellung untergraben werden und andererseits die Wahrscheinlichkeit einer Entscheidungsdelegation von menschlichen Expert*innen hin zum technischen Expertensystem gefördert. Ebenso bedürfe es aufseiten der menschlichen Expert*innen aber Bereitschaft und Offenheit, die Unterstützung durch die Technik anzunehmen und ihre eigenen Entscheidungen auf Basis der durch das System gegebenen Empfehlungen zu reflektieren und gegebenenfalls zu überdenken (vgl. Dreyfus und Dreyfus 1988: 163 f.). Trotz des augenscheinlich gegebenen Nutzens der Expertensysteme bleibe ein Bewusstsein der Grenzen solcher Systeme unerlässlich.

Insofern Expertensysteme aber nicht aus der Perspektive praktischer Werkzeuge konstruiert werden, sondern auf eine Art und Weise, in denen sie gegenüber den Nutzenden den Eindruck vermitteln eigenständige Experten zu sein, würde das Wissensniveau nachfolgender Generationen menschlicher Expert*innen das Wissensniveau der Expertensysteme nicht überschreiten können (vgl. Dreyfus und Dreyfus 1988: 166 ff.). Hierbei gelte es stets zu berücksichtigen, dass solche technischen Anwendungen zwar Kalkulationen vornehmen, welche denen unerfahrener Menschen in gewisser Weise glichen, ihnen jedoch das einem Menschen durch Erfahrungswerte zugängliche intuitive Wissen (Know-how) stets unzugänglich bliebe (vgl. Dreyfus und Dreyfus 1988: 258 ff.). Dreyfus und Dreyfus (1988: 268) formulieren daher:

> „Die Gesellschaft muß klar unterscheiden zwischen Know-how (Wissen, wie ...) und Know-that (Wissen, daß ...). Sie muß die Kinder ermutigen, ihre intuitiven Fähigkeiten zu entwickeln, um so zu Experten werden zu können. Und sie sollte sie nicht zu logischen Maschinen machen. Ist das Expertentum einmal erreicht, so muß es als das, was es ist, anerkannt und bewertet werden. Wir dürfen weder den gesunden Menschenverstand (Common Sense), die Weisheit und die reifen Urteile eines Experten mit der gegenwärtigen Künstlichen Intelligenz verwechseln noch diese menschlichen Fähigkeiten weniger hoch einschätzen als kalkulierende Maschinenrationalität. Denn das wäre in der Tat wirkliche Dummheit.“

Irrgang und Klawitter sehen in einem unreflektierten und ‚blinden‘ Befolgen der vom System gegebenen Empfehlungen und in der unkritischen Nutzung solcher Systeme ebenfalls die Gefahr fataler Fehlentscheidungen angelegt. Ähnlich wie die Dreyfus-Brüder sehen sie das Ende menschlichen Expertentums sowohl in der Hörigkeit der Menschen gegenüber den Systemempfehlungen ebenso wie auch in einer zu starken Orientierung junger Wissenschaftler*innen an der Wissensbasis der Systeme sowie in der Überbewertung des durch die Systeme repräsentierten Wissensniveaus. Daneben sehen sie weitere Risiken und Gefahren, die mit Expertensystemen einhergehen können: Bewusst und unbewusst erfolgende Wandlungen in Autoritätsstrukturen, Verbergen der Entscheidungs- und Verantwortungsdelegation von Menschen auf Systeme, Einbüßen relevanter situativer und subjektiver Momente bei der Herleitung von Urteilen, wachsende Risikoaversion neuartige Herausforderungen ohne KI-Unterstützung anzugehen, unberechtigte Objektivitätszuschreibungen an Systeme und deren Output, wie auch die Vernachlässigung oder zumindest geringe(re) Berücksichtigung intuitiver Momente der Menschen und allgemeiner sozialer Belange. Zudem stellten sich Fragen des Datenschutzes, der Überwachung und Kontrolle wie auch der militärischen Nutzungsmöglichkeit von KI. Gleichzeitig bedürfe es der Reflexion juristischer Problemfelder bezüglich der Folgenverantwortung und den Möglichkeiten der Verantwortungsdelegation (vgl. Irrgang und Klawitter 1990: 26 f.).

Im Paradigmenwechsel vom Ansatz des GPS hin zu anwendungsorientierten und funktional spezifizierten Expertensystemen wie auch im Wechsel von der symbolischen Informationsverarbeitung hin zu Prozessen der Wissensverarbeitung offenbart sich im Rahmen der KI-Forschung und -Entwicklung der 1980er und 1990er Jahre eine neue Offenheit gegenüber unterschiedlichen Verständnisformen des Begriffes der KI. Einerseits nimmt dies dem Intelligenzbegriff seine Bedeutungsschwere, andererseits öffnet und festigt dies die Unterscheidung von starker und schwacher KI. Die nun primäre Anwendungsorientierung in der KI-Forschung und -Entwicklung gibt verstärkt Anlass zur kritischen Reflexion bezüglich der jeweiligen Einsatzmöglichkeiten, wobei sich trotz eines bestehenden Optimismus ein wachsendes Bewusstsein für die Ambivalenz solcher technischen Anwendungen und deren Einsatz entwickelt. Im Fokus der entsprechenden Überlegungen stehen vor allem die Grenzen der Implementierungspotenziale, Fragen der Verantwortung wie auch konkreter qualitativer Kriterien für die Ausgestaltung der KI-Systeme sowie deren Einbettung in konkrete Anwendungszusammenhänge.

3.4   Konnektionismus und neuronale Netze – Zwischen Weiterentwicklung der Expertensysteme und Grundlagen der heutigen KI

Schon in den frühen Phasen der Expertensysteme, insbesondere aber Ende der 1980er Jahre, wird innerhalb der unterschiedlichen Auseinandersetzungen vermehrt auf Entwicklungstendenzen verwiesen, welche sich in Begrifflichkeiten wie *Konnektionismus*, *neuronale Netze*, parallel verlaufender Verarbeitungsprozesse oder auch *maschinelles Lernen* manifestieren. Werden die Möglichkeiten paralleler Verarbeitung in den Frühphasen als unwahrscheinlich und technisch kaum umsetzbar angesehen, erweisen sich selbstorganisierende Systeme und maschinelles Lernen als grundlegende Zukunftshoffnungen bei der Weiterentwicklung von Expertensystemen (vgl. Andrew 1983: 186 f. & 192 ff.). Im Konnektionismus manifestiert sich als neuartige Strömung innerhalb der KI-Forschung wiederum ein Ansatz, welcher auf den Paradigmen nicht-symbolischer und parallel arbeitender neuronaler Verarbeitungsprozesse beruht. Damit wurde ein auf Frank Rosenblatt (1958) zurückgehender Ansatz der KI-Forschung reaktiviert, was innerhalb der KI-Gemeinde zu grundlegenden Auseinandersetzungen mit dem Kern der KI führte (vgl. Schopmann 1986: 350 ff.; Deussen 1987: 241; Papert 1996: 1 ff.; Görz et al. 2013: 11 f.). Auf Basis dezentraler und verteilter Assoziativspeicher im Kontext neuronaler Netze erfolgte im Rahmen des konnektionistischen Ansatzes der Versuch der Modellierung ausgewählter Funktionsprinzipien des Gehirns wie der parallelen Informationsverarbeitung genauso wie der Versuch des Modellierens verschiedener Formen sinnlicher Wahrnehmung und Möglichkeiten der Lernfähigkeit (vgl. Dreyfus und Dreyfus 1988: 129 ff.; Funke 1988: 21; Lehmann 1988: 315 f.). Daraus ergaben sich zwangsläufig auch Veränderungen bezüglich der bevorzugten Einsatzfelder: Adressierten Expertensysteme eine Art Interviewsituation, zielt der Ansatz des Konnektionismus viel mehr auf die Aufbereitung und Verarbeitung größerer Mengen an Datensätzen mit dem Ziel des Offenlegens etwaiger struktureller Zusammenhänge und konkreter Muster in den Daten ab (vgl. Malsch et al. 1996: 7).

Die beständig steigenden technischen Möglichkeiten nötigten gemäß Irrgang und Klawitter (1990: 36) zwangsläufig unter anderem dazu, die soziale Dimension der KI-Nutzung verstärkt mitzudenken. Gerade die Meso- und Makroebene seien hierbei von besonderer Relevanz. Da KI und die Verfügbarkeit wie auch Verarbeitung von Wissensbeständen zunehmend als wirtschaftliche Ressource und sowohl im nationalen wie internationalen Kontext als Faktoren des gesellschaftlichen Wohlstandes aufgefasst wurden (vgl. Irrgang und Klawitter 1990: 34 f.; Kurzweil 1990: 13), seien soziale Aspekte der KI-Nutzung zu berücksichtigen: Veränderungen innerhalb der Arbeitswelt und etwaiger Berufsbilder wie auch gesamtgesellschaftlicher Anerkennungsstrukturen, neue Anforderungen an die Ausgestaltung sozialer Sicherungssysteme, die Opportunitätskosten der Verfügbarkeit und Nicht-Verfügbarkeit des Technologiezugangs sowie der Technologienutzung, Spannungsverhältnisse zwischen den Möglichkeiten der Dezentralisierung, Demokratisierung und Machtkonzentration, etwaige Tendenzen der Enthumanisierung sozialer Beziehungen oder einer möglichen De-Humanisierung von Arbeitsstrukturen, Verringerung möglicher Selbstwerterfahrungen und Persönlichkeitsentfaltungen durch stärkere Automatisierung sowie andere mit diesen spezifischen Aspekten assoziierbare Entwicklungstendenzen (vgl. Klawitter und Irrgang 1990: 36 ff.).

Für einige Autor*innen erweist es sich als gegeben, dass funktional agierende KI-Systeme, wie sie zu Beginn der 1990er Jahre existierten, durchaus das Attribut eines unbewussten Denkens zugeschrieben werden könne, wobei ein faktisches Bewusstsein der Systeme gegenüber den in ihnen vollzogenen Denkvorgängen für die eigentliche Funktionserfüllung gar nicht notwendig sei (vgl. Kurzweil 1993: 39; Waldrop 1993: 62). Bei einer klaren Unterscheidung zwischen maschineller und menschlicher Intelligenz sei es trotzdem möglich zwischen beiden Äquivalenzen herzustellen, so dass beide als Formen von Algorithmen aufzufassen seien. Zwar sei die Komplexität menschlicher Intelligenz ein grundlegendes Abgrenzungscharakteristikum gegenüber maschineller Intelligenz, doch mit neuartigen technischen Entwicklungen wie der verstärkten Nutzung paralleler Verarbeitungsprozesse könnten solche vor allem technisch bedingten Unterschiede zunehmend nivelliert werden (vgl. Kurzweil 1993: 152; Minsky 1993: 214 ff.). Die Verringerung von Unterschieden in Hinsicht auf rein technisch bedingte Fähigkeiten könnte dabei aufseiten der technischen Systeme jedoch nicht als Verstehen gewertet werden, sondern sei alleinig als neuartige technische Möglichkeit anzusehen, mit welcher wiederum neuartige Problempotenziale und Fragestellungen auftreten können (vgl. Minsky 1993: 218 ff.). Die Implementierung solcher Potenziale bedürfe gleichzeitig neuartiger systemischer Verständnisse (vgl. Kurzweil 1993: 281 & 425 ff.), welche die umfangreichen Interdependenzen zwischen Technik und Menschen in ausreichendem Maße adressierten (vgl. Feigenbaum 1993: 328 f.). Das wesentliche Nutzenpotential läge insbesondere im weitestgehend von menschlichen Vorurteilen befreiten Werkzeugcharakter KI-basierter technischer Anwendungen[6], welche gleichzeitig Möglichkeiten größerer sozialer Freiheiten und ein stärkeres Bewusstsein für spezifische Momente des Menschlichen, sowohl subjektiv-emotional wie auch hinsichtlich des sozialen Miteinanders, mit sich bringen könnte. Kritische

---

6 Von Boden wird allerdings darauf hingewiesen, dass menschliche Schwächen der Programmierenden (und vermutlich anderer an der Entwicklung von KI-Systemen beteiligten Personen) in das System einfließen könnten.

Aspekte könnten hingegen im politischen Bereich hinsichtlich umfangreicher Informationsakquisitionen über die Bürger*innen liegen, im wirtschaftlichen Bereich in den negativen Konsequenzen eines strukturellen Wandels und im Bereich der Moral in Hinblick auf ein zu starkes und unreflektiertes Vertrauen auf den maschinellen Output (vgl. Boden 1993: 450 ff.).

Obwohl in Hinblick auf den der KI-Forschung und -Entwicklung zugrundeliegendem Intelligenzbegriff immer stärker differenziert wurde (vgl. Müller 1994: 215 ff.), wurde von einigen Autor*innen die vermeintliche oder tatsächliche Gleichstellung beziehungsweise Gleichsetzung menschlicher mit maschineller Intelligenz weiterhin skeptisch gesehen. Im Zentrum derartiger skeptischer Haltungen steht insbesondere das spezifische Menschenbild, an welchem sich die Forschung und Entwicklung im Feld der KI orientiere. Christiane Floyd (1994: 259) skizziert den hierbei zu problematisierendem Sachverhalt mit folgenden Worten:

> „Dieses Menschenbild befaßt sich – nur – mit rationalem, regelgeleitetem Denken und funktionalem, zweckgerichtetem Handeln, löst diese Fähigkeiten aus dem gesamtmenschlichen Zusammenhang von Bewußtsein, Erlebnis und Erfahrung, isoliert sie und bildet sie ausschnittsweise nach."

Einerseits sei eine solche auf spezifische Anwendungsbereiche orientierte und somit gemäß funktionalistischer Rationalitätsprinzipien auf rein instrumentelle Zwecke ausgerichtete Intelligenz nicht als vollständiges oder gar gänzlich gleichwertiges Substitut menschlich intelligenter Fähigkeiten anzusehen, andererseits wäre es denkbar, dass die kompromisslose und allgemeingültige Anerkennung eines solchen Äquivalenzansatzes die Bedeutungszusammenhänge des Menschen gegenüber der Technik relativieren und so unter Umständen zur nicht-intendierten Entwicklung eines problematischen Menschenbilds führen könnte (vgl. Müller 1994: 238; Siekmann 1994a: 215). Die Gleichsetzung menschlicher Intelligenz mit der kontinuierlichen Ausführung funktional-operativer Algorithmen hätte unbestimmbare Konsequenzen auf technologischer, sozialer wie auch politischer Ebene und könnte starke reduktionistische, mechanistische und antihumanistische Tendenzen mit sich bringen.

Daher sei es angebrachter, KI-basierten Technologien und den in ihnen implementierten Algorithmen ein gewisses Maß an Intelligenz zuzuerkennen, sich dabei aber stets des Fehlens wesentlicher Merkmale menschlicher Intelligenz bewusst zu sein wie die essenziellen Implikationen subjektiver Erfahrungen und des damit verbundenen menschlichen In-der-Welt-Seins. Es müsse Wert darauf gelegt werden, KI-Systeme als Werkzeuge zu begreifen, denn allein schon deren Einsatz riefe einen grundlegenden Wandel bei Menschen und in der Gesellschaft hervor (vgl. Siekmann 1994a: 215 ff.).

4.   Schluss

Fast alle Themen, die derzeit im Zusammenhang mit KI diskutiert werden, haben ihren Ursprung in den Frühzeiten der KI-Forschung und -Entwicklung – das sollte dieser kursorische Abriss der KI-Geschichte aufzeigen. Heute werden zuweilen andere Begrifflichkeiten genutzt; so wird nicht mehr so oft über starke und schwache KI gesprochen, sondern stattdessen von *Artificial General Intelligence* oder kurz AGI (bspw. die Beiträge in Goertzel und Pennachin 2007). Aber die Fragen bleiben dieselben: Werden KI-Systeme irgendwann so universell kognitiv leistungsfähig sein wie Menschen oder gar sogar leistungsfähiger? Was wird dies für uns als Individuen und Gesellschaften mit sich bringen? Werden wir diesen Zeitpunkt im Sinne Sigmund Freuds als vierte Kränkung der Menschheit begreifen? Das sind große philosophische Fragen, aber für die etwas kleinteiligeren und praktischen Probleme finden sich in der Frühzeit der Debatten über die KI ebenfalls Äquivalente, wenn es um Arbeitsplatzverluste, Autonomieverluste, Datenschutz und viele andere Themen geht.

Es lohnt sich also einen Blick in diese frühen Debatten zu werfen. Im vorliegenden Text wurde dazu zwar auch auf Texte beispielsweise US-amerikanischer Autor*innen zurückgegriffen, aber dabei dominieren jene, die ins Deutsche übersetzt und daher im deutschsprachigen Raum am stärksten rezipiert wurden. Es würde sich vermutlich lohnen eine Rekonstruktion der einzelnen länderspezifischen Debatten zu versuchen – man kann zum Beispiel durchaus den Eindruck haben, dass Joseph Weizenbaums kritische Haltung der KI gegenüber in Deutschland auf weitaus fruchtbareren Boden fiel als dies für die USA gilt. Außerdem wäre ein Ost-West-Vergleich interessant, da schließlich große Teile der frühen KI-Debatte mitten im Kalten Krieg stattfanden (vgl. bspw. Gerovitch 2004). Nicht zuletzt wäre eine Erschließung der Literatur aus dieser frühen Zeit in Sprachen wie Französisch, Spanisch oder Japanisch mehr als interessant, da zu erwarten ist, dass sich hier weitere kulturelle Besonderheiten zeigen würden. Das aber muss an anderer Stelle geleistet werden.

Förderhinweis und Anmerkungen

Der vorliegende Text wurde im Rahmen des Projekts „Stakeholderperspektiven auf KI-unterstützte medizinische Entscheidungsfindung und Entwicklung ethischer Leitlinien für den Einsatz von KI-Systemen in der Medizin (KI & Ethik)" erstellt, das vom bayerischen Staatsministerium für Wissenschaft und Kunst im Rahmen der Säulenförderung des Regensburg Center of Health Sciences and Technology (RCHST, https://www.rchst.de) von 2018 bis 2021 finanziert wurde. Der Aufsatz enthält überarbeitete Teile eines unveröffentlichten Arbeitspapiers, das Arne Sonar und Karsten Weber im Verlauf des Projekts formuliert haben.

Quellen

Ahrweiler P (1995) Künstliche Intelligenz-Forschung in Deutschland: Die Etablierung eines Hochtechnologie-Fachs. Münster et al.: Waxmann.

Andrew AM (1983) Artificial Intelligence. Turnbridge Wells/England: Abacus Press.

Bartsch-Spörl B (1988) KI in der Praxis und für die Praxis – Stand der Kunst und Perspektiven. In: Hoeppner W (Hg) Künstliche Intelligenz. Informatik-Fachberichte. Berlin, Heidelberg: Springer, S. 1–16. DOI: 10.1007/978-3-642-74064-0_1.

Boden MA (1993) Soziale Folgen der Künstlichen Intelligenz. In: Kurzweil P (Hg) KI – Das Zeitalter der Künstlichen Intelligenz. München, Wien: Hanser, S. 450–453.

Bryson JJ (2018) Patiency is not a Virtue: The Design of Intelligent Systems and Systems of Ethics. Ethics and Information Technology 20(1): 15–26. DOI: 10.1007/s10676-018-9448-6.

Conrad CS (2017) Künstliche Intelligenz – Die Risiken für den Datenschutz. Datenschutz und Datensicherheit – DuD 41(12): 740–744. DOI: 10.1007/s11623-017-0870-4.

Daniel M, Hájek P und Nguyen PH (1997) CADIAG-2 and MYCIN-like systems. Artificial Intelligence in Medicine 9(3): 241–259. DOI: 10.1016/S0933-3657(96)00376-4.

Deussen P (1987) Künstliche Intelligenz – Was sie ist und was nicht. In: Henn R (Hg) Technologie, Wachstum und Beschäftigung. Berlin, Heidelberg: Springer, S. 229–242.

Dreyfus HL (1989) Was Computer nicht können. Frankfurt am Main: Athenäum.

Dreyfus HL, Dreyfus SE (1988) Künstliche Intelligenz: Von den Grenzen der Denkmaschine und dem Wert der Intuition. Reinbek bei Hamburg: Rowohlt.

Ennals R (1987) Socially Useful Artificial Intelligence. AI & SOCIETY 1(1): 5–15. DOI: 10.1007/BF01905885.

Feigenbaum E (1993) Wissensverarbeitung – Vom Datei-Server zum Wissens-Server. In: Kurzweil P (Hg) KI – Das Zeitalter der Künstlichen Intelligenz. München, Wien: Hanser, S. 324–329.

Feigenbaum E und McCorduck P (1983) The Fifth Generation: Artificial Intelligence and Japan's Computer Challenge to the World. New York: Addison-Wesley.

Feigenbaum EA und Buchanan BG (1993) DENDRAL and Meta-DENDRAL: Roots of Knowledge Systems and Expert System Applications. Artificial Intelligence 59(1–2): 233–240. DOI: 10.1016/0004-3702(93)90191-D.

Floyd C (1994) Künstliche Intelligenz – Verantwortungsvolles Handeln. In Krämer S (Hg) Geist – Gehirn – künstliche Intelligenz – Zeitgenössische Modelle des Denkens. Berlin, New York: de Gruyter, S. 256–278.

Freska C (1988) Mit welchen Themen soll sich die KI auseinandersetzen? In: Hoeppner W (Hg) Künstliche Intelligenz. GWAI-88, 12. Jahrestagung Eringerfeld, 19.–23. September 1988 Proceedings. Berlin, Heidelberg: Springer, S. 327–333.

Funke J (1988) Künstliche Intelligenz und Kognitive Psychologie – Zum Stand der Beziehung. In: Hoeppner W (Hg) Künstliche Intelligenz. GWAI-88, 12. Jahrestagung Eringerfeld, 19.–23. September 1988 Proceedings. Berlin, Heidelberg: Springer, S. 17–26.

Gerovitch S (2004) From Newspeak to Cyberspeak: A History of Soviet Cybernetics. Cambridge/Massachusetts: The MIT Press.

Goertzel B und Pennachin C (Hg) (2007) Artificial General Intelligence. Berlin, New York: Springer.

Görz G, Schmid U und Wachsmuth I (2013) Einleitung. In: Görz G, Schneeberger J, Schmid U (Hg) Handbuch der Künstlichen Intelligenz. Fünfte Auflage. München: de Gruyter, S. 1–20.

Halpern M (1987) Turing's Test and the Ideology of Artificial Intelligence. Artificial Intelligence Review 1: 79–93.

Irrgang B und Klawitter J (1990) Künstliche Intelligenz (KI) – Technologischer Traum oder gesellschaftliches Trauma? In: Irrgang B und Klawitter J (Hg) Künstliche Intelligenz. Stuttgart: Wissenschaftliche Verlagsgesellschaft, S. 7–54.

Kurzweil P (Hg) (1993) KI – Das Zeitalter der Künstlichen Intelligenz. München, Wien: Hanser.

Lehmann E (1988) Zu Wesen und Grenzen der KI. In: Hoeppner W (Hg) Künstliche Intelligenz. GWAI-88, 12. Jahrestagung Eringerfeld, 19.–23. September 1988 Proceedings. Berlin, Heidelberg: Springer, S. 308–316.

Lighthill J (1973) Artificial Intelligence – A General Survey. London/England: Science Research Council.

Lindsay RK, Buchanan BG, Feigenbaum EA, et al. (1993) DENDRAL: A Case Study of the First Expert System for Scientific Hypothesis Formation. Artificial Intelligence 61(2): 209–261. DOI: 10.1016/0004-3702(93)90068-M.

Mainzer K (2016) Künstliche Intelligenz – Wann übernehmen die Maschinen. Heidelberg: Springer.

Malsch T, Florian M, Jonas M, et al. (1996) Sozionik – Expeditionen ins Grenzgebiet zwischen Soziologie und Künstlicher Intelligenz. Künstliche Intelligenz 2: 6–12.

Michard A (1992) Fifth Generation Computing Systems: The Achievements of a Ten-Year Research Program. AI Communications 5(3): 157–158. DOI: 10.3233/AIC-1992-5305.

Minsky M (1993) Gedanken zur Künstlichen Intelligenz. In: Kurzweil P (Hg) KI – Das Zeitalter der Künstlichen Intelligenz. München, Wien: Hanser, S. 214–220.

Müller RA (1994) Verteilte Intelligenz – Eine Kritik an der Künstlichen Intelligenz aus Unternehmenssicht. In: Krämer S (Hg) Geist – Gehirn – künstliche Intelligenz – Zeitgenössische Modelle des Denkens. Berlin, New York: de Gruyter, S. 234–255.

Negrotti M (1987) The Piping of Thought and the Need for a Permanent Monitoring of the Cultural Effects of Artificial Intelligence. AI & SOCIETY 1(2): 85–91. DOI: 10.1007/BF01891269.

Papert S (1996) Verstehen von Differenzen. In: Graubard SR (Hg) Probleme der Künstlichen Intelligenz – Eine Grundlagendiskussion. Wien, New York: Springer, S. 1–14.

Rosenblatt F (1958) The Perceptron: A Probabilistic Model for Information Storage and Organization in the Brain. Psychological Review 65(6): 386–408. DOI: 10.1037/h0042519.

Schopman J (1986) Artificial Intelligence and its Paradigm. Zeitschrift für allgemeine Wissenschaftstheorie 17(2): 346–352. DOI: 10.1007/BF01803799.

Searle JR (1980) Minds, Brains, and Programs. Behavioral and Brain Sciences 3(3): 417–424. DOI: 10.1017/S0140525X00005756.

Searle JR (1984) Minds, Brains and Science. Thirteenth edition. Cambridge/Massachusetts: Harvard University Press.

Shapiro E und Warren DH (1993) The 5th Generation Project: Personal perspectives. Communications of the ACM 36(3): 47–49.

Siekmann J (1994a) Künstliche Intelligenz. In: Krämer S (Hg) Geist – Gehirn – künstliche Intelligenz – Zeitgenössische Modelle des Denkens. Berlin, New York: de Gruyter, S. 203–222.

Siekmann J (1994b) Künstliche Intelligenz: Von den Anfängen in die Zukunft. In: Cyranek G und Coy W (Hg) Die maschinelle Kunst des Denkens – Perspektiven und Grenzen der Künstlichen Intelligenz. Braunschweig, Wiesbaden: Vieweg, S. 11–40.

Siekmann J (2009) Die Entwicklung der Disziplin in Deutschland. Künstliche Intelligenz 1(9): 47–52.

Stoyan H (1988) Grenzen der KI. In: Hoeppner W (Hg) Künstliche Intelligenz. GWAI-88, 12. Jahrestagung Eringerfeld, 19.–23. September 1988 Proceedings. Berlin, Heidelberg: Springer, S. 317–319.

Tauber M (1969) Der Mythos der Denkmaschine – Kritische Betrachtungen zur Kybernetik. Reinbek bei Hamburg: Rowohlt.

Waldrop M (1993) Können Computer denken? In: Kurzweil P (Hg) KI – Das Zeitalter der Künstlichen Intelligenz. München, Wien: Hanser, S. 62–67.

Weber K (2013) What Is it Like to Encounter an Autonomous Artificial Agent? AI & SOCIETY 28(4): 483–489. DOI: 10.1007/s00146-013-0453-3.

Weber K (2019) Computers as Omnipotent Instruments of Power. Hopes, Fears and Actual Change in Administration, Politics, and Society from the 1960s to 1980s. Orbit 2(1). DOI: 10.29297/orbit.v2i1.97.

Weizenbaum J (1977) Die Macht der Computer und die Ohnmacht der menschlichen Vernunft. Frankfurt am Main: Suhrkamp.

Wiener N (1950) The Human Use of Human Beings. Cybernetics and Society. Boston: Mifflin.

Yost GR (1993) Acquiring Knowledge in Soar. IEEE Expert 8(3): 26–34. DOI: 10.1109/64.215219.

Ziman J (2000) Objectivity in science. In: Ziman J (Hg) Real Science. Cambridge: Cambridge University Press, S. 155–181.

Zimbardo PG (1992) Psychologie. Fünfte Auflage. Berlin: Springer.

Zimmerli WC und Wolf S (1994) Einleitung. In: Zimmerli WC, Wolf S (Hg) Künstliche Intelligenz. Stuttgart: Philipp Reclam jun., S. 5–37.

Zur Ethik medizinischer KI-Unterstützungssysteme in Theorie und Empirie
Ein qualitativer Vergleich der ethischen (und sozialen) Implikationen aus Literatur- und Expert*innenperspektive

ARNE SONAR / KARSTEN WEBER

1.   Einleitung

Die Adaption spezifischer technischer Applikationen gehört seit Langem zur medizinischen Profession; in letzter Zeit prägen vor allem innovative, datenverarbeitende Technologieformen wie jene der Künstlichen Intelligenz[1] (KI) den gegenwärtigen Diskurs (vgl. Jörg 2018: 3). Die starke Präsenz der KI in der öffentlichen Wahrnehmung suggeriert dabei, dass gerade in technikaffinen Feldern wie der bildgebenden Medizin ein breiter Einzug von KI-basierten Systemen unumgänglich sei. Bestärkt wird die vermehrte Zuwendung zu innovativen technischen Konzepten auch durch die vielfältigen An- und Herausforderungen, mit denen die Medizin konfrontiert wird: die gerechte Verteilung begrenzter, gesundheitsökonomischer Ressourcen und die mit dem demografischen Wandel einhergehenden Anforderungen der Konsolidierung von Gesundheitskosten bei gleichzeitiger Sicherung einer qualitativ hochwertigen Gesundheitsversorgung stellen hierbei sicher nur die Hauptherausforderungen dar (vgl. Kearney et al 2018: 115; Rampasek und Goldenberg 2018: 894 f.). Obwohl speziell die Debatte um den Einsatz von KI-basierten Verfahren innerhalb der Medizin einen hohen Aktualitätsgrad besitzt, existiert der grundlegende Diskurs hierzu, analog zur

---

1   Unter dem Begriff ‚Künstliche Intelligenz' werden hier vor allem Ansätze des maschinellen Lernens und insbesondere Verfahren des Deep Learning subsummiert.

gesamtgesellschaftlichen KI-Debatte, bereits verhältnismäßig lange. So können die Anfänge des Forschungsbereichs der *Artificial Intelligence in Medicine* (AIM) schon in den frühen 1970er Jahren verortet werden (vgl. Coiera 1996: 363; Peek et al. 2016: 61; Bogdan 2018: 29). Als eigenständiger Themenbereich wird AIM von Combi (2017: 38) wie folgt definiert:

> „Artificial Intelligence in Medicine may thus be characterized as the science that deals with all those research studies, projects, and applications that aim at supporting decision-based medical tasks through knowledge and/or data intensive computer-based solutions that provide performances not possible to a human care provider in the right time."

Frühe Publikationen im Feld der AIM entwickeln dabei, anders als vergleichbare Publikationen zu anderen Anwendungsfeldern, nur zaghafte Visionen der Einsatzpotenziale solcher KI-basierten Anwendungen für das Feld der Medizin, wie u. a. Bogdan (2018: 29) mit historischem Blick für diese Zeit anmerkt. Dies hat sich mittlerweile geändert; insbesondere in den letzten beiden Jahrzehnten erhielt die KI einen enormen Aufschwung (vgl. Ramesh et al. 2004: 334; Dilsizian und Siegel 2014: 2; Nuffield Council 2018: 2). Neue Methoden der Datenauswertung unterstreichen hierbei den Bedeutungszuwachs der analytischen Verarbeitung von Daten. Kritische Stimmen merken allerdings an, dass der Einsatz KI-basierter Unterstützungssysteme zwar ein rasant wachsendes Forschungsfeld darstelle, das vollständige (Nutzen-)Potenzial solcher Anwendungen werde jedoch noch nicht zur Gänze ausgeschöpft (vgl. Bogdan 2018: 31). Dies zeige sich u. a. daran, dass viele KI-basierte Anwendungen gegenwärtig einen primär experimentellen Charakter aufwiesen und ihren Weg in den medizinischen Regelbetrieb erst in mittelfristiger Perspektive finden werden würden (Lebedev et al. 2018: 1171 f.).

Trotzdem werden mit dem Einsatz von KI bereits heute vielfältige und teils vielversprechende Erwartungen verknüpft. Neben der Ergänzung und Erweiterung ärztlicher Wirksamkeit wird dabei vielfach eine effizientere und effektivere klinische Praxis hervorgehoben (Johnson et al. 2018: 2668 f.): So könnten Diagnosen, sowie auch hierauf basierende Therapieempfehlungen und Behandlungsentscheidungen, nicht nur schneller und ressourcensparender erzielt werden, sondern – unter Einbezug einer breiteren Informationsbasis der KI – auch wesentlich genauer und basierend auf einer umfangreicheren Datenbasis erfolgen (vgl. Dilsizian und Siegel 2014: 7; Johnson et al. 2015: 2678; Krittanawong et al. 2017: 2657; Rampasek und Goldenberg 2018: 893; Thompson et al. 2018: 423). Gleichzeitig wird die Implementierung von KI mit vielfältigen und mitunter grundlegenden Änderungen in der medizinischen und klinischen Praxis assoziiert (vgl. Krittanawong et al. 2017: 2658; Bogdan 2018: 31; Schneider und Weiller 2018: 859), deren Auswirkungen sowohl Patient*innen wie auch Ärzt*innen als auch das Gesundheitssystem als Ganzes betreffen (Thompson et al. 2018: 425). Die durch den KI-Einsatz angestoßenen grundlegenden Veränderungsprozesse treffen damit auf einen schon an sich als hochgradig sensibel zu bewertenden Anwendungsbereich. Nicht ausschließlich, aber gerade für den Kontext der Medizin bedeutet dies: Das große Potenzial der KI steht einem Konglomerat nicht unerheblicher Risiken gegenüber. Zusätzlich verändert sich mit der Entwicklung von KI-Systemen der Charakter der mit ihnen assoziierten Ziele: Die bloße Information menschlicher Expert*innen wird vermehrt abgelöst durch eine aktive Unterstützung bei Entscheidungen und Prognosen wie auch deren eigenständige Herleitung (vgl. Asri et al. 2016: 1065). So ist zu erwarten, dass der Einsatz von KI nicht nur Einfluss auf bestehende ärztliche Entscheidungsfindungsprozesse haben wird, wie sie u. a. bei Vogd (2004) oder Vogd et al. (2018) beschrieben werden, sondern auch an den Grundlagen bestehender Professionsverständnisse rühren könnte (u. a. Kwiatkowski 2018; Möhrle 2018). Dabei verändern die Eigenschaften moderner KI den Charakter von Technik und deren Verhältnis zu den Nutzer*innen: Ursprünglich passiv-reagierend wird Technik in Gestalt von KI in Mensch-Technik-Interaktionen vermehrt zur proaktiv agierenden Partnerin. Es ergeben sich teils neuartige (normative) An- und Herausforderungen sowohl an die Gestaltung der KI-basierten Unterstützungssysteme, wie auch an deren Implementierung und Nutzung. Ein ethisches Einhegen ihrer Nutzung als auch ihrer Entwicklung, im Sinne des Reflektierens, Evaluierens wie Adressierens möglicher Spannungsfelder, erweist sich als unerlässliche und dringlicher werdende Notwendigkeit. Damit stellt sich aber zugleich die Frage, aus welcher Perspektive die mit dem Einsatz innovativer KI-Unterstützungssystemen verbundenen ethischen Implikationen evaluiert und adressiert werden sollen.

Hier werden die nachfolgenden Ausführungen ansetzen. Der Fokus liegt dabei in der Auseinandersetzung mit den verschiedenen Dimensionen ethischer Implikationen, welche mit dem Einsatz KI-gestützter Systeme innerhalb der Medizin einhergehen können. Hierbei wird sich u. a. mit der Frage auseinandergesetzt, inwiefern in diesem Zusammenhang eine Evaluierung ethischer Problemfelder aus dem Blickwinkel der Stakeholder*innen einen Beitrag leisten kann. Beginnend mit einer knapp gehaltenen Gegenüberstellung von Nutzen- wie auch Risikopotenzialen des Einsatzes der KI in der Medizin (Kapitel 2), werden die Spannungsfelder der KI aufgezeigt. Hierbei erfolgt zunächst eine Darstellung derjenigen Aspekte, die in der einschlägigen Literatur behandelt werden. Im Anschluss daran werden die Ergebnisse einer qualitativen Interviewstudie mit Experten aus der Medizin vorgestellt und deren Ergebnisse mit denjenigen Ergebnissen einer weiteren, thematisch spezifischen und systematischen Literaturanalyse verglichen (Kapitel 3). Abschließend werden auf Grundlage der vorherigen Analyse einige ethische Prämissen hergeleitet (Kapitel 4).

2.   KI-Unterstützungssysteme in der Medizin – Zwischen Nutzen und Herausforderungen

Die Medizin in der Gegenwart steht an einem Scheideweg (Dilsizian und Siegel 2014: 7): Neben einer stetig wachsenden Anzahl an Patient*innen und dem sich verändernden Verhältnis von Fachkräften des Gesundheitssystems gegenüber den Patient*innen, wachsen die Menge wie auch die Komplexität des professionellen Wissens, so dass damit unweigerlich die Steigerung kognitiver Beanspruchung einhergeht. Zu den grundlegend steigenden Kosten im Gesundheitswesen kommt die wachsende Anzahl chronischer Erkrankungen, zum Beispiel Diabetes Melitus und daraus wiederum entspringender Folgeerkrankungen (Peek et al. 2015: 67). Eine immer älter werdende Bevölkerung mit multimorbiden Erkrankungen, die immer höhere Gesundheitskosten verursacht, ist die Folge. Gleichzeitig wird mit der kontinuierlichen Entwicklung von innovativen Therapieformen wie auch der Weiter- und Neuentwicklung von Leitlinien für die klinische Praxis das grundlegende Krankheitsmanagement im Sinne diagnostischer oder therapeutischer Entscheidungen stetig komplexer (vgl. Lamy et al. 2014: 48). Während dies einerseits zur Überlastung des Gesundheitssystems, zu Fehl- und Unterversorgung der Patient*innen führt, wird andererseits immer wieder die Notwendigkeit zur Kostenreduktion sowohl in der Prävention wie auch konkreten Behandlung betont (Krittanawong et al. 2017: 2657). Die medizinische Digitalisierung gilt daher oft als Ausweg aus dieser verfahrenen Situation; sie sei daher vergleichbar mit der Elektrifizierung: Sie könne durch eine umfangreiche Vernetzung für eine bessere Versorgung sorgen, wobei sie hierbei nicht zwangsläufig in Konkurrenz zum persönlichen Verhältnis zwischen medizinischen Fachkräften und Patient*innen stehe, sondern dieses vielmehr noch ergänzen könne (Jörg 2018: 115).

Der Einsatz von KI als Teil der medizinischen Digitalisierung kann in unterschiedlicher Weise erfolgen, weshalb in der Literatur zwischen KI-Typen, KI-Komponenten und KI-Charakteren unterschieden wird. Gemäß Jörg (2018) unterscheidet sich die KI in drei Typen: (1) derjenigen der künstlichen Datenintelligenz (88 ff.), (2) der Bild- und Gesichtserkennung (94 f.) und (3) der Spracherkennung (95 f.). Als Komponenten der KI gelten hingegen die (1) kognitive Intelligenz, welche sich durch das Merken ausgewählter Situationen wie auch der Herleitung von (korrelativen) Zusammenhängen für ein späteres Lernen von Handlungen auszeichnet, (2) die soziale beziehungsweise emotionale Intelligenz, die ein Erkennen von Stimmungen durch Gesichtserkennung wie auch Sprachanalyse erreicht und (3) einer sensomotorischen Intelligenz, welche optisch-sensorische Gegenstanderkennung ermöglicht, als auch motorisches Drauf-zu-bewegen und aufgabenspezifisches Ergreifen (Jörg 2018: 87 f.). Londhe und Bhasin (2019: 228 f.) unterscheiden zudem einen virtuellen Charakter der KI, der primär die Verfahren des maschinellen Lernens (ML), das heißt mathematisch (statistisch) agierende und zugleich aus Erfahrung lernende Algorithmen, umfasst, als auch einen physischen Charakter, zu denen klassischerweise Roboter gehören.

KI-basierte Unterstützungssysteme, welche im Rahmen dieser Arbeit vor allem adressiert werden, gehören gemäß dieser Definition zum Typus der künstlichen Datenintelligenz, welche mit kognitiver Intelligenz arbeitet und häufig in Gestalt eines virtuellen Charakters daherkommt. Der Einsatz solcher Systeme ist dabei gerade im Kontext der Medizin mit vielerlei Versprechen, Ansprüchen und Erwartungen verbunden. So liegt eines der zentralen Versprechen von KI-Verfahren im Erkennen spezifischer Muster beziehungsweise statistischer Zusammenhänge auch in hochkomplexen, unstrukturierten Datensätzen (vgl. Madabhushi und Lee 2016: 171; Jörg 2018: 85 ff.; Krumm und Dwertmann 2019: 163; Wong et al. 2019: 45). Gerade der Bereich der Medizin weist hierbei in solchen Anwendungszusammenhängen ein hohes Einsatz- und Leistungspotenzial für entsprechende Verfahren auf, bei denen wissensintensive und mitunter einem komplexen Zusammenspiel multipler Faktoren unterliegende Datenverarbeitungsprozesse mit riesigen, oft unstrukturierten Datenbeständen und komplexen Problemen konfrontiert sind (vgl. Ramesh et al. 2004: 334 f.). Mit dem Einsatz von KI in der Medizin wird neben dieser Wissensschöpfung durch KI auch die Erwartung verknüpft, einerseits einem etwaigen (zukünftigen) ärztlichen Fachkräftemangel begegnen zu können, gerade auch in der medizinischen Notfallversorgung in unterversorgten, strukturschwachen Gebieten ohne hinreichende medizinische Versorgungsinfrastruktur, andererseits den Anspruch einer evidenzbasierten Medizin grundlegend gerecht zu werden oder diese zu befördern (vgl. Jörg 2018: 115 ff.). Neben den hier nur angedeuteten Nutzenpotenzialen lassen sich aber auch einige, nicht ganz unwichtige, technische Herausforderungen für den Einsatz KI-basierter Unterstützungssysteme in der Medizin identifizieren. Die Diskrepanz beider soll im Fokus der nachfolgenden Ausführungen stehen. Zuerst wird hierbei ein detaillierter Blick auf die Nutzenpotenziale geworfen, ehe im Anschluss vor allem die technischen Herausforderungen eingehender adressiert werden.

2.1   Nutzenpotentiale medizinischer KI

Der Nuffield Council on Bioethics (2018: 2 f.) unterscheidet in Abhängigkeit des jeweiligen Einsatzfeldes verschiedene Nutzungsmöglichkeiten KI-basierter Systeme:

*   Eines der primären Einsatzfelder von KI-basierten Systemen innerhalb der Medizin liegt in der klinischen Versorgung, u. a. als (bildanalytische) Unterstützung bei Diagnose- und Behandlungsentscheidungen.
*   Innerhalb von Gesundheitsorganisationen/-institutionen können KI-basierte Systeme u. a. in Planungs- und Managementprozessen oder zur Ressourcenallokation unterstützend implementiert werden, um durch individuellere Planungen zu Kostenreduktionen und zu größerer Ressourceneffizienz beizutragen. Ein zusätzlicher Nutzen läge in der Verbesserung von Patient*innen-

erfahrungen durch Interaktionserfassung wie auch der Analyse von Bedarfen, Präferenzen und Ängsten der Patient*innen.

- Innerhalb der medizinischen Forschung können KI-basierte Systeme zur Analyse großer und komplexer Datensätze wie auch einer damit einhergehenden Identifikation von Mustern eingesetzt werden, beispielsweise zur Unterstützung der Recherche von Fachliteratur nach relevanten Studien oder der Auswertung verschiedenster Datensätze.

- Im öffentlichen Gesundheitswesen können KI-basierte Systeme u. a. zur frühzeitigen Detektion von infektiösen Krankheiten oder Epidemien eingesetzt werden.

- Zudem sind KI-basierte Verfahren auch in patient*innen- beziehungsweise kund*innenorientierten Anwendungen denkbar, beispielsweise in Form von Apps zur Gesundheitsbewertung, als Informationstool oder interaktiver Begleiter in Gestalt von Chat-Bots, um Patient*innen beim Management chronischer Krankheiten zu unterstützen.

In der Tat lassen sich die wohl größten Nutzenpotenziale insbesondere im Bereich von Diagnostik und Behandlung verorten; dazu gehören neben medizinischer und therapeutischer Entscheidungsfindung auch die Überwachung und Prognose von Therapieverläufen (vgl. u.a. Combi 2017: 37). So ist die Aussicht auf schnellere, potenziell gar zuverlässigere Diagnosen ein wesentliches Argument für den Einbezug KI-basierter Unterstützungssysteme. Durch sie sind demnach nicht nur grundlegende Verbesserungen von Arbeitsabläufen zu erwarten, sodass beispielsweise zeitliche Kapazitäten für schwierige Fälle frei werden, sondern auch die Steigerung der Versorgungsqualität speziell in personell unterversorgten Regionen aufgrund der Möglichkeit automatisierter Diagnosen und besserer Zugänge zu entscheidungsrelevanten Informationen (vgl. de Bruijne 2016: 94; Lebedev et al. 2018: 1176; Mayo und Leung 2018: 87 f.; Rampasek und Goldenberg 2018: 893). Zugleich können detaillierte wie auch umfangreichere diagnostische Begutachtungen bessere Charakterisierungen von Krankheitsmerkmalen bei gleichzeitiger Kostenreduktion erzielen (vgl. Madabhushi und Lee 2016: 174) und so unnötige wie auch mitunter kostenintensive Mehrfachuntersuchungen entsprechend vermeiden (vgl. Grevers 2018: 3). Klinische Abläufe könnten derart grundlegend optimiert werden: So könnten Verfahren der digitalen Bildanalyse schon während des Untersuchungsvorgangs (zum Beispiel bei einer optischen Biopsie) zu konkreten diagnostischen Befunden kommen (Stiefelhagen 2018: 50), identifizierte Anomalien durch KI-basierte Unterstützungssysteme gezielt hervorgehoben werden (Dilsizian und Siegel 2014: 5), wie auch diagnostisch auffällige Bereiche (zum Beispiel Tumore, Krebs) schon unmittelbar im Rahmen ihrer Detektion vermessen werden; jenseits des konkreten Untersuchungsvorgangs ist so nicht nur eine schnellere Identifizierung, sondern auch die Priorisierung von Behandlungsnotwendigkeiten möglich (Krumm und Dwertmann 2019: 164 f.), beispielsweise bei der Deduktion tiefer Venenthrombosen. Dies wiederum könnte eine erhebliche Reduktion zeitlicher, arbeitstechnischer und gegebenenfalls personaler Ressourcen begünstigen (vgl. Thompson et al. 2018: 423).

Die Bereitstellung größerer Informationsbasen für Entscheidungen durch KI, indem beispielsweise auf kollektive statt auf rein individuelle Wissensbasen zurückgegriffen wird oder (menschliche) Flüchtigkeitsfehler durch doppelte Begutachtung im Sinne eines Vier-Augen-Prinzips verringert werden, erhöht zugleich erheblich die Qualität der Gesundheitsversorgung (vgl. Lebedev et al. 2018: 1176; Thompson et al. 2018: 423; Krumm und Dwertmann 2019: 164). Systeme der Entscheidungsunterstützung sind hierbei der Qualität menschlicher Entscheidungsfindung nicht zwangsläufig unterlegen (Müschenich 2018: 78); vielmehr ist die Implementierung technischer Prozesse zur Unterstützung von Entscheidungsfindungen, gerade auch mit Blick auf die Analyse stetig komplexer werdender Daten, mitunter essenziell (Johnson et al. 2015: 2678). Aufgrund der Berücksichtigung zahlreicher Variablen und deren Belegung mit unterschiedlichen Gewichtungsfaktoren (zum Beispiel frühere Erkrankungen, Risikofaktoren) eignen sich KI-Verfahren im diagnostischen Bereich speziell dafür, diagnostisch relevante Bereiche außerhalb des Normbereichs zu identifizieren (Dilsizian und Siegel 2014: 5 f.). Sie könnten zusätzliche Hilfestellung bei der Diagnose seltener Krankheiten leisten (Jörg 2018: 118 f.). Weil es für die einzelne Person nahezu unmöglich ist, den vollständigen Umfang des vorhandenen neuen medizinischen Wissens zu verarbeiten und zu den jeweilig notwendigen Zeitpunkten innerhalb der diagnostischen wie therapeutischen Entscheidungsfindung abrufen und nutzen zu können (Dilsizian und Siegel 2014: 1), könnte der Einsatz KI-basierter Unterstützungssysteme zum grundlegenden Wandel in medizinischen Entscheidungsfindungsprozessen beitragen (Krittanawong et al. 2017: 2658). So kann der durch die medizinische Digitalisierung begünstigte Austausch beziehungsweise Transfer von Daten und deren Analyse zum einen die Diagnoseprozesse fördern, beispielsweise durch das Einholen von Zweitmeinungen, insbesondere in kritischen Fällen, und so zur Verbesserung klinischer Abläufe führen, zum anderen können diese Daten für Forschungs- und Bildungszwecke in der Aus- und Fortbildung des (angehenden) medizinischen Personals genutzt werden (vgl. Madabhushi und Lee 2016: 170 f.). Die so entstehende stärkere Vernetzung könnte die bisherige Zweiteilung von ambulanter Behandlung durch Fachkräfte in niedergelassenen Praxen oder medizinischen Versorgungszentren auf der einen Seite und stationären Formen der Behandlung durch Akutkliniken auf der anderen Seite zunehmend aufbrechen (Elsner 2018: 107 f.). Weitere Vorteile KI-basierter Systeme werden in ihrer geringeren Anfälligkeit gegenüber Vorurteilen gesehen wie auch in der Möglichkeit, durch deren routinemäßigen Einsatz zu einer Reduktion von Fehlern beizutragen, welche beispielsweise innerhalb der Kommunikation zwischen dem medizinischen Personal auftreten können (vgl. Dilsizian und Siegel 2014: 2).

Grundsätzlich ist davon auszugehen, dass KI-basierte Unterstützungssysteme aufgrund der fortschreitenden technischen Entwicklung stets leistungsfähiger werden, sodass sie in immer komplexeren Anwendungsfeldern eingesetzt werden können (de Bruijne 2016: 94). Das lässt die Schlussfolgerung zu, dass KI-basierte Systeme zukünftig innerhalb des gesamten medizinischen Versorgungspfades Anwendung finden könnten, das heißt sowohl im Rahmen von Vorsorge, Diagnostik und Behandlung/ Therapie wie auch in der Nachsorge (vgl. Krumm und Dwertmann 2019: 167; Londhe und Bhasin 2019: 229). Unterstützt werden könnte dies durch den sich bereits heute abzeichnenden Wandel von einer bislang eher reaktiven Krankheitsversorgung hin zu einer präventiven Gesundheitsversorgung, wobei die Ideale von Prävention und Früherkennung als Visionen für bessere Therapien und Heilungschancen, wie auch hinsichtlich der frühzeitigen Erkennung multifaktoriell bedingter Krankheiten dienen (Krumm und Dwertmann 2019: 167 f.).

2.2   (Datentechnische) Herausforderungen medizinischer KI

Trotz der vielfältigen Nutzenpotenziale KI-basierter Verfahren im Feld der Medizin, die durchaus für deren umfangreiche Implementierung sprechen, können bereits vor der folgenden, konkreten Analyse von spezifisch ethisch relevanten Problem- und Fragestellungen verschiedenste, insbesondere datentechnisch bedingte Herausforderungen identifiziert werden. Zentrale Aspekte liegen hierbei in der Heterogenität wie auch Vielschichtigkeit von Datensätzen (u. a. Schneider und Weiller 2018: 860) sowie deren fehlende Struktur (Krumm und Dwertmann 2019: 168 f.). So verweisen Krumm und Dwertmann (2019: 163 f.) u. a. auf das Verhältnis mangelnder Qualität in der Datenerhebung und etwaigen Problemen hinsichtlich deren Verknüpfbarkeit, wodurch nur ein Bruchteil der Daten nutzbar sei; dies wiederum stelle eine große Hürde für eine reguläre Anwendung entsprechender Systeme im klinischen-medizinischen Alltag dar. Des Weiteren verweisen Krumm und Dwertmann (2019: 168 f.) darauf, dass gerade bei strukturierten, langfristig verfügbaren Datensätzen ein hoher Grad der Genauigkeit erzielt werden könne, was gerade ärztlich annotierten, strukturierten Datensätzen eine essenzielle Bedeutung für algorithmische Analysen zukommen lässt. Problematisch sei hierbei jedoch, dass mit einseitigen beziehungsweise tendenziösen Datensätzen nicht nur das allgemein diskutierte Bias-Problem, sondern auch die Schwierigkeit der Identifizierung seltener Krankheitsbilder einhergehen könne (Krumm und Dwertmann 2019: 168 f.). Hieraus ergäbe sich die Anforderung, dass die Datenerhebung einerseits flächendeckend zu vereinheitlichen sei (Schneider und Weiller 2018: 860), andererseits durch eine verstärkte, interinstitutionelle Kooperation Datensätze hoher Qualität gewährleistet werden müssten (Kearney et al. 2018: 115). Des Weiteren wäre über die Implementierung von Datenmanagementsystemen nachzudenken, da auch innerhalb von Datensätzen einer Gesamtdatenquelle wiederum Datensätze aus multiplen Sub-Datenquellen enthalten sein können (vgl. Wong et al. 2019: 45 f.). Das ist kein leichtes Unterfangen, denn der Nuffield Council on Bioethics (2018: 4) verweist beispielsweise auf die inkonsequente Digitalisierung von Krankenakten oder auch die mangelnde Interoperabilität und Standardisierung bei IT-Systemen.

Daneben läge eine technische Herausforderung KI-basierter algorithmischer Unterstützungssysteme im notwendigen Umgang mit, wie auch einer gewissen Resistenz gegenüber Variationen, etwa bei Farbschwankungen in Gewebedarstellungen aufgrund von Präparationen oder sonstigen (Ein-)Färbungen (Madabhushi und Lee 2016: 173 f.). Die qualitative Weiterentwicklung von Detektions- und Klassifizierungsfähigkeiten, wie auch beim Erschließen weiterer Anwendungskontexte für spezifische, zum Beispiel bildanalytische, Verfahren, wird dabei grundlegend von der Verfügbarkeit adäquater Mengen an qualitativ hochwertigen Bilddaten bedingt (Lebedev et al. 2018: 1176). Zwar zeigen auf KI-Verfahren beruhende Unterstützungssysteme in spezifischen Kontexten viel Potenzial und Leistungsvermögen auf, doch könne ein Übertragen bewährter Verfahren auf andere Anwendungszusammenhänge mit anderen Rahmenbedingungen zu kritischen Leistungsabfällen führen (vgl. de Bruijne 2016: 95). Problematisch sei hierbei insbesondere das Fehlen von Gültigkeits- und Nützlichkeitsanalysen unter unterschiedlichen Bedingungen (Foster et al. 2014: 2). Gerade das Fehlen ausreichend gelabelter Daten(-sätze) erschwere dabei das Identifizieren negativer Übertragungsvorgänge grundlegend (de Bruijne 2016: 95). Es könne hierbei zu Komplikationen kommen, wenn Unterschiede in der Leistungsfähigkeit KI-basierter Analysen zwischen den Trainingsdatensets und neuer Datensätze offengelegt werden sollen (Foster et al. 2014: 2).

Weitere Herausforderungen betreffen die Entwicklung präziser, recheneffizienter Klassifikatoren (u. a. Asri et al. 2016: 1069). Schwierig sei hierbei vor allem die Mehrstufigkeit des Entwicklungsprozesses, da jeder einzelne Entwicklungsschritt die Anfälligkeit gegenüber Fehlern erhöhe und die Gefahr der Integration von Vorurteilen (Bias) mit sich brächte (Foster et al. 2014: 2). Mit Blick auf mögliche Über- oder Unterrepräsentationen (Over- beziehungsweise Underfitting) wird die Auswahl und Anzahl von Attributen für den möglichen Erfolg von Klassifikatoren immer wichtiger (ebd.: 2 f.). Um problematische Zirkularitäten zu vermeiden, bedürfe es der Validierung von Klassifikatoren unter Hinzunahme weiterer Datensätze jenseits derer, die bei deren Entwicklung genutzt wurden (ebd.). Dies erfordere jedoch große Trainings- und Bewertungsdatensätze, um ein Verständnis der Leistungsfähigkeit von Klassifikatoren zu erlangen (ebd.: 6). Hieraus eröffnet sich nach Foster et al. (2014: 6 f.) zugleich aber ein weiteres Problemfeld: Zwar benötigen weniger Attribute auch weniger Trainingsdaten und führen zu besseren, gegebenenfalls sogar schnelleren Klassifizierungen und erleichtern so die medizinische Interpretation aufgrund der Fokussierung auf bestimmte Attribute. Zugleich, so argumentieren Foster et al. weiter, limitieren kleinere Datensätze jedoch die Entwicklung effektiver Klassifikatoren, da die Unabhängigkeit zwischen Trainings- und Evaluierungssets häufig nicht mehr gegeben ist. Dies führt zu einem ungerechtfertigten Anwendungsoptimismus und zu einer grundlegend schlechten Verallgemeinerungsfähigkeit (ebd.). Entscheidend für die Entwicklung von Klassifikatoren sei daher die Vorauswahl spezifischer Attribute; im Falle einer Erkrankung beispielsweise durch die für das Krankheitsbild charakteristischen Faktoren. Wie Álvarez Menéndez et al. (2010: 986) in diesem Zusammenhang anmerken, könne jedoch bereits die Vorauswahl und Fokussierung auf spezifische Faktoren zu einer Nicht-Beachtung von ebenfalls relevanten Faktoren führen und damit eine grundlegende Beschränkung der diagnostischen Leistungsfähigkeit dieser Systeme begünstigen. Zudem sei die Aussortierung von Datensätzen gesunder Proband*innen notwendig, um Datenverfälschungen zu vermeiden (vgl. Álvarez Menéndez et al. 2010: 986). Die mangelnde Erklärbarkeit vieler datengetriebener KI-basierter Klassifikatoren-Ansätze ist ein weiterer problematischer Aspekt (Lamy et al. 2019: 43). In der nachfolgenden Tabelle werden die genannten Nutzenpotenziale und (technischen) Herausforderungen gegenübergestellt.

Tabelle 5 Übersicht ausgewählter Nutzenpotenziale und (technischer) Herausforderungen von KI-basierten Systemen in der Medizin

Erwartete Nutzenpotenziale	Herausforderungen
umfangreichere, detailliertere Diagnostik: bessere Krankheitscharakterisierungen bei gleichzeitiger Kostenreduktion Verbesserung von Arbeitsabläufen: Vermeiden von Mehrfachuntersuchungen, Reduktion zeitlicher, arbeitstechnischer und ggf. personaler Ressourcen, Identifikation/Priorisierung von Behandlungsnotwendigkeiten perspektivischer Einsatz im gesamten medizinischen Versorgungspfad (Prävention, Diagnose, Behandlung/ Therapie, Nachsorge), auch bei komplexeren/leistungsintensiveren Aufgaben	Datenheterogenität /-vielschichtigkeit: mangelnde Interoperabilität/ Standardisierungen; inkonsequente Digitalisierung von Krankenakten; mangelnde Datenqualität reduziert Datenverknüpfbarkeit /-nutzbarkeit und qualitative Weiterentwicklung (Systeme), erschwert das Erschließen neuer Einsatzkontexte Gewährleistung qualitativer Datensätze: Notwendigkeit einer flächendeckenden Homogenisierung der Datenerhebung und verstärkten interinstitutionellen Kooperationen, Implementierung von Datenmanagementsystemen Entwicklung präziser, effizienter Klassifikatoren: Attributsauswahl /-menge, Bedarf an Trainings- und Bewertungsdatensätzen, jeweilige Anfälligkeit multipler, einzelner Entwicklungsschritte Fehlen von Gültigkeits-/ Nützlichkeitsanalysen: Leistungsabfall funktionierender Systeme in anderen Anwendungskontexten, bedingtes Identifizieren negativer Übertragungsvorgänge

Neben diesen primär die Daten und Entwicklung betreffenden Herausforderungen verweist der Nuffield Council on Bioethics (2018: 4) auf weitere Fragen: So müsse geklärt werden, bis zu welchem Grad ein Zugriff auf und ein Transfer von Patient*innendaten erfolgen dürfe oder inwiefern eine auf komplexe Urteile und Fähigkeiten (zum Beispiel kontextuelles Wahrnehmen sozialer Signale, implizites Wissen) beruhende klinische Entscheidungsfindung durch technische Anwendungen adaptiert beziehungsweise reproduziert werden könne. Jedes KI-basierte Unterstützungssystem weise jeweils für sich Stärken und Schwächen auf, was eine Kombination der jeweiligen Stärken im Sinne eines Schaffens von hybrid-intelligenten und komplementär arbeitenden Systemen erfordern und zugleich neuartige Möglichkeiten und Vorteile eröffnen könnte (vgl. Ramesh et al 2004: 337). Vielfach sind technische Herausforderungen als Anstoß für neue Entwicklungen zu verstehen (Madabhushi und Lee 2016: 174), auch wenn gerade im medizinischen Bereich das Risiko bestehe, dass die technische Machbarkeit mitunter weiter sei als das gesicherte klinisch-wissenschaftliche Wissen (Schneider und Weiller 2018: 860). Hier bedürfe es bei der Abwägung zwischen den Möglichkeiten in der KI-Entwicklung und den grundlegend notwendigen Graden an Bürokratisierung wie auch Datenschutz des Feingefühls, so dass ein vermeintlicher „Bürokratisierungs- und Datenschutzwahn" nicht zu willkürlichen Hindernissen bei potenziell nutzenbringenden Entwicklungspfaden führe (Grevers 2018: 3). Trotz großer Versprechungen sei daher weitere, umfangreiche Forschung im Bereich der AIM unerlässlich (Londhe und Bhasin 2019: 229). Unter Berücksichtigung der vielen Akteur*innen mit verschiedenen Interessen im Bereich der medizinischen KI, u. a. Technokonzerne, Versicherungen, Pharmafirmen und Start-Ups (Grevers 2018: 3), bedürfe es dabei vor allem des Einbezugs von Anwender*innen und Expert*innen sowie einer inter- und transdisziplinären Zusammenarbeit im Rahmen von Forschung und Entwicklung, um die Nutzenpotenziale vollständig zu erschließen (vgl. Madabhushi und Lee 2016: 174; Schneider und Weiller 2018: 860).

Die sich im bisher Gesagten widerspiegelnde Ambivalenz verdeutlicht, wie wichtig, wenn nicht gar essenziell die analytische Auseinandersetzung mit den ethischen Dimensionen des KI-Einsatzes, gerade im beziehungsweise für das Feld der Medizin ist. Deshalb ist Kapitel 3 einer intensiven und umfassenden, qualitativ-analytischen Auseinandersetzung mit den ethischen Implikationen des medizinischen Einsatzes KI-basierter Unterstützungssysteme, insbesondere im Hinblick auf bildanalytische Verfahren, gewidmet. Zuvor wird jedoch das methodische Vorgehen beschrieben und begründet.

3.   Spannungsfeld KI, Medizin und Ethik –
       Ethische Implikationen in Literatur und Praxis

Der Forschungsbereich der KI ist als wesentlicher Treiber der Digitalisierung im Feld der Medizin anzusehen (vgl. Müschenich 2018: 78; Krumm und Dwertmann 2019: 161). Innovative Lösungen werden hier als gangbarer Weg gepriesen, um den vielfältigen Herausforderungen im Gesundheitswesen beizukommen (vgl. Lupton 2014: 707; Jörg 2018: 3 ff.). Um dabei den optimalen Nutzen technischer Unterstützungssysteme realisieren zu können und so zur Verbesserung der bestehenden wie auch möglichen (Weiter-)Entwicklung der Praxis beizutragen, müssen diese Systeme in die vorhandenen klinisch-medizinischen Strukturen und Prozesse eingebunden werden (Krumm und Dwertmann 2019: 161). Aufgrund der damit möglicherweise einhergehenden Veränderungen, beispielsweise im Beziehungsverhältnis zwischen Ärzt*innen und Patient*innen, implizieren derartige Entwicklungen einen Wandel im ärztlichen Handeln und Denken (vgl. Jörg 2018: 3).

In der Abwägung zwischen Nutzen und Herausforderungen sind die Einstellungen der Stakeholder*innen entscheidend, das heißt von Ärzt*innen, dem klinischen Assistenzpersonal und den vom Einsatz technischer Anwendungen Betroffenen: Deren (gegebenenfalls schwerwiegender) Zweifel oder (vermeintlicher) Optimismus gegenüber KI-basierten Unterstützungssystemen könne dabei von zentraler Bedeutung für den intendierten Einsatz sein und müsse daher als ein entscheidender Aspekt für deren Erfolg (oder Misserfolg) eingeordnet werden (vgl. Ramesh et al. 2004: 337). Im Kontext ethischer Betrachtungen gilt es daher u. a. zu diskutieren, wie beispielsweise mit einem möglichen „Outperforming" menschlicher Ärzt*innen durch gut trainierte KI-basierte Systeme umgegangen werden soll, worin mögliche Unterschiede zwischen menschlicher und technischer Diagnostik und deren jeweiliger Leistungsfähigkeit liegen (könnten), wie auch der Möglichkeit eines ethisch vertretbaren Grades an Autonomie solcher Systeme gegenüber der Entscheidungsinstanz Mensch im Zuge fortlaufender technischer Entwicklung und Verbesserungen (Brinker et al. 2019: 51 f.).

Im Nachfolgenden sollen mögliche ethische Implikationen des Einsatzes KI-basierter Unterstützungssysteme in einer systematischen Analyse aufgearbeitet werden. Hierbei werden Ergebnisse aus einer systematischen Literaturanalyse mit Erkenntnissen aus einer qualitativen Studie verknüpft. Dieses Vorgehen ermöglicht ethische Implikationen nicht nur aus einer theoretischen Perspektive ethischer Normativität zu reflektieren, sondern zugleich entsprechende Implikationen aus der Perspektive angewandter, klinisch-medizinischer Praxis zu identifizieren, analysieren und weiterführend mit den Aspekten des Diskurses vergleichend evaluieren zu können.

3.1   Methodisches Vorgehen

Im Rahmen der systematischen, qualitativ ausgerichteten Literaturanalyse wurden unter Rückgriff auf die Suchtermini *Artificial Intelligence, Medicine, Diagnosis* und *Ethics* innerhalb der PubMed-Literaturdatenbank 231 Arbeiten identifiziert, von denen wiederum 22 durch ihre jeweiligen Titel und einer näheren Abstract-Analyse für die hier angestrebte analytische Auseinandersetzung als relevant eingestuft wurden. In der nachfolgend im Detail dargelegten, analytischen Auseinandersetzung wurden innerhalb des Datenmaterials zehn thematische Schwerpunkte definiert. Diese wurden in die folgenden Kategorien gegliedert: datenbezogene Aspekte (Abschnitt 3.2), Biases (3.3), Validierung (3.4), Black-Box (3.5), Gestaltungsentität/-objekt KI (3.6), (Entscheidungs-)Verhältnis zwischen Mensch (Ärzt*innen) und Technik (3.7), Weiter- und Ausbildung (3.8), Domänenwandel (3.9), interpersonale Verhältnisse und Professionsbedingungen (3.10) sowie soziale und organisationale (insbesondere regulative) Faktoren (3.11). An diesen Kriterien orientiert folgt die Diskussion.

In der empirischen Studie wurden leitfadengestützte Expert*inneninterviews geführt, um die Perspektive der nutzenden Stakeholder*innen, konkret des medizinisch-klinischen Personals, in den Analyseprozess einbinden zu können. Unter Expert*innen werden Personen verstanden, die „aufgrund ihrer Position über besondere Informationen verfügen" (Gläser und Laudel 2010: 11). Im Zeitraum zwischen April bis Mai 2020 wurden sechs Experten via Telefoninterview interviewt; die Gespräche wurden ausgezeichnet und transkribiert.[2] Alle Befragten waren männlich (in Hinblick auf das Geschlecht liegt also Einseitigkeit vor) und approbierte Ärzte im Alter von 36 bis 59 Jahren und wiesen eine medizinische Erfahrung von mindestens eineinhalb bis etwa dreißig Jahren auf. Fünf von ihnen waren zudem an der praktischen Entwicklung von KI-basierten Systemen beteiligt. Im Folgenden werden die Ergebnisse aus den oben genannten Kategorien dargestellt. Hierbei werden die Ergebnisse aus der Literaturstudie und den qualitativen Interviews parallel vorgestellt und im Anschluss diskutiert.

3.2   Datenbezogene Aspekte

Sowohl in der Literatur als auch innerhalb der durchgeführten Interviews wird die Verfügbarkeit und Zugänglichkeit großer, möglichst repräsentativer Datensätze, die ein hohes Maß unterschiedlicher Patient*innen- und Krankheitstypen sowie im Idealfall auch die Metadaten zu den Datenquellen umfassen (Ho et al. 2019: 335), als wesentliche Voraussetzung eines qualitativ hochwertigen Trainings von KI-Algorithmen angesehen, um möglichst realitätsnahe nicht nur spezifische Kohorten abbilden zu können (Interview 5). Hierbei wird die Rolle institutioneller Unterstützung betont: Während in der Literatur die Bedeutung von Institutionen mit der Einhaltung quantitativer, qualitativer und datenschutzrechtlicher Ansprüche in Verbindung gebracht wird (Ho et al. 2019: 335), wird innerhalb eines Interviews besonders die Repräsentativität und Realitätsnähe der Datensets betont (Interview 6). In einigen Interviews wird dieser Aspekt der Repräsentativität eng mit jenem der Qualitätssicherung verknüpft: Weil qualitätsgesicherte Trainings- und Testdaten eine zentrale Voraussetzung darstellen, müsse auch die Frage, wie diese sichergestellt werden kann, als entscheidend angesehen werden (Interview 5), beispielsweise durch den Aufbau qualitätsgesicherter Datenpools, die aus multiplen Quellen generiert und durch verschiedene Expert*innen validiert wurden (Interview 5). Für solche ‚Data-Warehouses' bedürfe es jedoch der grundsätzlichen Offenheit und Zugänglichkeit von Datenquellen, auch, wenn dies

---

2   Ursprünglich waren zehn Interviews terminiert; aufgrund der dynamischen Entwicklung durch die Covid-19-Pandemie konnten vier Interviews jedoch nicht realisiert werden.

wirtschaftliche oder unternehmerische Schutzinteressen tangiere beziehungsweise diesen zuwiderlaufe (Interview 3). Mit dem Aspekt der Qualitätssicherung sprechen die interviewten Personen auch Aspekte digitaler klinischer Infrastruktur an. So betont eine Person, dass allein die Datenintegration, das heißt die digitale Verfügbarkeit von Patient*innendaten für spezifische Analyseframeworks, aufgrund von Interoperabilitätsproblemen verschiedener Softwaresysteme nicht nur innerhalb einer Klinik herausfordernd sei, sondern sich dies mit Blick auf unterschiedliche Kliniken und das Gesundheitswesen potenziere (Interview 3). Perspektivisch könne es daher entscheidend sein, klinikeigene Data-Validation-Center zu implementieren, deren primäres Aufgabenfeld einerseits in der Gewährleistung von notwendigen Homogenitätsgraden in Trainingsdaten, andererseits in deren grundlegender Qualitätssicherung, läge (Interview 1). Die Notwendigkeit qualitätsgesicherter, unabhängiger Datensätze zeige sich dabei nicht nur mit Blick auf die Systementwicklung, sondern auch hinsichtlich deren herstellerunabhängiger, objektiver Validierung durch Regulierungsbehörden (Interview 5).

Sowohl in der Literatur als auch im Zuge eines Interviews wird auf die wachsende ökonomische Bedeutung von Daten hingewiesen (Price und Cohen 2019: 42; Carter et al. 2020: 29; Interview 3) und die Notwendigkeit betont, sich mit Fragen dieser Ökonomisierung auseinanderzusetzen. Während innerhalb der Literatur insbesondere die Triade von Dateneigentum, Datenmarkt und notwendiger Datenethik fokussiert wird, adressieren die interviewten Personen die Aspekte des Teilens, der Zugänglichkeit und des Schutzes von Daten. Auch in der Literatur finden sich hierzu Überlegungen, doch diese thematisieren vor allem, ob anfallende Daten im Kontext gesundheits- beziehungsweise medizintechnischer Entwicklung ein individuelles Eigentum oder allgemein öffentliches Gut darstellen, das heißt ob sie einer individuellen oder allgemein geteilten Verantwortung unterliegen (vgl. Geis et al. 2019: 3; Briganti und Le Moine 2020: 4; Carter et al. 2020: 28 f.; Safdar et al. 2020: 2). Weil gesundheitsrelevante Informationen längst nicht nur aus medizinbezogenen Daten bestehen, die per se besonders schützenswert sind, sondern auch aus unrechtmäßiger Erfassung beziehungsweise unbekannten Quellen stammen können (vgl. Pesapane et al. 2018: 749; Ho et al. 2019: 334 f.; Price und Cohen 2019: 39), wird befürchtet, dass vorhandene Tendenzen unethischer, das heißt nicht-intendierter beziehungsweise missbräuchlicher Datennutzung durch einen zunehmend privatwirtschaftlichen Datenmarkt in der Medizin sogar begünstigt werden könnten (vgl. Eickhoff und Langner 2019: 5; Geis et al. 2019: 2); denn schon allein ein interinstitutioneller Datenaustausch berge stets das grundlegende Risiko der Verletzung von Datenintegrität und daraus resultierender Folgeschäden in sich (Carter et al. 2020: 30). Die Notwendigkeit juristisch belastbarer Einwilligungsverfahren und Verzichtserklärungen, in denen dezidiert Zugangs- und Verwendungszwecke, verwendungs- und zugriffsberechtigte Personen, zulässige zeitliche Zugriffsumfänge wie auch konkrete Nutzungsmöglichkeiten erfasst werden, ist daher als essenziell anzusehen (vgl. Yuste et al. 2017: 161; Price und Cohen 2019: 38;

41 f.; Safdar et al. 2020: 2). In der Abwägung möglicher Zugangs-, Nutzungs- oder Aufbewahrungslimitierungen müsse jedoch stets beachtet werden, dass diese Beschränkungen für die Entwicklung und Validierung algorithmischer Verfahren mitunter auch nachteilig sein können (vgl. Price und Cohen 2019: 41 f.). Innerhalb der Interviews wird betont, dass, gerade weil Gesundheitsdaten als äußerst schützenswert zu erachten seien (Interview 6), es einer granulären beziehungsweise genaueren Zugangs- und Verwendungsregelung bedürfe (Interview 3). Einer der Interviewpartner betonte, dass Datenschutz im unternehmerischen Bewusstsein als obligatorisch („muss") statt nur im Sinne einer Selbstverpflichtung („sollte") verstanden werden müsse (Interview 2). Mit Blick auf einen möglichen Datentransfer müsse nicht nur Glaubwürdigkeit im verantwortungsvollen Umgang mit Daten seitens aller Beteiligten hergestellt werden (Interview 2), sondern es bedürfe zudem einer dezidierten Festlegung, welche Daten, in welchem Rahmen und in welcher Form (beispielsweise ausschließlich anonymisiert) geteilt werden dürfen (Interview 6). Dies wird durchaus skeptisch gesehen: Ein anderer Interviewpartner hinterfragt beispielsweise, ob ein effektiver Schutz persönlicher Daten angesichts des Hochskalierens digitaler Sphären innerhalb der Medizin überhaupt noch möglich sei, da der unbefugte, kriminelle Zugriff auf zentral gespeicherte Daten(-sätze) bei unzureichenden Sicherheitsmaßnahmen ein dauerhaftes Problem der Digitalisierung darstelle (Interview 3). Schlussendlich sei dies jedoch kein inhärentes Problem im medizinischen Bereich, da jede Form von Datenübertragung, gerade über das Internet, Möglichkeiten der Manipulation eröffne (Interview 2).

Während Aspekte der Regulierung nur implizit in den geführten Interviews thematisiert werden, stellen diese innerhalb der Literatur einen eigenen Problembereich dar. So wird beispielsweise die globale Rechts- und Regulierungsvariabilität kritisch hervorgehoben, welche ein kontinuierliches Ausweichen von Unternehmen auf Länder mit geringfügigeren Rechtsstandards wie auch Regulierungsgraden ermöglicht (Safdar et al. 2020: 2) und damit Regulierungs- und Datenschutzbedenken derjenigen Länder mit höheren Standards verstärkt (Pesapane et al. 2018: 749). Der Schutz personenbezogener Daten, insbesondere hinsichtlich deren Zugriff, kommerzieller Weitergabe und Verwendung (vgl. Yuste et al. 2017: 161; Matuchansky 2019: 801) wie auch die Weiterentwicklung von bestehenden, jedoch durchaus als unzureichend empfundene Regulierungsrahmen sei daher unerlässlich (vgl. Ho et al. 2019: 334; Price und Cohen 2019: 40). Regulierungsbestimmungen müssten dabei die Vielfalt der (Gesundheits-) Daten berücksichtigen (Price und Cohen 2019: 39), was sich auch in den Aspekten der Verwaltung und des Schutzes von Daten niederschlagen sollte, da dies zugleich als Garant zur Gewährleistung von Qualität, Integrität, Vertraulichkeit und Erklärbarkeit der Daten sowie ihrer Erhebung und Verarbeitung diene (Neri et al. 2020: 3). Zugleich bedürften Regulierungsbestimmungen einer Verhältnismäßigkeit: Reflektiert werden müssten hier Faktoren wie das Maß ursprünglich guter Regulierungsintention und deren möglicherweise innovationshemmender Charakter (Price und Cohen 2019: 42) sowie die Diskrepanz zwischen einer strikten Regulierung des Datenschutzes und

einer gemeinschaftlichen, das heißt durch die öffentliche Hand initiierten und organi-
sierten Datennutzung (Safdar et al. 2020: 2). Hierbei gelte es nicht nur mithilfe einer
innovativen Datenethik sowohl hochsensible, personenbezogene Daten zu schützen,
das potenzielle Diskriminierungspotenzial zu minimieren als auch einer juristischen
Überregulierung eigeninitiativ vorzugreifen (vgl. Yuste et al. 2017: 161; Price und Cohen 2019: 41), sondern es müsse auch ein größeres Bewusstsein für das Missbrauchs-
potenzial von Daten aufseiten betroffener Stakeholder*innen geschaffen werden
(Price und Cohen 2019: 41). Mit ihren zentralen Prämissen wie jener der moralischen
Pflicht Daten und deren Verarbeitung zur Förderung des Patien*innen- und Allge-
meinwohls einzusetzen oder der Beschränkung unethischer Datennutzung aus rein
kommerziellen Zwecken, könnte innovative Datenethik ein entscheidendes Element
für die zukünftige Vertrauensbildung darstellen (Geis et al. 2019: 3). Hierbei bedürfe es
auch einer geschützten Default-Option, um sich gegen die Nutzung der eigenen Daten
entscheiden zu können, ohne dass hieraus nachteilige Konsequenzen für die*den Einzelne*n entstünden (Yuste et al. 2017: 161). Nur so könne sichergestellt werden, dass
ein vermehrter Einsatz KI-basierter Analysesysteme nicht zu Benachteiligungen von
Gruppen führe, die ihre Gesundheits- und personenbezogenen Daten nicht mit anderen teilen möchten, beispielsweise indem es zu einem spannungsbeladenen Trade-Off
zwischen Zustimmung zur Datenteilung und -nutzung sowie der Behandlungsquali-
tät kommt (Carter et al. 2020: 29) oder Patient*innen(-gruppen) ohne digitale Daten
vom Nutzen solcher Systeme ausgeschlossen werden (Pesapane et al. 2018: 749).

3.3   Bias

Sowohl in der Literatur als auch in den Interviews werden Bias in den Daten, insbesondere im Rahmen der Generierung beziehungsweise Erhebung, thematisiert. Bias
seien in nahezu jedem Datensatz vorhanden (Geis et al. 2019: 2 f.) und stellen systematische Verzerrungen in beziehungsweise von Datenstrukturen dar, beispielsweise
in der Form, dass bestimmte vulnerable Gruppen gar nicht in den genutzten Daten(-
sätzen) enthalten sind (Interview 3). Vorhandene Bias sind demnach auf bestehende
Ungleichverteilungen in Datenerhebungen rückführbar (vgl. Price und Cohen 2019:
39). Unzureichende Repräsentativität, das heißt Über- wie auch Unterverteilungen
von Personengruppen und Krankheitstypen, spiegele dabei nicht nur mögliche implizite Vorurteile in der Datenerhebung wider, sondern könne diese gar noch repro-
duzieren und verstärken (Matuchansky 2019: 800). Dies könne sich nicht nur in einer
Diskriminierung einzelner Gruppen oder Patient*innen beziehungsweise einer systematischen Über- oder Unterschätzung spezifischer Krankheitsbilder niederschlagen
(Interview 6), sondern zu grundlegend unterschiedlichen Effizienzgraden KI-basierter Unterstützungssysteme für Personengruppen und Krankheitsbilder führen (Safdar
et al. 2020: 1). Gerade seitens der Interviewten wird hierbei dafür plädiert, dass der

Einbezug eines möglichst breit gefächerten Spektrums an Trainingsdaten eine zentrale Prämisse jeglicher Entwicklung KI-basierter algorithmischer Unterstützungssysteme darstellen müsse (Interview 5). Dabei sei stets zu prüfen, ob die eingesetzten Trainingsdaten repräsentativ seien (Interview 3) und keiner sonstigen Form von Bias unterliegen beziehungsweise diese womöglich erzeugen (Interview 5).

Beschränken sich die Äußerungen zu Bias in den Interviews nahezu vollständig auf den Datenkontext, wird in der Literatur die mögliche Modell- wie auch Systemimmanenz von Bias problematisiert. Spezifische Designentscheidungen, wie unter anderem die Auswahl therapeutischer Protokolle (vgl. Carter et al. 2020: 28; Santoro 2020: 501), werden genauso hervorgehoben wie implizite beziehungsweise explizite, intendierte und nicht-intendierte Werte, Präferenzen und Überzeugungen menschlicher Entwickler*innen, die in die Modelle einfließen (vgl. Pesapane et al. 2018: 746; Geis et al. 2019: 3; Carter et al. 2020: 27). Weil bestehende Vorurteile technisch verstärkt und Diskriminierungen unterstützt, gegebenenfalls sogar bei Behandlungsentscheidungen oder Ressourcenverteilung (be-)fördert werden könnten, müssen die zugrundeliegenden Modelle mit Bedacht gewählt werden, um den angedachten Zweck zu erfüllen und nicht im schlimmsten Fall benachteiligend zu wirken (vgl. Pesapane et al. 2018: 746; Rajkomar et al. 2018: 867; Martinez-Martin et al. 2020: 3; Santoro 2020: 501). Forderungen nach Modelltransparenz (London 2019: 19), nach kontinuierlicher Modell- und Systemkalibrierung zur Offenlegung möglicher Fehler-, Fehlerhaftigkeits- oder Diskriminierungsmomente (Martinez-Martin et al. 2020: 3) oder aber die beständige Revalidierung der auf KI-Verfahren basierenden algorithmischen Unterstützungssysteme (Santoro 2020: 501) werden als Ansätze möglicher „Bias-Gegenmaßnahmen" genannt (unabhängig ihrer konkreten Ausgestaltung im jeweiligen Fall), ebenso wie die notwendige Einbindung von möglichen Nutzer*innengruppen schon in frühen Phasen der Entwicklung, um grundlegende Normen bereits in der Entwicklung von KI-Verfahren aufzugreifen (vgl. Yuste et al. 2017: 162).

Weil die Beurteilung von Nutzen oder Schaden für bestimmte Gruppen eng mit systemischen, strukturellen wie auch sozialen Konzepten und Normen zusammenhänge, bedürfe es eines breiten öffentlichen Diskurses zur definitorischen Grenzziehung zwischen problematischen, das heißt insbesondere diskriminierenden Verzerrungen, und eines allgemeinen geteilten Verständnisses von „Normalität" (Yuste et al. 2017: 162). In ähnlicher Weise müsse geklärt werden, wie ein besserer Zugang von unterrepräsentierten und -versorgten Gruppen zu datenbasierten Leistungen gewährleistet werden könne, da mögliche Bias im Systemoutput, die sich beispielsweise in begünstigende oder missgünstige Verteilungen niederschlagen könnten, eng mit dem mangelnden Einbezug der Stakeholder*innen in Digitalisierungsprozesse und Big Data-Verfahren verknüpft sei (vgl. Price und Cohen 2019: 39). Zudem heben Keskinbora und Güven (2020: 40) hervor, dass das problematische Diskriminierungspotenzial und dessen Erkennbarkeit durch den Black-Box-Charakter, welcher den meisten KI-Algorithmen inhärent ist, zusätzlich erschwert sei.

3.4   Validierung

Die Validierung datenrelevanter Aspekte wird sowohl in der Literatur als auch in den Interviews angesprochen. Hierbei werden beispielsweise die mangelnde Repräsentativität der Daten und damit einhergehende Performanceunklarheiten und -beschränkungen der Systeme thematisiert, zum Beispiel bei der Deduktion seltener oder unbekannter Krankheitstypen (vgl. Du Harpur et al. 2020: 6 f.). Zudem wird die Variabilität institutioneller Protokolle der Datengenerierung (Stichwort: Datenheterogenität) kritisch aufgegriffen, die einerseits nur bedinge Datennutzbarkeit ermöglicht (vgl. Ho et al. 2019: 332), andererseits Abstimmungen zu Datensätzen erforderlich macht, um den spezifisch intendierten Anwendungszwecken gerecht zu werden (vgl. London 2019: 20). Für die Entwicklung von Algorithmen ergibt sich die Forderung nach separaten Datensätzen: Anstatt identische Trainings- und Testdaten zu verwenden (vgl. Du Harpur et al. 2020: 6), sollen für die Validierung der Trainings-, Test- und Praxisperformance KI-basierter Unterstützungssysteme unterschiedliche Datensätze verwendet werden (vgl. Ho et al. 2019: 335; Du Harpur et al. 2020: 6). Im Rahmen der Interviews wird diese Forderung ebenfalls aufgegriffen: Es wird jedoch nicht nur die Notwendigkeit ausreichender Trainings- wie auch späterer Performancevalidierungsdatensätze (Interview 3) angesprochen, sondern auch der Aufbau einer herstellerunabhängigen Datenbank zur Systemvalidierung (Interview 6) oder unabhängige Systemtests und -validierungen durch Behörden mit unabhängigen, qualitätsgesicherten Datensätzen selbst (Interview 5) thematisiert. Hierbei wird die zukünftige Verantwortung bezüglich der Entwicklung und Validierung von Systemen adressiert: Einerseits könnte die Verantwortung für die Entwicklung und Validierung der Systeme aufseiten der Herstellenden verbleiben, welche die Daten lediglich der Gesellschaft zur Verfügung stellen würden; andererseits könnten zukünftig unabhängige Behörden für die Validierung der Systeme verantwortlich sein, unabhängig davon, woher beispielsweise die Herstellenden ihre in der beziehungsweise für die Entwicklung genutzten Daten beziehen würden (Interview 5).

Sowohl in der Literatur als auch in den Interviews wird darauf verwiesen, dass eine einfache Übertragung von einem, innerhalb eines spezifischen KI-basierten Unterstützungssystems genutzten, Algorithmus in ein anderes System kaum möglich sein wird; die Leistungsfähigkeit resultiere insbesondere aus deren Konzeption für spezifische Aufgabenfelder, so dass die Übertragung auf andere Aufgabenfelder stets auch neue Trainingsläufe und Revalidierungen bedürfe (vgl. Carter et al. 2020: 28; Safdar et al. 2020: 1; Interview 2). Jegliche Form der Exploration, beispielsweise durch neue Datensätze oder dem Einsatz in anderen geografischen Regionen, sei daher stets mit klinischen Daten zu belegen (Interview 2). Insbesondere mögliche Auswirkungen lokaler Parameter bedingen hierbei eine stetige Neukalibrierung der Systeme (Martinez-Martin et al. 2020: 3), auch, wenn diese eine große Herausforderung für die Validierung der Systemoperativität darstelle (Keskinbora und Güven 2020: 41). Jede Übertragung von einem für einen spezifischen Anwendungszusammenhang entwickelten Algorithmus beziehungsweise ganzer, auf diesen Algorithmen basierenden, Unterstützungssysteme in andere Anwendungskontexte müsse daher als eigenständiger evolutionärer Prozess verstanden werden (Interview 3).

Mit der Leistungsdiskrepanz zwischen Training und Praxis sowie der notwendigen Qualitätssicherung, Zulassung und Zertifizierung der Systeme werden Aspekte thematisiert, die miteinander vergleichbar sind und einander bedingen. So wird in der Literatur beispielsweise die Vielschichtigkeit möglicher Leistungsdiskrepanzen von Unterstützungssystemen unter trainings- und praxisnahen Bedingungen (vgl. Eickhoff und Langner 2019: 3 f.; Matuchansky 2019: 801) und die sich hieraus ergebende Bedeutung einer Systemvalidierung in der klinischen Praxis (vgl. Briganti und Le Moine 2020: 3; Carter et al. 2020: 29; Martinez-Martin et al. 2020: 3; Neri et al. 2020: 2) gerade auch als vertrauens- und akzeptanzrelevanter Aspekt diskutiert (vgl. Spyropoulos und Papagounos 1995: 458 f.; Santoro 2020: 501 f.). In den Interviews wird mit Bezug auf mögliche Divergenzen zwischen Laborperformance und der tatsächlichen Leistung im klinischen Betrieb (zum Beispiel aufgrund neuer Daten aus anderen Quellen) (Interview 5) auf die Notwendigkeit der Evidenz der Methoden- und Verfahrenswirksamkeit abgehoben (Interview 2), beispielsweise mithilfe des formalen Nachweises der Systemfunktionalität gegenüber Institutionen anhand relevanter klinischer Ergebnisse für Patient*innen (Interview 2). Ein definierter Performancebeweis durch Tests im praxisnahen Kontext des anvisierten Aufgaben-/Einsatzbereichs (Interview 6), ein kontinuierliches Überprüfen der Qualitätskriterien im Zulassungsprozess (Interview 5) oder die Risikobewertung von Verfahren im medizinischen Umfeld (insbesondere in der Praxis) (Interview 2) müssten genauso obligatorisch sein wie die Definition von Normen zur Qualitätssicherung der Systeme (Interview 5), eine Systementwicklung, die auf tatsächlich in der Praxis gegebene Problemstellungen abzielt (Interview 1), und kontinuierliche Vergleiche der Systeme beziehungsweise der durch sie genutzten algorithmischen Verfahren mit den jeweiligen Facharztstandards (Interview 2).

Mitunter wird die Qualitätssicherung der Systeme in den Interviews sogar als wichtiger angesehen als eine die Entwicklung gegebenenfalls hemmende Zertifizierung von Systemen (Interview 1). So bestehe die Notwendigkeit kontinuierlicher Qualitätskontrollen, um Fehlern vorzubeugen, beispielsweise durch tägliche Systemprobeläufe für eine Leistungsvalidierung und Fehlervermeidung (Interview 1). In der Literatur wird darüber hinaus das Erfordernis der Berücksichtigung von Sachzwängen, die Objektivität von Bewertungskriterien und die Unabhängigkeit der Validierungsinstanz (sowohl in Person als auch Institution) (Matuchansky 2019: 800) sowie das Sicherstellen klinischer Realität in den Trainings- und Validierungsdaten thematisiert (Geis et al. 2019: 5), beispielsweise durch die Nutzung mehrerer Datensätze (London 2019: 20). Ebenso seien die Möglichkeiten formellen Überwachens und Verifizierens negativer Einsatzfolgen im unmittelbaren klinischen Alltag, wie beispielsweise eine diskriminierende

Ressourcenzuweisung oder Ommission- und Commission-Tendenzen (vgl. Rajkomar et al. 2018: 870; Geis et al. 2019: 4 f.), aber auch die Optionen einer konkreten Einbindung der Ärzt*innenschaft in die Beobachtung und Bewertung entsprechender Folgen (vgl. Matuchansky 2019: 801; Martinez-Martin et al. 2020: 3) zu erwägen.

3.5   Black-Box

In den Interviews wird die Black-Box-Problematik KI-basierter Unterstützungssysteme fast ausschließlich im Nachvollziehbarkeits- beziehungsweise Erklärbarkeitskontext problematisiert. Hierbei wurde unter anderem hervorgehoben, dass die fehlende Nachvollziehbarkeit, was und wie KI-basierte Unterstützungssysteme lernen und ob das Gelernte überhaupt sinnvoll sei, elementare Fragen der Sicherheit, Verlässlichkeit und Erklärbarkeit in der Nutzung solcher Systeme aufwerfe (Interview 6). Trotz der gegenwärtigen Schwierigkeiten ihrer Umsetzung bilde die Nachvollziehbarkeit von Entscheidungsempfehlungen beziehungsweise Unterstützungsleistungen, beispielsweise durch Visualisierung hierbei relevanter Herleitungspfade, ein entscheidendes Vertrauenskriterium gegenüber den Systemen selbst (Interview 5). Wie diese Nachvollziehbarkeit jedoch gerade für Ärzt*innen sichergestellt werden könnte, die auf Basis der Systemempfehlungen nicht nur Diagnoseentscheidungen treffen und Konsequenzen für etwaige Therapieformen ziehen müssen, sondern diese zugleich gegenüber den Patient*innen erklären und gegebenenfalls rechtfertigen müssen, gelte es daher auszuarbeiten und zu klären (Interview 6). Hierbei werden von den Interviewten verschiedene Ansätze beziehungsweise Verfahren vorgeschlagen: Diese reichen vom Einsetzen entsprechender Testverfahren, welche relevante Merkmale in der Entscheidungs- und Unterstützungsleistungen aufzeigen und damit transparent machen (Interview 5), über konkrete Angaben von Gründen oder Wahrscheinlichkeiten für Systemempfehlungen beziehungsweise -leistungen mithilfe von Visualisierungen, um hierüber Verständlichkeit (wie Transparenz, Interpretierbarkeit, Erklärbarkeit) zu gewährleisten (Interview 3), bis hin zu visuellen oder textuellen Erklärungen der Lernprozesse und der Herleitung der Empfehlungen beziehungsweise Unterstützungsleistungen, um deren Sinnhaftigkeit aufzuzeigen (Interview 6).

Mit dem Black-Box-Charakter wird nicht nur Intransparenz im Sinne einer vielfach fehlenden Erklärbarkeit beziehungsweise Nachvollziehbarkeit des Systemoutputs assoziiert (vgl. Ho et al. 2019: 334; London 2019: 17; Matuchansky 2019: 799), sondern oftmals die Unverständlichkeit der Systemoperationen kritisiert, die Entwickler*innen wie Nutzer*innen nicht mehr nachvollziehen können (Carter et al. 2020: 26). Zu problematisieren sei dies nicht nur als potenzielles Hindernis für die Akzeptanz- und Vertrauensbildung (Eickhoff und Langner 2019: 4) oder bei der Beurteilung sowie Rechtfertigung von (medizinischen) Entscheidungen (vgl. Martinez-Martin et al. 2020: 3; Santoro 2020: 502), sondern auch dahingehend, dass der Black-Box-Charakter die

Identifikation potenzieller Fehler erschwere oder gar verunmögliche (Geis et al. 2019: 4) oder auch als Vorwurf eines etwaigen Mangels an Wissen beziehungsweise disziplinärer Fachkompetenz gegenüber den Programmierer*innen gewertet werden könnte (vgl. Pesapane et al. 2018: 750; London 2019: 16).

Da der Output der KI-Systeme durchaus fehlerbehaftet sein kann (Carter et al. 2020: 27), gelte es, einen gewissen Grad an Nachvollziehbarkeit anzustreben (vgl. Pesapane et al. 2018: 751; Neri et al. 2020: 3). Obwohl Transparenz im Sinne von Nachvollziehbarkeit grundsätzlich positiv zu verstehen sei, müsse eruiert werden, ob gewisse Transparenzgrade nicht auch schädlich sein könnten (beispielsweise durch das Risiko böswilliger, manipulativer Angriffe oder dem Aufdecken persönlicher Daten) (Geis et al. 2019: 3 f.), worin die Grenzen der Nachvollziehbarkeit liegen (London 2019: 17) und ob Transparenz an sich überhaupt in der Form möglich sei, wie sie mitunter gedacht wird (Geis et al. 2019: 4). Hierbei müsse berücksichtigt werden, dass das Streben nach Nachvollziehbarkeit niemals für die Qualität des Outputs und dessen empirischer Validierung nachteilig sein dürfe (vgl. Geis et al. 2019: 4; London 2019: 15, 18). Zudem wird für einen notwendigen Trade-Off zwischen Nachvollziehbarkeit und konkreter Systemanwendung gerade dann plädiert, wenn es beispielsweise darum geht, Systeme in solchen Regionen einzusetzen, wo medizinische Leistungen sonst nicht gegeben wären (London 2019: 20). Anders als in den Interviews wird innerhalb der Literatur die Interpretierbarkeit der Systemoperationen als eigenständiger Aspekt problematisiert. So verweist beispielsweise London (2019: 19 f.) darauf, dass einerseits selten wirklich klar sei, worauf sich Interpretierbarkeit überhaupt beziehe, andererseits entsprechende Bestrebungen sogar zusätzlich zu falschen Assoziationen und Erwartungen (beispielsweise Erhöhungen, Überschätzen) gegenüber den Systemen und ihren Funktionen führen könnten. Daher müsse der (technisch bedingte) Mangel an Erklärbarkeit wie auch die Möglichkeit unvorhersagbarer technischer Unzuverlässigkeit als grundlegend ethisches wie auch juristisches Problemfeld eingeordnet werden (vgl. du Harpur et al. 2020: 7).

Des Weiteren werden in der Literatur mit der Black-Box-Problematik KI-basierter Unterstützungssysteme assoziierbare berufliche Risiken der KI-Nutzung für die Ärzt*innenschaft hervorgehoben. Dabei wird spezifisch auf den Aspekt der Ärzt*innen als unmittelbare Verantwortungsinstanzen eingegangen, die auch unter Rückgriff auf KI-basierte Unterstützungssysteme und deren gegebenenfalls nicht-kontrollierbaren beziehungsweise nicht-erklärbaren Systemempfehlungen gelte (vgl. Carter 2020: 29), sowie auf deren Verantwortung im Zuge der „Validierung des Unbekannten" (Neri et al. 2020: 3). Daneben wird auf mögliche Defizite in der Stakeholder*innen-Autonomie verwiesen (London 2019: 17); der potenzielle Verlust der kritischen Distanz gegenüber undurchsichtigen, nicht nachvollziehbaren KI-basierten Unterstützungssystemen könne somit gar als ein Konterkarieren ärztlich-moralischer Verantwortung bewertet werden (London 2019: 15). In diesem Spannungsverhältnis zwischen dem Black-Box-Charakter KI-basierter Unterstützungssysteme und ärztlicher Verantwortung beziehungsweise Vertrauen müsse letztlich der (informativen) Transparenz gegenüber den Patient*innen eine entscheidende Bedeutung zugemessen werden, die vom Einsatz entsprechender Unterstützungssysteme betroffen wären (Neri et al. 2020: 4). Ähnlich wie gegenüber menschlichen Ärzt*innen, resultiere das Vertrauen von Patient*innen (und letztlich auch jenes der nutzenden Ärzt*innen selbst) gegenüber den jeweiligen Unterstützungssystemen nicht nur aus deren diagnostischer oder prognostischer Genauigkeit, sondern auch aus deren potenzieller Erläuterung und nachvollziehbaren Herleitung von Entscheidungsempfehlungen (London 2019: 15). Dass schlussendlich auch die Patient*innen als Betroffene der Empfehlungen KI-basierter Systeme die ärztlichen Diagnose- und Behandlungsentscheidungen und deren informationelle Grundlage nachvollziehen müssten, stelle eine essenzielle Anforderung dar, weshalb mögliche Daten- oder Systemgrundlagen der Entscheidungsempfehlungen gegenüber den jeweils betroffenen Patient*innen nicht nur verdeutlicht, sondern deren Einbezug bei Bedarf begründet und gerechtfertigt werden (können) müsse (vgl. Geis et al. 2019: 4).

3.6   Gestaltungsobjekt/-entität

Dass neben technischen Details auch gestalterische Aspekte in die Beurteilung KI-basierter Unterstützungssysteme einfließen, wird sowohl in der Literatur, beispielsweise in Hinblick auf Gestaltungs- und Konstruktionskriterien, als auch in den Interviews problematisiert, beispielsweise hinsichtlich des Systemdesigns und -wirkens. In den Interviews wird hierbei unter anderem hervorgehoben, dass im Zuge des Systemdesigns die intendierten Einsatzzwecke und zu adressierenden Fragestellungen grundlegend umrissen werden müssten (Interview 6), es zugleich aber auch dezidierte Überlegungen dazu bedürfe, welche Aufgabe(n) überhaupt derart kleinteilig definiert werden können, dass diese technisch umsetzbar wären und an KI-basierte Systeme delegiert werden könnten (Interview 6). Dabei gelte es, die Korrelation zwischen technischen Fähigkeiten und den zur Verfügung stehenden Mengen qualitativ hochwertiger Daten (Interview 3), die Unterscheidung zwischen Prozessoptimierung und -beschleunigung sowie die Identifikation beziehungsweise Offenlegung bis dato unbekannter oder gar neuer Zusammenhänge zu berücksichtigen (Interview 3). Kritisch reflektiert werden müssten auch die sich aus dem Systemdesign möglicherweise ergebenen Abhängigkeitspotenziale und Interaktionsnotwendigkeiten (Interview 3) und die Frage, ob und wie technische Zuverlässigkeit, welche als notwendige, jedoch nicht hinreichende Bedingung für gutes und verantwortliches Funktionieren der Systeme angesehen wird (Interview 3), über das Design erzielt werden könne (Interview 5). Mit Blick auf deren potenzielle Wirkung müsse die Gestaltung der Systeme so ausgelegt sein, dass die Interaktion mit ihnen stets Vorsicht und Skepsis erlaubt (Interview 3). Zentral sei hierbei, ein kontinuierliches Bewusstsein für das Back-End-Wirken der Systeme zu wecken, beispielsweise über eine Front-End-Gestaltung mit Hinweisen zu durch die Systeme getätigten „Vorentscheidungen" in Datenaufbereitungen (Interview 3). Dies könne helfen, Tendenzen einer bewussten wie auch unbewussten Entwicklung dieser von entscheidungsunterstützenden zu entscheidungsbestimmenden Entitäten (Interview 5) vorzubeugen, die aus der Routinenutzung und positiven Nutzungserfahrung entspringen könnte, und gerade auch das Bewusstsein gegenüber einer unkritischen Übernahme ihres Outputs (Interviews 3, 5) adressieren. Ob KI-basierte Unterstützungssysteme gefährlich seien, hänge demnach wesentlich von der Art und Weise ab, wie mit diesen Systemen umgegangen werde (Interview 5).

In der analysierten Literatur werden vor allem spezifische Designabsichten wie die Förderung von Nutzen und die Begrenzung von Schaden (zum Beispiel unethisches Technikverhalten) als grundlegende Konstruktionsprämissen thematisiert (vgl. Pesapane et al. 2018: 746; Carter et al. 2020: 27 f.). Die Wahrnehmung der Systeme müsse dabei schon im Zuge deren Konstruktion als grundlegende Problematik aufgegriffen werden (Keskinbora und Güven 2020: 41). Normativ verbindliche Entwicklungs- und Einsatzprinzipien (zum Beispiel Autonomiewahrung, Schadensverhinderung) (Neri et al. 2020: 3) seien dabei genauso unerlässlich wie die grundsätzlich erforderlichen Bedingungen vergleichbarer Ergebnisse, gleicher Leistungen für unterschiedliche Gruppen und gleicher beziehungsweise proportionaler Ressourcenzuteilungen (Rajkomar et al. 2018: 868 f.). Neben dem Einbezug und der potenziellen Mitwirkung von Stakeholder*innen als möglicher Schlüssel für Legitimität, Vertrauen und kritischer Bewusstseinsbildung (vgl. Carter et al. 2020: 30; du Harpur et al. 2020: 7; Neri et al. 2020: 3), gelte es Erwägungen hinsichtlich einer Priorisierung von einzelnen Systemfähigkeiten gegenüber anderen zu treffen (Ho et al. 2019: 333).

Die Beteiligung von und Kommunikation mit potenziellen Stakeholder*innen wird innerhalb der Interviews ebenfalls thematisiert: Neben einem stetigen Mitdenken der „Schnittstelle Mensch" durch die Entwickler*innen und der Notwendigkeit, Anwender*innen über entsprechende Systemveränderungen zu informieren (Interview 2), sei gerade der Einbezug von Stakeholder*innen (hier Ärzt*innen) essenziell, um sinnvolle technische Applikationen zu entwickeln (Interview 1). Nutzer*innenzentrierung als Designaspekt dürfe hierbei jedoch nicht als Feigenblatt dienen, sondern müsse als Teil guter und empirisch belastbarer qualitativ hochwertiger Forschung wie auch Entwicklung verstanden werden (Interview 3). Mögliche Risiken fehlender Kommunikation zwischen Entwickler*innen und späteren Anwender*innen liege nicht nur im gegenseitigen Miss- und Nicht-Verstehen, sondern ebenso im möglichen Übersehen von Fehlerquellen, die aus fehlender Vertrautheit der Anwender*innen mit den Systemen und deren Leistungsfähigkeit resultiere (Interview 2).

Zudem werden innerhalb der analysierten Literatur wie auch den Interviews ähnliche Punkte rund um die Aspekte der Anwendung und Risikoabwägung sowie hinsichtlich der Verantwortung beziehungsweise Verantwortlichkeit angesprochen. So gelte es beispielsweise zu klären, inwiefern die Informationslage zu anvisierten

Krankheitsbildern, die (technischen) Potenziale der Computertechnologie und Programmierfähigkeit, die Formalisierungsmöglichkeiten von Wissen und Expertise (inklusive praktischer Erfahrung) oder gar die Reproduzierbarkeit interpersonaler Verhältnisse und Interaktionen entscheidende Kriterien zur Bestimmung der Anwendung und Rolle von Systemen darstellen könnten (vgl. Spyropoulos und Papagounos 1995: 459–463), um einen Einsatz in unpassenden Anwendungskontexten zu vermeiden (vgl. London 2019: 20). Hinsichtlich der Risikoabwägungen wird innerhalb der Interviews unter anderem thematisiert, dass ein Evaluieren von Risiken innerhalb von Entwicklungsprozessen und im praktischen Betrieb ähnlich wichtig sei (Interview 2) wie ressourcenbedingte Wirkungs-Nebenwirkungs-Abwägungen (Interview 2) oder eine „Hersteller-Awareness" gegenüber ethischen Fragestellungen durch deren Einbindung in die Zulassungsdokumentation (zum Beispiel CE-Zertifizierung) (Interview 2). Vorhandene Risiken, beispielsweise bezogen auf mögliche falsche oder fehlerhafte Systemempfehlungen, könnten zwar durch spezifische Anwendungsinformationen hinsichtlich der Systemqualität oder durch kontinuierliches Prüfen der Qualitätskriterien im Zuge von Zulassungsprozessen minimiert werden (Interview 5), jedoch auch aufgrund des Charakters einer Best-Practice-Lösung vieler KI-Unterstützungssysteme sei eine vollständige Fehlerfreiheit kaum zu erzielen (Interview 6). Fest definierte Normen zur Qualitätssicherung könnten jedoch eine gute Grundlage für das Vertrauen der Anwender*innen in die grundlegende Ergebnisvalidität der Systeme bilden (Interview 2). Gleichsam bedarf es eines grundlegenden Verständnisses seitens der Anwender*innen für die Funktionsweise der mitunter sensiblen Systeme, um deren Funktionen auch im laufenden Betrieb überwachen zu können (Interview 2). Zugleich stellt eine interviewte Person das Konzept ‚Trustworthy AI' infrage; vor allem die Leichtgläubigkeit, Vertrauensseligkeit wie auch Manipulierbarkeit von Menschen wird hierbei thematisiert (Interview 3).

Mit Blick auf Verantwortung beziehungsweise Verantwortlichkeit zeigt sich, dass in der analysierten Literatur elementare Haftungs- und Verantwortungsmomente stets bei menschlichen Verantwortungsträgern verortet werden (vgl. Geis et al. 2019: 4; Matuchansky 2019: 802). Menschliche Aufsichtsinstanzen dienen einerseits zur Autonomiewahrung der Nutzer*innen und sollen andererseits einer zu starken, vor allem aktiven, Beeinflussung der Nutzenden durch die Systeme entgegenwirken (Neri et al. 2020: 2 f.); die Berücksichtigung von Mechanismen zur Vermeidung eines zu starken Sich-Verlassens auf die Systeme sei daher essenziell (Safdar et al. 2020: 1). Thematisiert wird in der Literatur zudem, inwiefern unterschiedliche KI-Formen beziehungsweise Formen KI-basierter Systeme unterschiedliche Haftungsmodelle bedürfen (Geis et al. 2019: 4). Hierbei wurde beispielsweise gefragt, ob die Verantwortungshaftung im Falle von sich autonom weiterentwickelnden Systemen (ausschließlich) bei Entwickler*innen liegen könnte und sollte (Pesapane et al. 2018: 750 f.). Auch in den Interviews wird die Klärung von Verantwortungs- und insbesondere Haftungsfragen mit Blick auf Entwickler*innen und Anwender*innen als ein zentrales Thema angesehen (Interviews 4, 6). Obwohl die meisten der Verantwortungs- bzw. Verantwortlichkeitsdiskurse noch weitestgehend am Anfang stünden (Interview 4), steige die Dringlichkeit zur Klärung wichtiger Fragen wie jener, welche Möglichkeiten der Schadensregulierung und deren Übernahme nach Systemanwendung durch die Haftpflichtversicherer bestünden (Interview 5) oder wer sich bei auftretenden Fehlern oder Nebenwirkungen von Diagnosestellungen und Behandlungen als grundlegend verantwortliche Instanz zu sehen habe (Interview 6). Hierbei zeigen sich auch innerhalb der Interviews unterschiedliche Positionen: Wird auf der einen Seite für eine gemeinsame Verantwortung zwischen den die Systeme entwickelnden und vertreibenden Personen plädiert (Interview 1), so verorten andere die Verantwortlichkeit gerade bei Systemzertifizierungen mit Fehlerwahrscheinlichkeiten primär bei den Systemanwender*innen beziehungsweise Interpret*innen des Outputs (Interview 6). Aufgrund ihrer Mehrdimensionalität müsse Verantwortlichkeit, welche als begriffliches Konzept neben Ethik auch soziale Aspekte und das politische Gemeinwesen adressiere und dabei zugleich auf die individuelle wie auch gemeinschaftliche Ebene abziele, von zentraler Bedeutung für die Implementierung wie auch Nutzung KI-basierter Unterstützungssysteme sein; mitunter könne sie sogar wichtiger als reine Ethik oder das Vertrauen der letztlich Nutzenden sein (Interview 3).

Sowohl in den Interviews und der analysierten Literatur werden darüber hinaus Fragen zum ethischen beziehungsweise moralischen Status KI-basierter Unterstützungssysteme sowie zum Spannungsverhältnis ihrer konstitutiven Wahrnehmung als Werkzeug oder (eigenständig moralischer) Entität aufgeworfen. In den Interviews wird hierbei sehr deutlich hervorgehoben, dass KI-basierte Systeme eindeutig als Werkzeuge zu definieren seien, welche als spezifische Verfahren in eng umfassten Anwendungszusammenhängen zwar sehr gut funktionierten, jedoch keine eigenständigen, intelligenten Entitäten darstellen (sollten) (Interviews 2, 3, 4, 6). Mitunter erzielen solche Systeme in ihren begrenzten, spezifischen Anwendungskontexten zwar erhebliche Leistungen, welche jene der Menschen überragten, dennoch käme die Zuweisung beziehungsweise Zuschreibung von Intelligenz lediglich durch Science-Fiction initiierte Fantasien („Terminatorfantasien") zustande (Interviews 5, 6). Vielmehr müssten solche Systeme als das gesehen werden, als was sie letztlich konzipiert wurden: Als Hilfsmittel, welche auf Basis spezifischer Inputs diagnostische Entscheidungs- wie auch therapeutische Behandlungsempfehlungen ausgeben (Interview 4) oder Routinearbeiten beschleunigen könnten (Interview 2). Hierbei gelte es jedoch die Diskrepanz zwischen einer unklaren, das heißt bis dato nicht eindeutig definierten Hilfsrolle und einer, unter Umständen im Hinblick auf zukünftige medizintechnische Entwicklungstendenzen, unklaren dominierenden Rolle (Interview 4) hervorzuheben, und darauf zu achten, den KI-Systemen nicht zu viele Aufgaben zu überlassen sowie das manuelle Befunden von Ärzt*innen als unerlässlich zu verstehen (Interview 2). Weil KI-basierte Unterstützungssysteme selbst keine autonomen moralischen Subjekte darstellten (beziehungsweise darstellen sollten), kann und wird mit Blick auf die nähere wie auch mittelfristige Zukunft diesen auch keine Entscheidungsfähigkeit zugebilligt (Interviews 3, 6). Ein Ersetzen von Ärzt*innen sei daher nicht zu erwarten, jedoch gelte es die Grenzen der „Hilfsmittel KI-Unterstützungssysteme" erst noch eindeutig zu erschließen beziehungsweise kennenzulernen (Interview 2).

Gemäß der in der Literatur dargestellten Positionen müsse mit Blick auf den moralischen Status KI-basierter Unterstützungssysteme vor allem eruiert werden, auf welchen Kriterien und Charakteristiken dieser Status begründet werden könnte, da hierbei niemals nur rein rationale, sondern auch emotional-affektive Momente relevant wären (Keskinbora und Güven 2020: 40). In entsprechende Abwägungen müsse demnach die Unterschiedlichkeit menschlicher und technischer Schlussfolgerungen einbezogen werden: So könnten KI-basierte Unterstützungssysteme in ihren Kalkulationen zwar eine Vielzahl an zusätzlichen Informationen, Szenarien und Überlegungen er-, um- und einfassen, sie unterlägen jedoch der Problematik fehlender Vorhersagbarkeit (Pesapane et al. 2018: 750). Andere Autor*innen sehen die Notwendigkeit einer menschlichen Verantwortungsinstanz vor allem dahingehend begründet, dass ethische Prämissen wie Fairness und Gleichheit keine semantischen KI-Konzepte darstellten (Geis et al. 2019: 3); ein mögliches Framing von Konstruktions- und Entwicklungsprozessen unter dem Schlagwort einer „ethischen KI" müsse daher mit der juristischen Fundierung von Verantwortungskonturen einhergehen (Neri et al. 2020: 4). Ebenso müsse das grundlegende Verhältnis der Patient*innen gegenüber der KI sowie deren Perspektiven und Präferenzen als entscheidende Faktoren für die Implementierung KI-basierter Systeme in klinische Vorgänge und Prozesse verstanden (Pesapane et al. 2018: 751) und noch detaillierter untersucht werden (vgl. Meskó et al. 2018: 3; Carter et al. 2020: 30; Martinez-Martin et al. 2020: 4).

3.7   (Entscheidungs-)Verhältnis zwischen Menschen und Technik

Wird innerhalb der Literatur das Verhältnis zwischen Mensch und KI-basiertem Unterstützungssystem thematisiert, werden in der Regel zwei Szenarien problematisiert: Entweder stehen sich Mensch und Technik dualistisch, teils konfliktreich, gegenüber oder sie agieren im synergetischen Miteinander. So könne beispielsweise ein vermehrter Einsatz KI-basierter Systeme zu einem grundlegenden Wandel führen und der Einsatz entsprechender Systeme über die ursprünglich intendierte Unterstützungsrolle hinausgehen (Martinez-Martin et al. 2020: 4). Spezifisch zu problematisieren sei hierbei der potenzielle Wandel der Ansprüche an KI-basierte Systeme: Indem die Systeme menschliche Fähigkeiten nicht mehr nur ergänzen, sondern diese übertreffen sollen (Eickhoff und Langner 2019: 4), könnte ein kontinuierlicher Fähigkeitsvergleich („Gegenspieler im Wettbewerb") begünstigt werden (Briganti und Le Moine 2020: 4), welcher sich derart zuspitzen könnte, dass gar ein „Krieg zwischen [den] Intelligenzen" (Matuchansky 2019: 801) provoziert werden würde. Derartige Schreckensszenarien sind jedoch nicht die Norm; grundsätzlich zeigt sich innerhalb der Literatur durchaus eine positive Perspektive: Neben den beiden Extremen – der Ersetzung des Menschen durch KI (Briganti und Le Moine 2020: 4) beziehungsweise der Unwahrscheinlichkeit, dass es hierzu kommen könnte (Ho et al. 2019: 330) – plädieren mittlere Positionen gegen derart unpassende Pauschalisierungen und fordern, dass der Einsatz entsprechender Systeme an die Prämisse geknüpft werde, mit ihnen den vorherrschenden ärztlichen Goldstandard zu erfüllen (du Harpur et al. 2020: 7). Unter dem Aspekt des synergetischen Nutzens menschlicher und technischer Fähigkeiten wird in der analysierten Literatur auch darauf verwiesen, dass sich in KI-basierten (diagnostischen) Empfehlungen zwar Korrelationen, aber keine kausalen Zusammenhänge widerspiegeln (London 2019: 17). Daher müsse stets klar sein, dass sich (menschliche) Entscheidungsfindung und technische Entscheidungsunterstützung unterscheiden (Pesapane et al. 2018: 751). Es bedürfe einer juristischen und ethischen Verantwortungsinstanz (vgl. Pesapane et al. 2018: 751; Heinemann 2019: 1012; Du Harpur et al. 2020: 7), die das bestehende Primat ärztlicher Entscheidungshoheit durchsetzt (Carter et al. 2020: 30). Mit dem Ziel einer „klinischen Intelligenz" (Matuchansky 2019: 802) zielt die synergetische Nutzung darauf ab, bis dato nicht gegebene Verbesserungspotenziale zu erschließen (vgl. Matuchansky 2019: 802; Carter et al. 2020: 30): Vor allem der Erwerb wie auch die Verbreitung medizinischen Wissens seien hier als positive Effekte für das ärztliche Wirken hervorzuheben (vgl. Spyropoulos und Papagounos 1995: 463; Carter et al. 2020: 29). In der Literatur wird zudem von einem Vergleich zwischen KI-Systeme nutzenden beziehungsweise nicht nutzenden Ärzt*innen ausgegangen, was bedeutet, dass es nicht nur zu möglichen kompetitiven Beziehungen zwischen Ärzt*innen und Technik, sondern auch innerhalb der Ärzt*innenschaft selbst kommen könne (vgl. Meskó et al. 2018: 4; Briganti und Le Moine 2020: 4).

In den Interviews wird die angedeutete Dichotomie zwischen ärztlichen und systemischen Fähigkeiten und der damit einhergehende potenzielle Konflikt weitestgehend unter objektiven Gesichtspunkten reflektiert: So sei einerseits kontinuierlich ein Vergleich mit den bestehenden Facharztstandards vorzunehmen (Interview 2) und andererseits müsste die letztendliche Entscheidung über den Einsatz KI-basierter Systeme unter Hinzunahme von Studien erfolgen, welche die Leistungsfähigkeit solcher Systeme bewerten (Interview 1). Hierbei zeige sich deutlich, dass KI-basierte Systeme mitunter in sehr eng gefassten Aufgaben- und Anwendungsbereichen mit menschlichen Fähigkeiten mithalten, diese teilweise sogar übersteigen könnten; dies sei jedoch nicht pauschal auf alle Anwendungskontexte übertragbar, sodass ein grundsätzliches Ersetzen von Ärzt*innen nicht zu erwarten sei, sondern vielmehr die Rolle von Ärzt*innen in spezifischen Zusammenhängen neu gedacht werden müsse (Interviews 1, 2, 4, 6). Einige der interviewten Personen plädieren dafür, dass gerade dort, wo KI-basierte Systeme nachweislich eine höhere Leistungsfähigkeit erzielten als Ärzt*innen und dies über Studien gesichert sei, der Einsatz entsprechender Systeme nicht nur als

obligatorisch angesehen, sondern das Ignorieren von Systemempfehlungen perspektivisch auch als eine Art Kunstfehler verstanden werden müsse (Interviews 1, 2, 5).

Zugleich wird in den Interviews der Einsatz KI-basierter Systeme zur diagnostischen und therapeutischen Entscheidungsfindung problematisiert, wenn sich hieran eine unkritische Übernahme von Systemvorschlägen anschließen würde. So wird
angemerkt, dass viele KI-basierte Systeme aufgrund ihrer operativen Spezialisierung
zwar für eng umrissene Einsatzbereiche geeignet wären, sie zugleich jedoch das medizinische Befunden wie auch die Interaktion zwischen Ärzt*innen und Patient*innen
(noch) nicht vollständig ab- beziehungsweise nachbilden könnten (Interview 5). Kritisiert wird auch, dass schon allein der Begriff „KI-Entscheidungssystem" suggeriere,
dass entsprechende Systeme selbst Entscheidungen treffen würden, obwohl dies de
facto nicht das Fall sei (Interview 3). Entsprechend notwendig sei es, den unterstüt-
zenden, gegebenenfalls sogar beeinflussenden Charakter der Systemempfehlungen
auf menschliche Entscheidungen zu betonen (Interviews 2, 3). Zwar werde das Aufzeigen neuartiger Handlungsstrategien und neuartigen Handlungswissens durchaus
positiv bewertet (Interview 3), trotzdem müssten die Nutzer*innen dafür sensibilisiert
werden, dass Datenaufbereitung und -darstellung immer auch auf Selektivität („Vorentscheidungen") beruhen und damit bestimmte Informationen im Rahmen der Ge-
neralisierung ausgeschlossen beziehungsweise vernachlässigt würden (Interview 3).
Gerade in rechtlicher Hinsicht müsse die Verantwortung für Diagnose- und Behandlungsentscheidungen in der näheren Zukunft bei den Ärzt*innen verbleiben; mit Blick
auf mittel- wie auch langfristige KI-Szenarien und der zu erwartenden technischen
(Weiter-)Entwicklung entsprechender Systeme gelte es jedoch auch eine Debatte darüber zu führen, ob sich bei komplexeren Problemstellungen vollends auf KI-Lösungen
verlassen werden könne (Interviews 5, 6). Dies sei gerade deswegen eine Herausforderung, weil die Position der Patient*innen auch bei einer vollständigen Delegation
der Entscheidung vom Mensch auf Technik als relevant zu kennzeichnen sei und in
die Erwägungen zum Einsatz KI-basierter Unterstützungssysteme einbezogen werden
müsse, insbesondere mit Blick auf schwerwiegende beziehungsweise ernste medizinische Entscheidungen wie zum Beispiel Operationen (Interview 4). So wirft eine
interviewte Person die Frage auf, wem die Patient*innen wohl einen Vorzug geben
würden: besseren und schnelleren – und dabei gegebenenfalls fehlerfreien – Diagnosen durch KI-basierte Systeme oder doch eher den potenziell empathischen Ärzt*innen, die jedoch fehleranfälliger wären (Interview 1)? Ein anderer Interviewpartner
fragt sich, inwiefern über unterschiedliche Standards der Entscheidungsdelegation für
unterschiedliche Gesundheitssysteme nachgedacht werden könne und müsse. So sei
zu erwägen, ob in unterfinanzierten Gesundheitssystemen, in denen es vergleichbare
medizinische Standardversorgungsmaßnahmen ansonsten nicht gäbe, eine technisch
initiierte Diagnose- und Therapieentscheidung trotz ihrer technischen Schwächen
nicht besser wäre als gar keine Versorgung (Interview 2).

Ähnliche Überlegungen werden auch in der Literatur aufgeworfen, obgleich hier der Fokus auf dem möglichen Trade-off zwischen der Ersetzung des ärztlichen Personals durch KI-Systeme und der Synergie technischer und menschlicher Fähigkeiten, als auch auf verantwortbare Grade möglicher Entscheidungs- und Verantwortungsdelegation liegt. Gerade hinsichtlich möglicher Divergenzen bei der Implementierung KI-basierter Unterstützungssysteme als Werkzeug, die der menschlichen Verantwortung unterliegen (vgl. Meskó et al. 2018: 3; Neri et al. 2020: 2), und der falschen Implikation der „Roboterhaftung" (Neri et al. 2020: 2) gelte es, die konkreten Bedingungen einer Einbindung KI-basierter Unterstützungssysteme in die jeweilige Arbeitsumgebung klar zu definieren (Santoro 2020: 502). Hierbei müssten neben der Auseinandersetzung mit möglichen Verantwortungsdelegationen, beispielsweise hinsichtlich möglicher Formen der Aufgaben- oder Entscheidungsdelegationen (Geis et al. 2020: 439) oder im Management divergierender Positionen beziehungsweise Meinungen von Ärzt*innen und KI-Unterstützungssystemen (Carter et al. 2020: 29), auch solche Aspekte wie die mögliche Gewöhnung an KI-basierte Unterstützungssysteme und der damit potenziell einhergehende Verlust kritischer Distanz (Matuchansky 2019: 801) aufgearbeitet werden. Essenziell sei dabei das Verständnis, dass ärztliches Wirken aufgrund der zwischenmenschlich-empathischen Dimension mehr als nur eine technisch abbildbare, rein analytische Bildinterpretation darstelle (vgl. Meskó et al. 2018: 3, Pesapane et al. 2018: 751). In diesem Zusammenhang müsste ebenfalls problematisiert werden, wie mit Paradoxien eines Deskillings umgegangen werden könne, welche durch den vermehrten Technikeinsatz resultieren könnten und potenziell den Bedarf nach Technik steigern würden (Neri et al. 2020: 4), beziehungsweise, inwiefern die potenziellen Nutzenden auch befähigt werden sollten, Maschinenempfehlungen zu übergehen und dieses Empowerment der Stakeholder*innen als grundlegende Anforderung begriffen werden könnte (vgl. Martinez-Martin et al. 2020: 4 f.).

Auch innerhalb der Interviews wird der Aspekt der Gewöhnung an KI-basierte Systeme problematisiert: So zeige sich in der Arbeit mit inzwischen etablierten, technischen Anwendungen, dass eine routinierte Nutzung und positive Nutzungserfahrungen nicht nur zu einer Nutzungsgewöhnung führe, sondern auch mit dem Verlust anfänglicher Skepsis und kritischer Distanz einhergehe (Interviews 2, 3, 5)[3], sofern die technischen Anwendungen nicht der intuitiven Erwartungen der Ärzt*innen widersprächen (Interview 3). Dieser Verlust von Skepsis und kritischer Distanz träte insbesondere bei „Normalbefunden" ein, aber auch bei vermeintlich leichten und mit geringfügigeren Folgen verbundenen medizinischen Entscheidungen (Interviews 2, 6). Insofern seien Szenarien, in denen KI-basierte Systeme zukünftig selbst Entscheidungen treffen oder Empfehlungen mit hoher beziehungsweise höchster Entschei-

---

3 Mitunter würde dieser Effekt durch Zuschreibungen wie „Technik könne die Aufgabe eh besser als der Mensch" noch verstärkt werden (Interview 5).

dungs- und Handlungsrelevanz ausgeben, nicht per se abwegig, auch wenn eine solche Dominanz für komplexere Aufgabenstellungen erst perspektivisch denkbar sei (Interview 6). Umso entscheidender und wichtiger erweise sich daher schon heutzutage ein gesunder Menschenverstand im Umgang mit KI-basierten Systemen, das heißt ein kritisches Hinterfragen und die Vermeidung blinden Gehorsams gegenüber KI-basierten Empfehlungen (Interview 2).

3.8   Aus- und Weiterbildung

Die sich aus einer solchen Forderung anschließende Frage, wie dieser kritische Menschenverstand zu realisieren und umzusetzen sei, wird unter dem Thema der Aus- und Weiterbildung diskutiert. Sowohl in der Literatur wie auch den Interviews sind hierbei diejenigen Aspekte von zentraler Bedeutung, welche das medizinische Curriculum betreffen. Darüber hinaus werden die Stellung der klinischen Erfahrung, der mögliche Wandel von Anforderungen und Fähigkeiten, die Relevanz digitaler Kompetenzen sowie die Mündigkeit adressiert. Während sich die interviewten Experten weitestgehend einig waren, dass KI nicht nur ein klares Beispiel für den grundlegenden Tätigkeits-, Fähigkeits- und Kompetenzwandel durch Technisierung darstelle (Interview 3), sondern sich auch die Notwendigkeit des Neuerwerbs von (digitalen) Fähigkeiten aufgrund des Wandels von Tätigkeiten, notwendigem Wissen und beruflichen Anforderungen ergeben werde (Interview 6), scheint in der Literatur eine gewisse Uneinigkeit darüber zu bestehen, ob die potenziell notwendigen Kompetenzen und Fähigkeiten für den sachgerechten Umgang mit innovativen, KI-basierten Unterstützungssystemen durch die Nutzenden mitgebracht werden müsse (beispielsweise durch Schulbildung oder Allgemeinwissen) beziehungsweise, ob diese neuartigen Anforderungen vielmehr einen Bildungsbedarf in der ärztlichen Aus- und Fortbildung implizierten (vgl. Geis et al. 2019: 5; Heinemann 2019: 1012; Briganti und Le Moine 2020: 4). Solche Überlegungen scheinen den interviewten Experten fremd, da Ärzt*innen stets die Verpflichtung hätten, nach dem aktuellsten Stand der Kunst zu behandeln, und die Ärzt*innenschaft demnach dazu verpflichtet sei, sich stets weiterzubilden; dies beinhaltet auch Weiterbildungen zu technologischen Innovationen wie KI (Interview 5). Die Vermittlung digitaler Kompetenzen bezüglich neuer Technologien fiele damit mindestens in den Zuständigkeitsbereich der ärztlichen Fort- und Weiterbildung. Hierbei wird sowohl durch die interviewten Experten als auch in der Literatur betont, dass grundlegende Nutzungs- und Umgangskompetenzen erforderlich seien. So sei das Wissen um Risiko und Nutzen des Einsatzes sowie um die technischen Aspekte der Systeme und deren Konstruktion eine zentrale Bedingung für einen fachgerechten Einsatz (vgl. Spyropoulos und Papagounos 1995: 463; Heinemann 2019: 1012; Martinez-Martin et al. 2020: 3; Interviews 1, 2, 4). Gerade die Interviewten heben dabei die Bedeutung digitaler Mündigkeit als essenziellen Teil eines kritischen Bewusstseinswandels für einen verantwortlichen und effektiven Systemumgang hervor (Interviews 2, 3). Zudem müsse die manuelle Befundung durch die Ärzt*innen im Zuge einer synergetischen Nutzung KI-basierter Unterstützungssysteme über (medizinische) Leitlinien zu jeder Zeit sichergestellt werden (Interview 2). Des Weiteren sollten auch sogenannte „Sicherheitsnetze" als elementare Bestandteile der Systeme und ihrer Nutzung implementiert werden; dies könnten beispielsweise Hinweise in den Empfehlungen sein, die die Nutzenden vor einer unkritischen Übernahme der Empfehlungen sensibilisieren und ein kritisches Prüfen der Ergebnisse empfehlen (Interviews 2, 6).

In diesem Zusammenhang werden explizit medizinische Curricula angesprochen. Weil Digitalisierung bisher in der Regel noch kein expliziter Bestandteil der medizinischen Ausbildung darstelle (Interview 6), seien Veränderungen wie auch die kontinuierliche Anpassung der medizinischen Curricula und der zu vermittelnden Ausbildungsinhalte an neuartige technische Entwicklungen unerlässlich (vgl. Matuchansky 2019: 799; Briganti und Le Moine 2020: 4; Interview 5). Als angemessene Vorbereitung zur späteren Verantwortungs- wie auch Haftungsübernahme (Neri et al. 2020: 2) liegen die hier thematisierten Ausbildungsinhalte besonders im Bereich des Wissens um Unterstützungsarten und -leistungen wie auch deren Möglichkeiten und Grenzen (vgl. London 2019: 19; Interview 2, 6). Die Ethik spielt hierbei ebenfalls eine grundlegende Rolle: So plädiert einer der Befragten beispielsweise für die Einbindung eines (medizin-ethischen) Philosophikums (Interview 4); in der Literatur wird neben dem Wissen um Herausforderungen und Fallstricke zugleich auch die stärkere Fokussierung auf normative Aspekte der Techniknutzung und deren Folgen gefordert (vgl. Ho et al. 2019: 333; Safdar et al. 2020: 1). Hierbei wird sich für eine Sensibilisierung gegenüber normativen Fragestellungen beispielsweise zur Diskriminierung und Ungleichheit (Matuchansky 2019: 801) oder auch gegenüber den Risiken übermäßigen Systemvertrauens und -abhängigkeiten ausgesprochen (vgl. Neri et al. 2020: 3, Santoro 2020: 502). Zudem stelle die Kommunikationskompetenz gegenüber Patient*innen einen relevanten Faktor dar (Ho et al. 2019: 333), beispielsweise im Rahmen der Information über Behandlungsempfehlungen (Martinez-Martin et al. 2020: 4). Die Kommunikation über Systeme wird aber auch in einem anderen Zusammenhang thematisiert: So betont ein Interviewpartner, dass die im Zuge von Aus- und Weiterbildungskursen zu den KI-Tools verwendete Sprache und die Nuancen des damit einhergehenden Leistungs- und Fähigkeitsframings von grundlegender Bedeutung für das spätere Verständnis und den sicheren Umgang der intendierten Anwender*innen (Ärzt*innenschaft, medizinisches Assistenzpersonal etc.) mit den Systemen seien (Interview 3). Innerhalb der Literatur wird zudem hinterfragt, ob es der Definierung beruflicher Mindestanforderungen bedürfe (Neri et al. 2020: 2), um beispielsweise bestimmte Standards in der Ausbildung von neuen medizinischen oder medizintechnischen Berufen oder Fachgebieten festzuschreiben (Matuchansky 2019: 799).

3.9   Domänenwandel

Obwohl die Interviewten den KI-basierten Unterstützungssystemen innerhalb der Medizin eine durchaus wichtige Rolle zuweisen (Interview 2), beispielsweise im Sinne einer zu konsultierenden Zweitmeinung (Interview 5), wird sich auch – analog zu gegenwärtigen Alternativen in der Medizin – für die Aufrechterhaltung einer medizinischen Versorgung ausgesprochen, die nicht auf dem Einsatz von KI-Systemen basiert (Interview 2). Es würden vermutlich die individuellen Ansprüche der Ärzt*innenschaft, die mithilfe von KI-Systemen eine bessere Medizin gewährleisten wollen, oder auch eine rechtliche Verpflichtung zur Nutzung KI-basierter Unterstützungssysteme, zum Beispiel im Falle des Nachweises ihrer überlegenen Leistungsfähigkeit, dazu beitragen, dass sich KI-basierte Unterstützungssysteme als allgemein anerkannter Teil der klinisch-medizinischen Praxis wie auch der medizinischen Versorgung etablierten (Interview 1). Dies drücke Ärzt*innen, die solche Systeme nicht nutzen (wollen), in eine Außenseiter*innen- beziehungsweise Nischenrolle (Interview 3). Zugleich müsse jedoch eine Verweigerungsmöglichkeit stets als Grundvoraussetzung gewährleistet werden (Interview 4). Aufgrund des zu erwartenden Wandels innerhalb der medizinischen Berufsbilder und der damit einhergehenden Erwartung, dass jüngere Ärzt*innen sich vermehrt auf die genutzte Technik und deren Output verlassen könnten (Interview 6), müsse stets auch die Verhältnismäßigkeit des ubiquitären Einsatzes KI-basierter Unterstützungssysteme als spezifische Hilfsmittel unter Berücksichtigung der möglichen Folgen kritisch reflektiert werden, beispielsweise der potenzielle Verlust von Fähigkeiten aufgrund der zunehmenden Automatisierung (Interview 2). Gerade die Erwartungshaltung, dass KI-basierte Unterstützungssysteme die ihnen zugewiesenen Aufgaben besser erledigen würden als Menschen, könnte schnell dazu führen, dass sich die ursprünglich intendierte Hilfsrolle solcher Systeme schnell in eine nicht-intendierte, dominante Rolle wandeln könnten (Interviews 4, 5).

Zugleich dürften die unterschiedlichen Motivationen der Ärzt*innenschaft zur Nutzung solcher Systeme nicht unterschätzt werden: Neben der vermeintlichen Minderheit konsequenter Befürworter gäbe es ebenso vorsichtig optimistische wie auch vollständig ablehnende Haltungen zur Nutzung KI-basierter Unterstützungssysteme (Interview 4). Wolle man den Einsatz KI-basierter Systeme in der Regelversorgung vorantreiben, so müssten attraktive Vergütungsmodelle ebenso berücksichtigt werden wie Effekte durch äußere Zwänge, beispielsweise potenziell wirtschaftliche Vorteile (Zeit- und Geldersparnis), oder aber das Interesse der Patient*innen an KI-basierten Technologien, wodurch diese – auch aufgrund einer mitunter höheren Akzeptanz gegenüber solchen Systemen – als ein Treiber bei der Implementierung innovativer Technologiekonzepte wie der KI anzusehen seien (Interview 5). Unter Berücksichtigung der bereits thematisierten Diskurse zur Divergenz zwischen Fähigkeitsverlusten (Deskilling) und notwendigem Kompetenzneuerwerb (Interview 5), dem erwarteten Wandel der Aufgabenfelder und dem Neudenken ärztlicher Rollenbilder

(Interview 4) wird in den Interviews zudem die Frage aufgeworfen, ob der Einsatz KI-basierter Unterstützungssysteme als spezifisches Phänomen in der Medizintechnik aufzufassen sei oder nur als eine weitere Etappe der Technisierung von Medizin angesehen werden müsse (Interview 3). Hierbei wird die These vertreten, dass die Entwicklungen im Bereich medizinischer KI-Nutzung als Katalysatoren und zugleich Beschleuniger wirkten, die verschiedene medizinische Technisierungs- wie auch Personalisierungstendenzen widerspiegeln (Interview 3) und daher keine Sonderfälle darstellten, sondern vielmehr als Beispiele für Veränderungen innerhalb der Medizin und ihrer praktischen Ausübung, inklusive Fähigkeits- und Tätigkeitswandel durch Technisierung, anzusehen seien (Interview 3).

Grundsätzlich werden sowohl in der Literatur als auch in den Interviews Aspekte des Wandels im Gesundheitswesen wie auch in der medizinischen Praxis thematisiert und hierbei zugleich die zunehmende Ressourcenabhängigkeit adressiert. So wird beispielsweise in der Literatur hervorgehoben, dass die Verteilung begrenzter medizinischer Ressourcen neuartige Formen der Organisation bedürfe: Denkbare wäre unter anderem eine Verknüpfung traditioneller Konzepte der Medizinethik mit erweiternden Prinzipien des Gesundheitsmanagements (Kwiatkowski 2018: 198 ff.). Demnach müsse neben dem therapeutischen Nutzen einer Behandlung auch ein stärkerer beziehungsweise unmittelbarerer Fokus als bisher auf deren Ressourceneffektivität in die entsprechenden medizinischen wie klinischen Er- und Abwägungen intergiert werden (Kwiatkowski 2018: 204) – Aspekte, welche gerade mit Blick auf steigende Kosten medizinscher Versorgung und unter der Notwendigkeit effizienterer Gesundheitsleistungen wie auch deren grundlegender Gewährleistung beziehungsweise Verbesserung in strukturschwachen, unterversorgten Regionen (vgl. Meskó et al. 2018: 3; Carter et al. 2020: 27) notwendig wären. Problematisiert wird speziell das mögliche Primat strategisch-ökonomischer Kalküle einer optimalen Ressourcennutzung innerhalb des Gesundheitswesens (Kwiatkowski 2018: 198), im Zuge dessen ärztlich-medizinische Erwägungen vermehrt im Kontext klinisch-administrativer Rationalität erfolgen müssten (Martinez-Martin et al. 2020: 4) und Regulierungen beziehungsweise Beschränkungen medizinischer Leistungen zur Folge haben könnte (Kwiatkowski 2018: 202). In diesem Zusammenhang müsse ebenso reflektiert werden, ob ein zu starker beziehungsweise starrer Fokus auf ökonomische Prämissen und einer Steigerung von Effizienzbestrebungen am Ende nicht auch Dysfunktionalitäten innerhalb des Gesundheitssystems begünstigen würde: Hierbei sei nicht nur auf mögliche Benachteiligungspotenziale spezifischer Personengruppen hinzuweisen (Rajkomar et al. 2018: 866), sondern auch gegenüber kleineren und ressourcenärmeren Kliniken (Geis et al. 2019: 4 f.). Zudem wird in der Literatur hinterfragt, inwiefern ein verstärktes ökonomisches Primat negative Einflüsse auf die Compliance von Patient*innen habe. Besonders hervorgehoben werden hierbei frustrationsbegünstigende Divergenzen zwischen dem subjektiv empfundenen Bedarfsgefühl der Patient*innen und dem objektiv verfügbaren Maß an Ressourcen (Kwiatkowski 2018: 202 ff.), welche die subjektiv empfundene Vertrauenswürdigkeit des Gesundheitssystems als Ganzes negativ belasten könnte (Ho et al. 2019: 330).

Das komplexe Thema der Ökonomisierung der Medizin mithilfe von KI wird auch in den Interviews immer wieder thematisiert. So müsse KI als entscheidender Treiber weiterführender medizinischer Ökonomisierung angesehen werden (Interview 6). Relevant für die Bewertung sei daher auch, mit welchen Zielen und Intentionen KI im gesundheitsökonomischen Kontext implementiert werde: Würde wesentlich auf eine Verbesserung des Lebens abgezielt werden, so sei dies grundlegend positiv zu bewerten; würde jedoch primär die Ökonomisierung medizinischer Prozesse im Fokus stehen, sei dies durchaus kritisch einzuordnen (Interview 3). Generell sei eine vollkommene Ökonomisierung des Gesundheitswesens abzulehnen; vielmehr bedürfe es der Gewährleistung eines gewissen Maßes an medizinischer Grundversorgung, auch unabhängig von ökonomischen Kennzahlen (Interview 6). Zwar bedürfe es mit Blick auf die Bedeutung ökonomischer Aspekte, einer gegebenen Interdependenz zwischen Systemrentabilität und möglicher Zeiteinsparungspotenziale (Interview 5) sowie bei begrenzten medizinischen Ressourcen spezifischer Nutzen- und Risikoabwägungen gegenüber KI-basierten Unterstützungssystemen, zum Beispiel die Inkaufnahme steigender Risiken bei höherer Leistungs- oder Wirksamkeitsniveaus der Systeme (Interview 2). Hierbei dürfe jedoch nicht vernachlässig werden, dass gerade der wachsende Ressourcen- und Zeitdruck innerhalb der medizinischen Versorgungsabläufe auch unkritische Übernahmen von Systemempfehlungen durch die Ärzt*innen erheblich befördern könnte (Interview 2). Dies erfolge nicht immer nur aus Unwissenheit oder fehlender Sensibilisierung für die Grenzen KI-basierter Systeme, sondern auch aus Gründen der (wahrgenommenen) Arbeitserleichterung (Interview 2).

Gerade für Regionen mit einer geringen Dichte an ärztlichem Personal beziehungsweise mangelhafter medizinischer Versorgungsinfrastruktur, so wird in drei Interviews hervorgehoben, böte der Einsatz KI-basierter Systeme jedoch die Chance, ein grundlegendes Niveau an medizinischer, das heißt diagnostischer und/oder therapeutischer, Versorgung zu gewährleisten: Genau dort, wo es medizinische Leistungen ansonsten gar nicht geben würde, wäre eine nicht in jeder Hinsicht optimale medizinische Versorgung immer noch besser zu bewerten als gar keine medizinische Versorgungsleistung (Interviews 1, 2, 6). Global betrachtet müsse hierbei geprüft werden, ob es für unterschiedlich (aus-)geprägte Gesundheitssysteme auch unterschiedliche Standards beim Einsatz KI-basierter Systeme bedürfe (Interview 2).

Sowohl in der Literatur wie auch den Interviews wird die zentrale Bedeutung der klinischen Infrastruktur hervorgehoben, insbesondere hinsichtlich des bereits erreichten Grades der Digitalisierung im Gesundheitswesen und der Relevanz passender Umweltbedingungen in der klinischen Praxis, für den Einsatzerfolg wie auch für die grundlegende Einsatzfähigkeit KI-basierter Unterstützungssysteme (vgl. Spyropoulos und Papagounos 1995: 4619; Interviews 3, 6). Während in den Interviews hierbei unter anderem die Notwendigkeit grundlegender Überlegungen zur Digitalisierung beziehungsweise der digitaltechnischen Infrastruktur in Kliniken thematisiert wird, zum Beispiel hinsichtlich des Strukturierens beziehungsweise Standardisierens bei Prozessen der Datenerfassung wie auch von klinischen Abläufen (Interviews 3, 6), wird im Rahmen der Literatur unter anderem die Eruierung juristisch belastbarer Merkmale und Kriterien für die Zertifizierung von KI-Unterstützungssystemen angesprochen (Pesapane et al. 2018: 747). Einige Interviews sind hierbei von Skepsis und Pessimismus geprägt, insbesondere mit Blick auf den mangelhaften Zustand vieler Kliniken, welche eine reguläre und umfangreiche Einbindung KI-basierter Unterstützungssysteme in den klinischen Routinebetrieb in weite Ferne rücke (Interview 6). Dringend erforderlich sei hier die Investition in milliardenschwere Infrastrukturprogramme, um überhaupt die Grundvoraussetzungen für Digitalisierung und KI-Einsatz zu schaffen (Interview 3). Mit dem im Oktober 2020 in Kraft getretenen Krankenhauszukunftsgesetz (KHZG) ist hier sicherlich ein erster Schritt getan, um Digitalisierungsprojekte und IT-Sicherheit in Krankenhäusern zu unterstützen. Ob die aktuelle Förderung im Gesamtvolumen von bis zu 4,3 Milliarden Euro ausreichend ist, um den notwendigen Stand der Digitalisierung zu erreichen, bleibt jedoch abzuwarten[4].

Mit der Förderung der Digitalisierung werden sowohl in der Literatur als auch in den Interviews nicht nur technische Aspekte angesprochen; vielmehr wird auf die Erfordernis geeigneter Betriebsstandards bei der Implementierung und Nutzung entsprechender Unterstützungssysteme in bestehende Workflows verwiesen (vgl. Ho et al. 2019: 332; Interviews 1, 4). Unter der Prämisse „Was den Workflow stört, wird nicht genutzt" (Interview 4) bedürfe es Überlegungen, inwiefern eine unterstützende, sinnstiftende und nicht (sinnlos) disruptive Integration in die alltägliche Routine der Ärzt*innen gewährleistet werden könne (Interview 6).

Ein weiterer Aspekt, welcher im Hinblick auf notwendige infrastrukturelle Bedingungen beim Einsatz KI-basierter Unterstützungssysteme thematisiert wird, betrifft die Möglichkeiten qualitätssichernder, -kontrollierender und -verbessernder Maßnahmen. Hierbei wird in der Literatur vor allem auf flankierende Maßnahmen wie das Schaffen etwaiger Standards zur Validierung, die Gewährleistung und auch Optimierung eines Verständnisses der Systeme oder aber der Überprüfbarkeit und Konstanz ihrer Leistungsvermögen abgezielt (vgl. Ho et al. 2019: 332; London 2019: 20; Carter et al. 2020: 27). Im Rahmen der Interviews wird Transparenz angesprochen, das heißt die Frage, auf welcher Grundlage die Systeme Empfehlungen herleiten, und inwiefern Systeme wie auch deren Output im Rahmen von Weiterentwicklungen optimiert werden könne (Interviews 2, 5). Darüber hinaus werden die Informiertheit der Nutzer*innen über die grundlegende Systemqualität, zum Beispiel durch das Abprüfen allgemeingültiger Qualitätskriterien im Rahmen klinischer Zulassungsprozesse (Interview 5), und die zentrale Bedeutung von Qualitätskontrollen im regulären Gebrauch themati-

---

4   Siehe https://khzg.de/, letzter Zugriff 12.09.2021

siert (Interview 1). Aufgrund der vielfachen Translations-, das heißt Übertragungspro-
bleme technischer Entwicklungen aus dem Laborumfeld der Forschungszentren in
die klinischen Strukturen (Interview 6), seien derartige alltags- und praxisnahe Qualitätskontrollen für die unmittelbare Gewährleistung der Funktionsfähigkeit durchaus
als wichtiger anzusehen als allgemeine Zertifizierungen durch entsprechende Institutionen, welche die Leistungsfähigkeit validieren (Interview 1). Es böte sich damit die
Chance, standardisierte Qualitätskontrollen auch dort zu etablieren, wo sie bis dato
noch nicht wirklich vorhanden seien, zum Beispiel in der sprechenden Medizin (Interview 1). Zudem wird die Möglichkeit, aber auch Notwendigkeit neuer klinischer Institutionen zur Gewährleistung qualitativ hochwertiger Trainings- und Validierungsdaten (zum Beispiel Data-Validation-Center) sowie von Governance-Anforderungen
im Entwicklungs- wie auch klinischen Implementierungskontext hervorgehoben, welche jedoch nicht nur Best-Practice-Lösungen unterstützen, sondern im Idealfall zur
Entwicklung eigenständiger Professionen beitragen sollten (vgl. Ho et al. 2019: 332;
Interview 1). Denn es sei durchaus denkbar, dass sich neue und spezifischere Entwick-
lungszweige medizinischer KI als eigenständige Pfade medizintechnischer Entwicklung herausbilden könnten (Interview 1).

Mit dem potenziellen Wandel der medizinischen Domäne werden auch solche Aspekte angesprochen, welche die institutionalisierte Organisation des Gesundheitssystems betreffen. Dabei wird auf die regulative Ebene abgezielt und die Notwendigkeit
juristischer Rahmenbedingungen betont: Auf der einen Seite müsse durch entsprechende Rahmenbedingungen und Regulierungen die grundlegende Zulässigkeit aber
auch Rechtssicherheit von KI-gestützten Empfehlungen als mögliche Zweitmeinungen
gewährleistet werden, insbesondere mit Blick auf die Zuschreibung von Verantwortung
und Haftbarkeit (Interviews 3, 5). Andererseits müssten Rahmenbedingungen und
Regulierungen aber auch gesundheitsökonomische und -institutionelle Diskrimini-
rungspotenziale adressieren, die sich aus der personalisierten Medizin und der Nutzung
von Datenprofilen der Patient*innen ergäben (Interview 3). Mit Verweis auf die lange
Tradition der Ethik in der Medizin wird hierbei auch infrage gestellt, ob der Einsatz
von KI tatsächlich einer neuen Generation der Medizinethik bedürfe (Interview 1). Viel
problematischer sei vielmehr die institutionalisierte Selbstverwaltung innerhalb des
Gesundheitswesens: Die entsprechenden Strukturen wären nicht nur sehr konservativ
gegenüber neuen Entwicklungen wie der Etablierung digitaler Technologien (Interviews 4, 5), sondern aufgrund ihrer Strukturen vielmehr auf den Erhalt des Status-quo
bedacht (Interview 4) und demnach sogar als Entwicklungsbremser und -hindernis anzusehen (Interview 4). Gerade mit Blick auf eine sinnvolle Kostenentwicklung müsse
der Fokus auch auf grundlegenden Vergütungsfragen wie der Einordnung von KI-Un-
terstützungsleistungen in Abrechnungs- und Versorgungssystematiken liegen, anstatt
ausschließlich Kostendämpfung anzustreben (Interviews 4, 5).

In der Literatur wird mit Blick auf die potenzielle Erosion traditioneller Paradigmen und Prinzipien des Gesundheitssystems durch den Einsatz von KI-Systemen

(vgl. Price und Cohen 2019: 37) und aufgrund der multiplen wirtschaftlichen, sozialen wie auch kulturellen Triebkräfte (zum Beispiel technologische Imperative, Proprietäre, Marktsteuerung), welche die Entwicklung von KI-Systemen in der Medizin beeinflussen (Carter et al. 2020: 3), für eine Weiterentwicklung von Prämissen und eine Neudefinition von Paradigmen medizinischer Ethik plädiert (vgl. Kwiatkowski 2018: 202). Gerade weil sozio-kulturelle Prägungen begrifflicher Konzepte von Gesundheit und Krankheit den medizinischen Zugang zu wie auch die Entwicklung von technischen Assistenzanwendungen beeinflussten (Spyropoulos und Papagounos 1995: 456 ff.), müsse mit dem vermehrten Einsatz von medizinischen Assistenz- und Unterstützungssystemen das Konzept individueller Gesundheitsvorsorge als normative Prämisse einer primär persönlichen Verantwortung (Briganti und Le Moine 2020: 2) verstärkt hinterfragt werden. Die Verlagerung des medizinischen Schwerpunkts von Krankheitsbehandlung hin zur eigenverantwortlichen Prävention (Meskó et al. 2018: 3) könnte hierbei den existenziellen Wert von Gesundheit infrage stellen und diesen stattdessen den profitorientierten Gesetzen des Gesundheitsmarktes unterwerfen (Kwiatkowski 2018: 203 f.). Gleiches könnte durch potenzielle Benachteiligungen beim Zugang zu Krankenversicherungen oder Pflegeleistungen aufgrund fehlender Adaption neuer Standards des „gesunden Lebens" erfolgen (vgl. Meskó et al. 2018: 3; Briganti und Le Moine 2020: 3). Der wachsende ökonomische Druck bei gleichzeitiger technologischer Weiterentwicklung innerhalb der Medizin könne zu dem Paradoxon führen, dass die stetig wachsende Leistungsfähigkeit in der medizinischen Versorgung einem immer engeren Kreis an Personen zu Verfügung stünde (vgl. Kwiatkowski 2018: 202 f.).

3.10   Interpersonalität und Profession

Mit Blick auf professionelle Arbeitsmethoden wie auch auf zwischenmenschliche Beziehungsgefüge wird gerade seitens der Literatur bei vermehrtem Einsatz KI-basierter Unterstützungssysteme ein grundlegender Paradigmenwechsel assoziiert (vgl. Heinemann 2019: 1015). So seien Neukonfigurationen bestehender Beziehungen und Rollenzuweisungen zu erwarten, bei welchen singuläre Beziehungsverhältnisse zunehmend aufgelöst, die Beteiligungsgrade von Patient*innen erhöht und hierarchische (Wissens-)Strukturen zunehmend durch partnerschaftliche Beziehungsgefüge zwischen Ärzt*innen und Patient*innen abgelöst werden (vgl. Meskó et al. 2018: 3; Pesapane et al. 2018: 746; Geis et al. 2019: 2; Martinez-Martin et al. 2020: 4). Diese Neukonfigurationen werden ambivalent bewertet: Einerseits stehe der breite Einsatz KI-basierter Unterstützungssysteme mit traditionellen Professionsvorstellungen in Konflikt beziehungsweise könne diese stören, beispielsweise im Rahmen des Spannungsverhältnisses von medizinischer Verantwortung und der Frage nach Kosteneffizienz oder (technische) Verlässlichkeit als Rechtfertigung einer zunehmenden und gegebenenfalls gar zukünftig alleinigen technischen Begutachtung (Carter et al. 2020:

29). Andererseits wird davon ausgegangen, dass ein vollständiges Erschließen des KI-Nutzens, wie Arbeitsentlastungen oder ein sozialer(-er) und menschzentrierter(-er) Versorgungsansatz, letztlich nur dann wirklich zu erzielen sei, wenn der Einsatz und die Nutzung entsprechender Unterstützungssysteme als Teil ärztlicher und medizinischer Professionsverständnisse aufgegriffen und verstanden würde (Moehrle 2018: 499). Aufgrund der Tatsache, dass das klinische beziehungsweise medizinische Personal hierbei letztlich die Vermittlungsinstanzen gegenüber den Patient*innen darstellen, wäre die Definition professioneller und rechtlicher Standards für den Einsatz von KI-Unterstützungssystemen in der klinischen Praxis unerlässlich (vgl. Ho et al. 2019: 332 & 334). Eine optimale strukturelle Einpassung entsprechender Unterstützungssysteme bedürfe daher nachhaltiger organisatorischer Änderungen, die sich beispielsweise in klaren Rollendefinitionen, grundlegenden technischen Überlegungen, aber auch in der Reflexion zu weiterführenden Umsetzungsanforderungen niederschlagen müsste (Ho et al. 2019: 332). Das Beispiel der informierten Einwilligung zeige exemplarisch den Bedarf an Transparenz, ob, wann und in welchem Umfang auf KI-Systeme zurückgegriffen wird, sowie den Bedarf der Aufklärung der Patient*innen über den etwaigen Nutzen und die potenziellen Risiken, welche mit der Nutzung von KI-Systemen einhergehen könne (Martinez-Martin et al. 2020: 4).

In den Interviews wird hervorgehoben, dass insbesondere in der sprechenden Medizin und aufgrund der Tatsache, dass Patient*innen selten in der Lage seien ihre eigenen Daten auszuwerten beziehungsweise auf sich zu beziehen, KI-basierte Systeme nicht nur zu einem Wandel, sondern auch zu einer Ausweitung der ärztlichen Rolle, mitnichten aber zu einem grundsätzlichen Überflüssig-Werden von Ärzt*innen führen werde (Interview 4). Gerade, weil entsprechende Systeme den Dialog mit Patient*innen über Diagnose- wie Therapieentscheidung grundsätzlich nicht leisten könnten (Interview 6), müssten Ärzt*innen, die letztlich medizinische Entscheidungen den Patient*innen vermitteln, in ihrer Kommunikation und Interaktion durch ein bestmögliches Maß an Nachvollziehbarkeit (Erklärbarkeit) der System-Empfehlungen gestärkt werden (Interview 6). Hierbei wird der Aspekt der Empathie in den Interviews hervorgehoben: Die Befragten wiesen der Empathie einen entscheidenden Wert für den therapeutischen Erfolg und der Compliance der Patient*innen zu (Interviews 4, 6). Gleichwohl könne nicht nur die KI diese Empathie nicht leisten, sondern Empathie käme bisher aufgrund externer Faktoren beispielsweise aufgrund (gesundheits-)ökonomischer Zwänge oftmals eher zu kurz (Interview 6). Entsprechend äußern die Befragten die Hoffnung, dass sich mit dem Einsatz KI-basierter Unterstützungssysteme Aufgaben delegieren ließen und frei gewordene Zeitkapazitäten für empathische, zwischenmenschliche Gespräche mit den Patient*innen, beispielsweise zur detaillierten Befunderläuterung, wie auch für den fachlichen Austausch mit (Fach-)Kolleg*innen genutzt werden könnten (Interviews 5, 6). Darüber hinaus wäre auch eine evaluative Begleitung der sozialen Interaktion zwischen Ärzt*innen und Patient*innen denkbar, beispielsweise über Verhaltensinterpretationen, um auf diese Weise die Ärzt*innen in ihrer sozialen Kommunikation mit Patient*innen zusätzlich zu unterstützen (Interview 3).

Einige Ideen und Gedanken der interviewten Personen scheinen – zumindest in Teilen – in Widerspruch mit denjenigen Positionen zu sein, die vor allem in der Literatur vertreten werden. Hier wird der Einsatz KI-basierter Unterstützungssysteme oft hinsichtlich von Dehumanisierungstendenzen problematisiert; ein Aspekt, der durch die Interviewten selbst nicht explizit angesprochen wird, wohl aber in deren Betonung von Empathie mitschwingt. Einerseits wird auf die Risiken einer fortschreitenden Entpersönlichung in Beziehungen aufgrund eines vermehrten Technikeinsatzes verwiesen (vgl. Kwiatkowski 2018: 202 f.; Pesapane et al. 2018: 751), andererseits sehen einige Autor*innen, zum Beispiel Moehrle (2018: 499), analog zu den befragten Expert*innen, durchaus die Möglichkeit eines „Re-Connects" zwischen Ärzt*innen und Patient*innen durch den Einsatz von Unterstützungssystemen. Begründet wird diese Position damit, dass der Einsatz von (KI-basierten) Unterstützungssystemen dazu beitragen könnte, sogenannte toxische Momente in der Kommunikation zwischen Ärzt*innen und Patient*innen, beispielsweise aufgrund von Stress oder Ermüdung, zu überwinden und zugleich zusätzliche Potenziale beispielsweise der Berufsneugliederung oder in der Ausbildung innovativer Fähigkeiten eröffnen würde (Moehrle 2018: 499). Gleichzeitig herrscht in der Literatur weitgehende Uneinigkeit darüber, ob freiwerdende Zeitkapazitäten tatsächlich zugunsten umfänglicherer Interaktionen mit Patient*innen genutzt werden könnten (Moehrle 2018: 499), oder ob diese vielmehr zur Erledigung weiterer, zusätzlicher Aufgaben aufgebracht werden würden (Matuchansky 2019: 802).

3.11   Soziale und organisationale Aspekte

Im letzten Themenfeld werden soziale und organisational-regulative Aspekte adressiert. Hierbei stehen unter anderem Aspekte der öffentlichen Wahrnehmung und Erwartungshaltung im Fokus. In den Interviews wird hierbei speziell die teilweise problematische mediale Darstellung von KI angesprochen (Interview 1), die mitunter konkrete wie auch abstrakte Ängste schüre (Interviews 1, 2, 4, 5, 6). Essenziell seien daher einerseits eine De-Emotionalisierung und die Einnahme einer durch wissenschaftliche Objektivität geprägten Perspektive im Diskurs um KI (Interview 1). Andererseits gelte es realistischen Erwartungen unter Einbezug möglicher Entwicklungsdynamiken zu kommunizieren (Interview 6). Betont wird zudem die Bedeutung gegenwärtiger und zukünftiger Sprachbegleitung, zum Beispiel im Sinne eines bewussten sprachlichen Framings gegenüber KI-Systemen und den damit verbundenen Fähigkeitszuschreibungen an KI-Systeme als entscheidungsunterstützende, mitunter auch potenziell entscheidungsrelevante, nicht aber entscheidungstreffende Instanzen (Interview 3).

An einem ähnlichen Punkt setzt auch die analysierte Literatur an: Hier wird die Wirkkraft popkultureller Verankerungen von Maschinenmythen (zum Beispiel durch Science-Fiction) problematisiert und unter anderem für eine umfassende Aufklärung über und Entmystifizierung von KI plädiert (vgl. Heinemann 2019: 1008; siehe auch den Beitrag von Weber in diesem Band). Über sozio-technische Zukünfte und Visionen würden nicht nur utopische wie dystopische Visionen zur KI und deren Einsatzmöglichkeiten transportiert (Carter et al. 2020: 30); die mediale Darstellung erwecke zugleich den Eindruck, dies seien unumstößliche Wahrheiten und damit zwangsläufige Entwicklungslinien (Matuchansky 2019: 801). Problematisch seien des Weiteren mögliche Divergenzen zwischen den ursprünglich mit der Entwicklung von KI-Systemen verbundenen Intentionen der Entwickler*innen und späteren intendierten, insbesondere aber nicht-intendierten Zielvorstellungen der letztlichen Nutzer*innen entsprechender Unterstützungssysteme (vgl. Ho et al. 2019: 334). Ein weiterer mindestens ebenso relevanter Punkt wird zudem in der Simultanität von Markt- und Reflexionsdruck verortet (Heinemann 2019: 1012): Zwar seien verschiedenste technische Entwicklungspfade auch bei der KI möglich, jedoch nicht immer wünschenswert. Es bedürfe daher intensiver Abwägungen, in deren Zuge stets auch die Legitimität des Verschließens von Nutzungsmöglichkeiten und des möglichen Bremsens technischer Entwicklungen aufgrund eigener Nachteile oder mangelndem Veränderungsmut zu hinterfragen seien (Heinemann 2019: 1012).

Sowohl in den Interviews als auch in der analysierten Literatur wird daher die Bedeutung ethischer Erwägungen und Einhegungen unterstrichen. Die Frage nach regulatorischen Frameworks, gemäß welcher ethischen Maßstäbe systemische Entscheidungsempfehlungen hergeleitet beziehungsweise Systeme an sich optimiert werden (Interview 2), ist hierbei genauso bedeutsam wie die Frage, ob und inwiefern Ethiksiegel als vertrauensbildende Faktoren oder als Kriterien für Marktchancen KI-gestützter technischer Applikationen fungieren könnten (Interview 3). So sei hierbei nicht nur zu berücksichtigen, dass ein gesellschaftlich verantwortungsvoller Umgang mit innovativen Technologiekonzepten wie der KI nicht nur langwieriger Prozesse bedürfe (Interview 3), sondern ebenso, dass ethische Frameworks und Ethikzertifikate aufgrund des obligatorischen Einbezugs von kulturellen Spezifika stets nur lokale beziehungsweise regionale Bedeutung haben könnten (Interviews 2, 3). Ebenso wird im Zuge der Interviews nicht nur das Verantwortungsgeflecht hervorgehoben, welches unter anderem zwischen Politik, Regulierungsbehörden und Entwickler*innen entsteht, sondern auch auf die entsprechende praxisnahe Bedeutung des Verantwortlichkeitsbegriffs verwiesen (Interview 3), auch, wenn dessen diskursive Auseinandersetzung hier erst am Anfang stünde (Interview 4). Darüber hinaus wird die Frage aufgeworfen, wie aus ethischer Perspektive damit umzugehen sei, wenn der Einsatz KI-basierter Systeme nicht gewollt wird, obwohl sich diese als leistungsfähiger und -stärker als Menschen erweisen würden (Interview 1).

Aufgrund der sich durch technische Erneuerungen ergebenen neuartigen ethischen Fragestellungen (vgl. Geis et al. 2019: 5; Martinez-Martin et al. 2020: 4) wird in der Literatur regelmäßig nach dem Bedarf an neuartigen ethischen Ansätzen gefragt (Martinez-Martin et al. 2020: 4). So werden zum einen ethische Kodizes und Leitlinien vorgeschlagen, unter welchen Umständen und in welcher Weise KI-Systeme zum Einsatz kommen könnten und sollten (Geis et al. 2019: 4). Zum anderen plädieren einige Autor*innen für die Notwendigkeit grundlegender Veränderungen bestehender Denkweisen (Yuste et al. 2017: 162). Der Ethik wird als Eckpfeiler medizinischer Ausbildungsprozesse (Yuste et al. 2017: 162) dabei ebenso essenzielle Bedeutung zugewiesen wie kollaborativen und partizipativ fundierten Entwicklungen, Implementierungen und Evaluierungen KI-basierter Unterstützungssysteme (Carter et al. 2020: 30). Entscheidend für eine juristische wie ethische Übernahme von Verantwortung sei, dass zuvor ein Verständnis über etwaige Risiken, vorteilsfördernde Entwicklungen und gerechten Interessensausgleich von KI-Entwicklung und -Implementierung bestünde (vgl. Yuste et al. 2017: 162; Geis et al. 2019: 2; Ho et al. 2019: 33). Ein äußerst kritischer Punkt sei jedoch, dass bisher keine klare, das heißt fundierte Vision des gesellschaftlichen Verhältnisses gegenüber KI gäbe; eine klärende Aufarbeitung, welche Werte entscheidend seien (beispielsweise Verteilungsgerechtigkeit, Fairness als Gestaltungs-, Evaluierungs- und Implementierungsaspekt oder ein ethisches Trade-Off gegenüber mathematischen Modellen, bspw. Rajkomar et al. 2018: 866) und in welchem Verhältnis diese zueinander stünden, sei daher neben ökonomischen Abwägungen ebenso elementar, bisher, wenn überhaupt, jedoch nur unvollständig erfolgt (vgl. Ho et al. 2019: 332).

Daneben wird sowohl in der Literatur als auch in den Interviews der Bedarf an juristisch abgesicherten Richtlinien und Regulierungen thematisiert. Zwar gäbe es bei Gesundheitsdaten mit Blick auf die Europäische Datenschutzgrundverordnung (DSGVO) oder der Medical Device Regulation durchaus praktikable Ansätze, jedoch bedürfe der medizinische Einsatz von KI, analog zum Regulierungsbedarf bei bestehenden, digitalisierten Gesundheitsdaten, einer spezifischen Herleitung von klar definierten, verbindlichen Regelungen, Prozessen und Verantwortungspfaden (vgl. Carter et al. 2020: 29; Interview 2). Essenziell wären hierbei spezifisch definierte, national wie auch international gültige Richtlinien als Leitplanken der Implementierung und zur rechtlich-regulativen Steuerung des Einsatzes KI-basierter Unterstützungssysteme (vgl. Yuste et al. 2017: 162; Pesapane et al. 2018: 747; Geis et al. 2019: 5; London 2019: 20). Nicht nur für eine offene und partizipative Debatte zu gewünschten Einsatzrahmen und -umfängen der entsprechenden Systeme wird innerhalb der Literatur plädiert; darüber hinaus wird sowohl in der Literatur als auch in den Interviews der Bedarf an Haftungsnormen und Rechtsicherheit von KI-Empfehlungen als medizinische Zweitmeinung betont. Es bedürfe festgeschriebener Techniken beziehungsweise Verfahren, um die Einhaltung definierter und anerkannter Standards gewährleisten zu können, zum Beispiel für das Training von Algorithmen oder die Evaluierung wie auch

Validierung der Leistungsfähigkeit von KI-Systemen (vgl. Yuste et al. 2017: 160; Pesapane et al. 2018: 747; Rajkomar et al. 2018: 866; Ho et al. 2019: 333 f.; Interviews 5, 6).

Da Erwägungen und Überlegungen zur KI-Governance in den meisten Fällen noch am Anfang stünden, jedoch mit fortlaufender Zeit erwartbar an Komplexität zunehmen würden (Ho et al. 2019: 331 f.), gibt es spezifische An- und Herausforderungen an Regulierungsbestrebungen, welche sowohl in der Literatur wie auch in den Interviews adressiert werden: Hierbei wird nicht nur ein möglichst innovationsaffiner Charakter zukünftiger juristischer KI-Rahmenordnungen gefordert; diese müssten zugleich in ihrer Herleitung nutzer*innenzentriert, partizipativ, interdisziplinär, pro-aktiv wie auch allgemeinwohlfördernd ausgelegt sein (vgl. Pesapane et al. 2018: 747; Carter et al. 2020: 29; Neri et al. 2020: 2; Interview 3). In einem Interview wird hierzu angemerkt, dass es für den effektiven, verantwortlichen Umgang mit KI-gestützten Systemen im Sinne einer digitalen Mündigkeit nicht nur einer umfangreichen Regulierung über Gesetze und Verordnungen, sondern zugleich auch eines grundlegenden Bewusstseinswandels seitens der avisierten Nutzer*innenschaft bedürfe (Interview 3). Als weitere Herausforderung wird auf die Schnelllebigkeit technischer Entwicklungen innerhalb der KI-Felder verwiesen, welche entsprechende Regulierungsprozesse erschwere (vgl. Ho et al. 2019: 331; Interview 4). Daneben werden Aspekte wie die Kleinteiligkeit von Systemen, deren verschiedene, unter anderem operativ, strukturell oder prozessual bedingten Einsatzmöglichkeiten (Ho et al. 2019: 331) oder unterschiedliche Bedürfnisse und Anforderungen in Mikro- (zum Beispiel individuelle Menschen), Meso- (zum Beispiel kulturelle Spezifika wie Religionen oder Ähnliches) und Makroebene (zum Beispiel Länder und Kulturen) (Yuste et al. 2017: 160) betont. Die Unklarheit darüber, in welcher Weise eine Regulierung erfolgen sollte, spiegelt sich auch in den Interviews wider: So wird einerseits die Ansicht vertreten, dass gerade mit dem Beginn des gegenwärtigen Zeitalters einer ubiquitären Entwicklung und Implementierung innovativer digitaltechnischer Applikationen eher auf eine umfangreiche und intensive staatlichinstitutionelle Regulierung statt des Primats einer individuellen Verantwortung zu setzen sei (Interview 3); andererseits wird geäußert, dass gerade zu Beginn weniger auf eine unter Umständen als Entwicklungshemmnis fungierende Regulierung als vielmehr auf eine selbstregulative Schwarmintelligenz gesetzt werden sollte (Interview 1).

Darüber hinaus wird die Diskrepanz zwischen Solutionismus, das heißt eine vornehmliche Fokussierung der Entwickler*innen auf technische Machbarkeit, und Anwender*innenorientierung thematisiert ebenso wie die potenziellen Interessenskonflikte, die mit der KI-Entwicklung und Implementierung einhergehen können. So heben die interviewten Personen auf die grundlegende Bedeutung der Kommunikation zwischen Entwickler*innen und späteren Anwender*innen für die Entwicklung des Systems selbst ab (Interview 2). Gerade die Form und Weise der Einbindung, das heißt die Ebene und der Zeitpunkt, wie auch die Berücksichtigungstiefe von Wünschen und Prioritäten seien dabei entscheidende Faktoren für das Maß der Nutzer*innenzentriertheit anzusehen (Interview 3). Die Priorisierung technischer Machbarkeit und das Drängen auf den schnellen Markteintritt ohne ausreichende Erwägung der Effektivität und Abwägung von Alternativen seien hingegen äußerst kritisch zu sehen (Interview 3). Es bedürfe daher bei KI-basierten Unterstützungssysteme in Bereichen wie der Medizin einer umfangreichen Abwägung hinsichtlich möglicher Risiken und alternativer Ressourcen, auf welche im Zweifelsfall zurückgegriffen werden könnte (Interview 3). Hierbei gelte es, mögliche Interessenkonflikte transparent zu adressieren, beispielsweise hinsichtlich möglicher Divergenzen zwischen politischen und kommerziellen Zielvorstellungen, das heißt zwischen sozialer Verantwortung und ökonomischen Gewinnstreben einerseits und Fragen ethisch zulässiger beziehungsweise nicht intendierter, unter Umständen gar unethischer Nutzungsmöglichkeiten von Systemen oder Daten andererseits (vgl. Yuste et al. 2017: 163; Eickhoff und Langner 2019: 5; Geis et al. 2019: 2; Carter et al. 2020: 30 f.). Daneben müsse die Möglichkeit spezifischer Einflussnahme einzelner Interessengruppen zwar grundlegend gewährleistet sein, dass mögliche Maß an Einfluss oder gar eine etwaige Dominanz spezifischer Präferenzen hinsichtlich Entwicklungs- und Nutzungsagenden, Werten und Logiken gelte es jedoch sorgfältig abzuwägen (vgl. London 2019: 17; Ho et al. 2019: 332). Weiterführend sei zudem zu reflektieren, inwiefern ein etwaiger, primär ökonomisch geprägter Implementierungsdruck über einen Wandel von sozialen Normen aufgegriffen und adressiert beziehungsweise unter Umständen gar abgeschwächt werden könne (Yuste et al. 2017: 162). Mit Blick auf einen gerechten Zugang zu technischen Unterstützungsleistungen sei die Frage aufzuwerfen, inwiefern dem Potenzial an neuartigen Diskriminierungs- beziehungsweise Benachteiligungsformen beizukommen wäre (Yuste et al. 2017: 162).

Besonders problematisch werden die Potenziale der Überwachung und Beeinflussung gesehen. So würde ein kontinuierliches Monitoring von Patient*innen mit grundlegenden Verletzungen der Privatsphäre einhergehen oder die Stigmatisierung beziehungsweise Benachteiligung von Menschen mit chronischer Erkrankung, beispielsweise aufgrund einer fehlenden Adaption oder Anpassung der jeweiligen (präventiven) Lebens- und Verhaltensweisen, begünstigen (Briganti und Le Moine 2020: 3). Dies wiederum könnte mit Verschärfungen sozialer Ungleichheit einhergehen, beispielsweise im Hinblick auf den Zugang zu beziehungsweise Zugriff auf medizinische und therapeutische Ressourcen (vgl. Yuste et al. 2017: 160; Geis et al. 2019: 2). Ferner könnten Modifikationen in der Systemkonfiguration das Risiko für deren missbräuchliche Nutzung (zum Beispiel durch Unternehmen oder Institutionen) erleichtern (vgl. Yuste et al. 2017: 160; Matuchansky 2019: 800). Gleichsam seien die Beeinflussungsmöglichkeiten von Verhalten, Identitätsempfinden und Handlungsfähigkeit kritisch zu reflektieren und Erwägungen zum Schutz von Informations- und Aufklärungsrechten anzustellen (Yuste et al. 2017: 162).

Auch durch die Interviewten wird darauf verwiesen, dass die Bewertung, Abschätzung und Adaption potenzieller Risiken im medizintechnischen Kontext zwar als essenzieller Entwicklungsgrundsatz von Applikationen wie auch deren Implementie-

rung in den praktischen Betrieb verstanden werde und entsprechend zur Minimie-
rung technischer Risiken beitrage, diese jedoch nie vollständig ausgeschlossen werden
könnten (Interview 2). Eine Abwägung würde dadurch erschwert, dass die Risiko- als
auch Nutzenpotenziale technischer Applikationen stets eng miteinander verknüpft
und nur in deren jeweiligen Anwendungskontexten zu explorieren seien (Interview 5).
Problematisch wäre zudem die Gefahr äußerer Manipulationen von Systemen (Interview 2), welche die Notwendigkeit des Systemverständnisses zur Überwachung und
Beurteilung deren regulärer Funktionen im praktischen Betrieb erforderlich mache
(Interview 2).

Mit Blick auf zukünftige Anwendungsfelder wird durch eine interviewte Person erwartet, dass KI- Unterstützungsverfahren den Weg in die klinische Praxis finden werden, sofern sie sich gegenüber herkömmlichen Methoden als besser erwiesen; eine
Nichtimplementierung dieser Systeme sei dann kaum zu vermitteln beziehungsweise
zu rechtfertigen (Interview 1). Während eine Person im Rahmen des Interviews betont, dass die Möglichkeit der Verweigerung eine Voraussetzung der Implementierung
darstellen müsse (Interview 4), verweist eine andere Person darauf, dass es weiterhin alternative medizinische Ansätze für Patient*innen und Ärzt*innen geben werde,
die sich der KI-Nutzung verweigerten (Interview 2). Adressiert werden müsse zudem
das Automatisierungsparadoxon, wonach sowohl Entlastungen als auch Abhängig-
keitsverhältnisse aufgrund der voranschreitenden Delegation von Aufgaben an KI-
basierte Unterstützungssysteme zunähmen; dies inkludiere beispielsweise mögliche
Fähigkeitsverluste und wachsende gesundheitsökonomische Effizienzzwänge (Interview 2). Hoffnungen werden diesbezüglich auf Leitlinien von Fachgesellschaften oder
Jurist*innen gesetzt, die verbindliche Aussagen über die Weise des Einsatzes von KI-
Unterstützungssystemen treffen (Interview 2). Ferner gelte es Erwägungen darüber
anzustellen, wie ein verantwortungsvoller Einsatz KI-basierter Systeme in unterversorgten, strukturschwachen Gebieten auszugestalten sei, in denen aufgrund knapper
medizinischer Ressourcen ein mitunter größerer Einsatzdruck bestehen könnte; die
Erwägungen müssten auch Faktoren wie Nachhaltigkeit, Sinnhaftigkeit und Effektivität der konkreten Hilfestellung vor Ort adressieren (Interview 3).

4.   (Normative) Schlüsse – Tentative Prämissen zu medizinischen
         KI-Unterstützungssystemen

Abschließend sollen vier allgemeine und vorläufige Prämissen zu medizinischen KI-
Systemen formuliert werden, welche sich aus den in den vorherigen Kapiteln dargestellten Positionen herleiten lassen. Anders formuliert: Die folgenden Prämissen können als Destillat der normativ relevanten Aussagen aus der untersuchten Literatur und
den Interviews angesehen werden. Allerdings können diese Prämissen nur bedingt
Gültigkeit in Anspruch nehmen – deswegen ist hier auch die Rede von „tentativen Prä-

missen" –, denn das vorhandene Material ist mit gewissen Einschränkungen verbunden. Fünf der im Rahmen der Interviews befragten sechs Personen sind selbst an der Entwicklung von KI-Systemen für die medizinische Anwendung beteiligt, so dass es zumindest plausibel erscheint, dass sie die Chancen solcher Systeme stärker betonen als die Risiken. Zudem würde eine ethische Bewertung solcher Systeme, neben der grundsätzlich recht geringen Anzahl an Befragten, sicherlich auch die Perspektive von Personen erfordern, die mit solchen Systemen nicht vertraut sind. Ebenso spiegeln die Interviews mangels weiblicher und transidenter, nichtbinärer und intergeschlechtlicher Interviewpartner*innen leider ausschließlich männliche Perspektiven auf das Thema KI in der Medizin wider. Inwieweit die hier vorgeschlagenen Prämissen und Paradigmen auch auf KI-basierte Unterstützungssysteme jenseits der Bildverarbeitung anwendbar sind, muss ebenfalls kritisch geprüft werden und bedarf weiterer Untersuchungen. Trotz dieser methodischen Einschränkungen werden die verwendeten Methoden für geeignet gehalten, um mehr über ethische Überlegungen der Beteiligten zu erfahren. Hierbei muss zwar stets die Gefahr eines Sollen-Sein-Fehlschlusses bedacht werden, doch erscheint eine rein theoretische Herangehensweise an die hier behandelten Fragen nicht ausreichend. Es ist daher dafür zu plädieren, die dringend notwendigen Arbeiten zur empirischen Ethik in der Medizin und in anderen Bereichen weiter zu stärken.

Prämisse 1: Definition als (unterstützende) Werkzeuge ohne (unabhängige) Entscheidungsbefugnis und Abkehr von einem irreführenden „Intelligenz"-Framing. KI-basierte Unterstützungssysteme sind als Werkzeuge zu verstehen, die Hilfe und Unterstützung bei bestimmten Aufgaben bieten, aber keine eigenen Entscheidungen treffen oder eine unabhängige Entscheidungsinstanz darstellen. In dieser Funktion sind solche Systeme den menschlichen Fähigkeiten in ihren eng definierten Anwendungsbereichen nicht unbedingt unterlegen, sondern gleichwertig oder möglicherweise sogar leistungsfähiger, insbesondere in der Bildverarbeitung. Sie bilden aber immer nur Komponenten der medizinischen Praxis und des ärztlichen Wirkens ab. In diesem Sinne bieten viele Systeme Best-Practice-Lösungen für spezifische Herausforderungen und Probleme. Ein verantwortungsvoller Umgang mit solchen Systemen erfordert daher ein ständiges Bewusstsein dafür, dass KI-Systeme Unterstützungsleistungen anbieten, dabei fehleranfällig sein können und grundsätzlich keine moralischen Entitäten sind. Sie können daher nicht selbst Verantwortung tragen, sondern es muss geklärt werden, welche Akteur*innen als verantwortliche Akteur*innen zu identifizieren sind. Ungeachtet dessen muss sichergestellt werden, dass der Einsatz von KI-Systemen zur Unterstützung nicht zu „Mitnahmeeffekten" führt, die faktisch eine Delegation von Entscheidungen an diese Systeme zur Folge haben.

Prämisse 2: Förderung der kritischen Reflexivität und der Entscheidungsbefugnis des Menschen durch die bewusste Gestaltung technisch gestützter Interaktionsbeziehungen. Es ist wichtig, sich auf mögliche kommunikative Prozesse und Elemente der Schnittstellengestaltung zu konzentrieren und damit mögliche

Mechanismen eines zu großen Vertrauens oder einer unkritischen oder bevorzugten Übernahme der Empfehlungen von KI-Systemen anzugehen. Ein Ansatzpunkt könnte die gezielte Darstellung relevanter Merkmale sein, die für eine bestimmte Diagnose oder Empfehlung innerhalb eines vom System bewerteten Bildes relevant sind. Dies könnte eine Grundlage für die Nachvollziehbarkeit des Systemverhaltens schaffen und damit gleichzeitig die Ärzt*innen in ihrer Kommunikation und als Verantwortungsträger*innen gegenüber den Patient*innen stärken. Darüber hinaus erscheint die explizite Formulierung der Unterstützungsleistung, zum Beispiel in Form von konkreten textlichen oder verbalen Empfehlungen, als sinnvoll. Dies ermöglicht die Erfüllung grundlegender Anforderungen, wie zum Beispiel eine informierte Einwilligung, kann das Empowerment der Patient*innen sowie die gemeinsame Entscheidungsfindung unterstützen und schließlich das Wiederaufleben von Paternalismus verhindern.

Prämisse 3: Einbeziehen von Stakeholder*innen-Gruppen in Entwicklungs- und Implementierungsprozesse. Das Einbeziehen von Stakeholder*innen, die letztlich die besten Expert*innen für ihre Alltagspraktiken, Anforderungen und Herausforderungen sind, ist ein unverzichtbares Desiderat. Dies gilt insbesondere dann, wenn es darum geht, ein sinnvolles, das heißt möglichst störungsfreies, Systemdesign passend zum jeweiligen Praxisablauf zu gewährleisten oder die Ziele eines KI-basierten Unterstützungssystems genau zu definieren. So sind zum Beispiel Fragen der Nutzer*innenakzeptanz und Compliance, der Zugänglichkeit des Systems im Hinblick auf die Fähigkeiten und Kenntnisse der Nutzer*innen oder der Fehleranfälligkeit angesichts komplexer und stressbehafteter Umgebungen zu berücksichtigen.

Prämisse 4: Integration von KI-Unterstützungssystemen als Bestandteil des professionellen Selbstverständnisses. Der flächendeckende Einsatz von KI-basierten Unterstützungssystemen (mit positivem Leistungsnachweis) wird unweigerlich Veränderungen und Anpassungen in der medizinischen Praxis erfordern. Aus historischer Sicht sind jedoch Veränderungen von Fähigkeiten, Kompetenzen und Anforderungen ein ständiger Bestandteil des medizinischen Berufsbildes. Die Unabdingbarkeit der Schaffung geeigneter Umweltbedingungen bietet die Chance einer proaktiven und in jedem Fall partizipativen Gestaltung notwendiger Organisationsstrukturen. Wer mit Blick auf etwaige Verantwortungsgeflechte für den Einsatz von KI-Systemen verantwortlich zu machen ist, ob es Anpassungen in der ärztlichen Ausbildung braucht, ob es eine moralische Verpflichtung zum Einsatz von KI-Systemen geben könnte, ob es Anpassungen und Weiterentwicklungen im ärztlichen Berufsverständnis braucht oder ob KI-Systeme eine Chance für strukturschwache ländliche Räume sein können, kann an dieser Stelle nicht geklärt werden. Dies erfordert einen umfassenden und ergebnisoffenen Diskurs zwischen allen Beteiligten.

Zuletzt ist zu bemerken, dass diese Prämissen als Ergebnis der Interpretation der untersuchten Literatur und der durchgeführten Interviews verstanden werden sollten, die in die Diskussion um die Gestaltung von KI-Systemen zum Einsatz (nicht nur) in der Medizin einfließen sollen. Sie spiegeln nicht notwendigerweise die Position der

Autoren des vorliegenden Textes wider. Tatsächlich müssten die Prämissen sehr viel genauer auf die normativen Vorannahmen, die in sie eingeflossen sind, untersucht werden, sowie in Hinblick auf darin womöglich enthaltene Widersprüche. Wenn man bspw. dafür plädiert, dass KI-Systeme genutzt werden müssten, weil sie zur Verbesserung der medizinischen Versorgung beitrügen und so dem Prinzip des Wohltuns Genüge leisten würden, dann könnte dies mit dem Grundsatz kollidieren, stets die menschliche Entscheidung als die maßgebliche anzusehen. Deswegen schien die Benennung als „Prämissen" für eine weiterführende Diskussion angemessen, denn es sind eben keine ausgearbeiteten Prinzipien, Normen oder Regeln.

Insgesamt ist festzustellen, dass sowohl in der untersuchten Literatur als auch in den Stellungnahmen der Befragten ein sehr komplexes und vielfältiges Bild hinsichtlich des normativen Umgangs mit KI-Unterstützungssystemen sichtbar wird. Das könnte als Indiz dafür verstanden werden, dass die Regulierung des Einsatzes von KI und deren Fundierung in ethischen Überlegungen noch geraume Zeit dauern werden wird, da sich bisher noch kein Konsens hinsichtlich der Reichweite und Tiefe von Regulierung abzeichnet. Bedenkt man jedoch, wie lange die EU beispielsweise an einer einheitlichen Datenschutzregulierung gearbeitet hat, kann das nicht wirklich überraschen. Am Beispiel des Datenschutzes lässt sich außerdem erkennen, dass selbst dann, wenn eine einheitliche Regulierung gefunden wurde, dies vermutlich nicht das letzte Wort sein wird, da die vielfältigen Interessen, die sich verändernde Welt und nicht zuletzt die Neubewertung von Chancen und Risiken einer Technik immer wieder Neuanpassungen erfordern. In diesem Sinne werden alle Prinzipien, Normen und Regeln stets tentativen Charakter haben.

Danksagung

An dieser Stelle gilt es einen Dank an Frau Diana Schneider für die vielfältigen Hinweise, kritischen Anmerkungen und Verbesserungsvorschläge auszusprechen.

Förderhinweis

Der vorliegende Text wurde im Rahmen des Projekts „Stakeholderperspektiven auf KI-unterstützte medizinische Entscheidungsfindung und Entwicklung ethischer Leitlinien für den Einsatz von KI-Systemen in der Medizin (KI & Ethik)" erstellt, das vom bayerischen Staatsministerium für Wissenschaft und Kunst im Rahmen der Säulenförderung des Regensburg Center of Health Sciences and Technology (RCHST, https://www.rchst.de) von 2018 bis 2021 finanziert wurde.

Quellen

Álvarez Menéndez J, de Cos Juez FJ, Sánchez Lasheras F, et al. (2010) Artificial Neural Networks Applied to Cancer Detection in a Breast Screening Programme. Mathematical and Computer Modelling 52(7–8): 983–991. DOI: 10.1016/j.mcm.2010.03.019.

Asri H, Moussanif H, Al Moatassime H, et al. (2016) Using Machine Learning Algorithms for Breast Cancer Risk Prediction and Diagnosis. Procedia Computer Science 83: 1064–1069. DOI: 10.1016/j.procs.2016.04.224.

Bogdan B (2018) MedRevolution – Neue Technologien am Puls der Patienten. Berlin: Springer. DOI: 10.1007/978-3-662-57506-2.

Briganti G und Le Moine O (2020) Artificial Intelligence in Medicine: Today and tomorrow. Frontiers in Medicine 7(27). DOI: 10.3389/fmed.2020.00027.

Brinker TJ, Hekler A, Enk AH, et al. (2019): Deep Learning Outperformed 136 of 157 Dermatologists in a Head-to-head Dermoscopic Melanoma Image Classification Task. European Journal of Cancer 113: 47–54. DOI: 10.1016/j.ejca.2019.04.001.

Carter SM, Rogers W, Win KT, et al. (2020) The Ethical, Legal and Social Implications of Using Artificial Intelligence Systems in Breast Cancer Care. The Breast 49: 25–32. DOI: 10.1016/j.breast.2019.10.001.

Coiera EW (1996) Artificial Intelligence in Medicine: The Challenges Ahead. Journal of the American Medical Informatics Association 3(6): 363–366. DOI: 10.1136/jamia.1996.97084510.

Combi C (2017) Artificial Intelligence in Medicine and the Forthcoming Challenges. Artificial Intelligence in Medicine 76: 37–39. DOI: 10.1016/j.artmed.2017.01.003.

de Bruijne W (2016) Machine Learning Approaches in Medical Image Analysis: From Detection to Diagnosis. Medical Image Analysis 33: 94–97. DOI: 10.1016/j.media.2016.06.032.

Dilsizian SE und Siegel EL (2014) Artificial Intelligence in Medicine and Cardiac Imaging: Harnessing Big Data and Advanced Computing to Provide Personalized Medical Diagnosis and Treatment. Current Cardiology Reports 16(441). DOI: 10.1007/s11886-013-0441-8.

du Harpur X, Watt FM, Luscombe NM, et al. (2020) What Is AI? Applications of Artificial Intelligence to Dermatology. British Journal of Dermatology 183(3): 423–430. DOI: 10.1111/bjd.18880.

Eickhoff SB und Langner R (2019) Neuroimaging-based Prediction of Mental Traits: Road to Utopia or Orwell? PLOS Biology 17(11). DOI: 10.1371/journal.pbio.3000497.

Elsner P, Fischer M, Schliemann S, et al. (2018) Teledermatologie und künstliche Intelligenz: Potenziale für die Optimierung von Diagnostik, Therapie und Prävention bei Versicherten mit Berufskrankheiten der Hau. Trauma Berufskrankheit 20: 103–108. DOI: 10.1007/s10039-018-0362-2.

Foster KR, Koprowski R und Skufca JD (2014) Machine Learning, Medical Diagnosis, and Biomedical Engineering Research – Commentary. BioMedical Engineering OnLine 13(94). DOI: 10.1186/1475-925X-13-94.

Geis JR, Brady A, Wu CC, et al. (2019) Ethics of Artificial Intelligence in Radiology: Summary of the Joint European and North American Multisociety Statement. Radiology 293(2): 436–440. DOI: 10.1148/radiol.2019191586

Gläser J und Laudel G (2010): Experteninterviews und qualitative Inhaltsanalyse als Instrumente rekonstruierender Untersuchungen. 4. Auflage. Wiesbaden: VS Verlag für Sozialwissenschaften.

Grevers G (2018) Künstliche Intelligenz: Schöne neue Welt in der Medizin? HNO-Nachrichten 48(5): 3. DOI: 10.1007/s00060-018-5729-2.

Heinemann S (2019) Nur noch künstliche Intelligenz kann uns heilen? Künstliche Intelligenz in der Medizin als Deus ex machina, Grands récits nouveaux oder Supertool? Urologe 58:1007–1015. DOI: 10.1007/s00120-019-1011-5.

Ho CWL, Soon D, Caals K, et al. (2019) Governance of Automated Image Analysis and Artificial Intelligence Analytics in Healthcare. Clinical Radiology 74(5): 329–337. DOI: 10.1016/j.crad.2019.02.005.

Johnson KW, Torres Soto J, Glicksberg BS, et al. (2018) Artificial Intelligence in Cardiology. Journal of the American College of Cardiology 71(23): 2668–2679. DOI: 10.1016/j.jacc.2018.03.521.

Jörg J (2018): Digitalisierung in der Medizin: Wie Gesundheits-Apps, Telemedizin, künstliche Intelligenz und Robotik das Gesundheitswesen revolutionieren. Berlin: Springer. DOI: 10.1007/978-3-662-57759-2.

Kearney V, Chan JW, Valdes G, et al. (2018): The Application of Artificial Intelligence in the IMRT Planning Process for Head and Neck Cancer. Oral Oncology 87: 111–116. DOI: 10.1016/j.oraloncology.2018.10.026.

Keskinbora K und Güven F (2020): Artificial Intelligence and Ophthalmology. Turkish Journal of Ophthalmology 50(1): 37–43. DOI: 10.4274/tjo.galenos.2020.78989.

Krittanawong C, Zhang H, Wang Z, et al. (2017): Artificial Intelligence in Precision Cardiovascular Medicine. Journal of the American College of Cardiology 69(21): 2657–2664. DOI: 10.1016/j.jacc.2017.03.571.

Krumm S und Dwertmann A (2019): Perspektiven der KI in der Medizin. In: Wittpahl V (Hg.): Künstliche Intelligenz: Technologie, Anwendung, Gesellschaft. Berlin, Heidelberg: Springer 161–175. DOI: 10.1007/978-3-662-58042-4.

Kwiatkowski W (2018): Medicine and Technology: Remarks on the Notion of Responsibility in the Technology-assisted Health Care. Medicine, Health Care and Philosophy 21: 197–205. DOI: 10.1007/s11019-017-9788-8.

Lamy JB, Sekar B, Guezennec G, et al. (2019): Explainable Artificial Intelligence for Breast Cancer: A Visual Case-based Reasoning Approach. Artificial Intelligence in Medicine 94: 42–53. DOI: 10.1016/j.artmed.2019.01.001.

Lebedev G, Klimenkoa H, Kachkovskiy S, et al. (2018): Application of Artificial Intelligence Methods to Recognize Pathologies on Medical Images. Procedia Computer Science 126: 1171–1177. DOI: 10.1016/j.procs.2018.08.055.

Londhe VY und Bhasin B (2019): Artificial Intelligence and its Potential in Oncology. Drug Discovery Today 24(1): 228–232. DOI: 10.1016/j.drudis.2018.10.005.

London AJ (2019): Artificial Intelligence and Black-Box Medical Decisions: Accuracy versus Explainability. Hastings Center Report 49(1): 15–21. DOI: 10.1002/hast.973.

Lupton D (2014): Beyond Techno-Utopia: Critical Approaches to Digital Health Technologies. Societies 4: 706–711. DOI:10.3390/soc4040706.

Madabhushi A und Lee G (2016): Image Analysis and Machine Learning in Digital Pathology: Challenges and Opportunities. Medical Image Analysis 33: 170–175. DOI: 10.1016/j.media.2016.06.037.

Martinez-Martin N, Dunn LB und Weiss Roberts L (2018): Is It Ethical to Use Prognostic Estimates from Machine Learning to Treat Psychosis? AMA Journal of Ethics 20(9): 804–811. DOI: 10.1001/amajethics.2018.804.

Matuchansky C (2019): Intelligence Clinique et Intelligence Artificielle: Une Question de Nuance. Médecine / Sciences 35(10): 797–803. DOI: 10.1051/medsci/2019158.

Mayo RC und Leung J (2018): Artificial Intelligence and Deep Learning – Radiology's Next Frontier? Clinical Imaging 49: 87–88. DOI: 10.1016/j.clinimag.2017.11.007.

Meskó B, Hetényi G und Győrffy Z (2018): Will Artificial Intelligence Solve the Human Resource Crisis in Healthcare? BMC Health Services Research 18: 545. DOI: 10.1186/s12913-018-3359-4.

Moehrle A (2018): „Radiology" Is Going Away ... and That's Okay: Titles Change, A Profession Evolves. Journal of the American College of Radiology 15(3 Pt B): 499–500. DOI: 10.1016/j.jacr.2018.01.018.

Müschenich M (2018): Digitale Vernetzung in der Medizin. Trauma Berufskrankheit 20(2): 77–79. DOI: 10.1007/s10039-017-0341-z.

Neri E, Coppola F, Miele V, et al. (2020): Artificial Intelligence: Who Is Responsible for the Diagnosis? La Radiologia Medica 125: 517–521. DOI: 10.1007/s11547-020-01135-9.

Nuffield Council on Bioethics (Hg.) (2018): Artificial Intelligence (AI) in Healthcare and Research. London, Bioethics Briefing Note. Online verfügbar unter http://nuffieldbioethics.org/wp-content/uploads/Artificial-Intelligence-AI-in-healthcare-and-research.pdf (abgerufen am 17.02.2021).

Peek N, Combi C, Marin R, et al. (2015): Thirty Years of Artificial Intelligence in Medicine (AIME) Conferences: A Review of Research Themes. Artificial Intelligence in Medicine 65(1): 61–73. DOI: 10.1016/j.artmed.2015.07.003.

Pesapane F, Volonté C, Codari M, et al. (2018): Artificial Intelligence as a Medical Device in Radiology: Ethical and Regulatory Issues in Europe and the United States. Insights into Imaging 9(5): 745–753. DOI: 10.1007/s13244-018-0645-y.

Price WN und Cohen IG (2019): Privacy in the Age of Medical Big Data. Nature Medicine 25: 37–43. DOI: 10.1038/s41591-018-0272-7.

Rajkomar A, Hardt M, Howell MD, et al. (2018): Ensuring Fairness in Machine Learning to Advance Health Equity. Annals of Internal Medicine 169(12): 866–872. DOI: 10.7326/M18-1990.

Ramesh AN, Kambhampati C, Monson JRT, et al. (2004): Artificial Intelligence in Medicine. Annals of The Royal College of Surgeons of England 86 (5): 334–338. DOI: 10.1308/147870804290.

Rampasek L und Goldenberg A (2018): Learning from Everyday Images Enables Expert-like Diagnosis of Retinal Diseases. Cell 172(5): 893–895. DOI: 10.1016/j.cell.2018.02.013.

Safdar NM, Banja JD und Meltzer CC (2020): Ethical Considerations in Artificial Intelligence. European Journal of Radiology 122. DOI: 10.1016/j.ejrad.2019.108768.

Santoro E (2020): L'Intelligenza Artificiale in Medicina: Quali Limiti, Quali Ostacoli, Quali Domande. Recenti Progressi in Medicina 108(12): 500–502. DOI: 10.1701/2829.28580.

Schneider F und Weiller C (2018): Big Data und künstliche Intelligenz. Der Nervenarzt 89: 859–860. DOI: 10.1007/s00115-018-0567-4.

Spyropoulos B und Papagounos G (1995): A Theoretical Approach to Artificial Intelligence Systems in Medicine. Artificial Intelligence in Medicine 7(5): 455–465. DOI: 10.1016/0933-3657(95)00015-X.

Stiefelhagen P (2018): Ist der Endoskopiker ein Auslaufmodell? Gastro-News 5(1): 50. DOI: 10.1007/s15036-018-0337-y.

Thompson RF, Valdes G, Fuller CD, et al. (2018): Artificial Intelligence in Radiation Oncology: A Specialty-wide Disruptive Transformation? Radiotherapy and Oncology 129: 421–426. DOI: 10.1016/j.radonc.2018.05.030.

Vogd W (2004): Ärztliche Entscheidungsprozesse des Krankenhauses im Spannungsfeld von System- und Zweckrationalität: Eine qualitativ rekonstruktive Studie. Berlin: VWF.

Vogd W, Feißt M, Molzberger K, et al. (2018): Entscheidungsfindung im Krankenhausmanagement: Zwischen gesellschaftlichem Anspruch, ökonomischen Kalkülen und professionellen Rationalitäten. Wiesbaden: Springer.

Wong ZSY, Zhou J, Zhang Q (2019): Artificial Intelligence for Infectious Disease Big Data Analytics. Infection, Disease & Health 24: 44–48. DOI: 10.1016/j.idh.2018.10.002.

Yuste R, Goering S, Agüera y Arcas B, et al. (2017): Four Ethical Priorities for Neurotechnologies and AI. Nature 551(7679): 159–163. DOI: 10.1038/551159a.

Das öffentliche Bild der Künstlichen Intelligenz

KARSTEN WEBER

1.   Einführung

Künstliche Intelligenz (im Folgenden KI) stellt heutzutage ein nicht mehr nur innerhalb wissenschaftlicher Debatten omnipräsentes Thema dar, sondern erfuhr innerhalb
der letzten Dekade verstärkte mediale und politische Aufmerksamkeit. Die Auseinandersetzungen über KI und die (potenziellen) gesellschaftlichen Begleiterscheinun-
gen des KI-Einsatzes im Rahmen konkreter technischer Anwendungen werden längst
nicht mehr als rein akademische Fachdebatten geführt. Die seit einigen Jahren medial sichtbaren Diskussionen um KI, die nicht zuletzt durch die Einführung intelligenter Fahrassistenzsysteme und die Hoffnung auf das sogenannte *autonome Fahren*
angestoßen wurden, haben zu einer breiten öffentlichen Wahrnehmung beigetragen.
Allerdings werden in dieser öffentlichen Debatte zahlreiche und inhaltlich letztlich
sehr verschiedene Themen miteinander verknüpft; KI und Robotik werden oft gleichgesetzt, KI und autonome Fahrzeuge ebenfalls, KI und Big Data (Analytics) werden
nicht trennscharf behandelt – kurz: alles, was irgendwie in das noch umfassendere und
noch unschärfer definierte Themenfeld der Digitalisierung und / oder Industrie 4.0
zu passen scheint, wird gleichzeitig mit dem Themenfeld KI verbunden. Diese Ver-
mischung unterschiedlicher Themen potenziert deren mediale Präsenz und die vermeintliche gesamtgesellschaftliche Relevanz, doch dies allein ist natürlich kein Garant dafür, dass die Fragen und Herausforderungen, die durch die dahinterstehenden
Technologien aufgeworfen werden, technisch adäquat und normativ wohlbegründet
diskutiert werden.

   Allerdings durchlaufen wissenschaftliche Themenfelder wie die KI Debattenzyklen,
die dadurch geprägt sind, dass der hohe Grad öffentlicher Aufmerksamkeit nach einiger Zeit deutlich sinkt und das Thema aus den Massenmedien weitgehend bis vollständig verschwindet – bis gegebenenfalls der Zyklus von vorne beginnt. Naudé (2019: 3)
schreibt hierzu in Bezug auf KI: „Between 1956 and 2007 however, research and busi-

ness interest in AI waxed and waned. AI winters, during which interest and funding in AI declined, occurred in the 1970s and late 1980s up until around 2006". Diese Auf- und Abschwünge müssen nicht notwendigerweise in der gleichen Weise im wissenschaftlichen Kontext nachvollzogen werden (wobei für KI gilt, dass die „Winter" auch dort erhebliche Auswirkungen hatten); sie drücken auch keine (beziehungsweise nicht notwendigerweise) wissenschaftliche Relevanz aus, sondern eben nur mehr oder minder große öffentliche Aufmerksamkeit. Sie sind auch nicht gleichzusetzen mit den sogenannten *Hype Cycles* (bspw. Dedehayir und Steinert 2016; Steinert und Leifer 2010), die häufig im Kontext von Innovationen angeführt werden, auch wenn Berührungspunkte oder Überlappungen existieren. Es gibt andere Beispiele für Themenfelder mit zahlreichen Debattenzyklen, doch nicht alle gerieten und geraten so deutlich wie die KI in den öffentlichen Fokus – zu nennen wären etwa Themen, die in irgendeiner Form mit Kernenergie verknüpft sind: Kernfusion, Kernkraftwerke, nukleare Waffen. An diesen Beispielen wird auch gleich erkennbar, dass viele Debattenzyklen eine rein nationale Angelegenheit sind, denn ob ein Land beispielsweise Kernwaffen für die Selbstverteidigung benötigt oder Kernkraftwerke zur Stromerzeugung nutzen sollte, wird in Deutschland völlig anders als in Frankreich, Polen oder in den Niederlanden diskutiert. Ein besseres Verständnis für die Existenz und den Verlauf solcher Debattenzyklen sowie für deren Ursachen könnte vermutlich dazu beitragen, das jeweilige Themenfeld selbst ebenfalls besser zu verstehen.

Es gibt sicher sehr viele verschiedene Wege sich dem Themenfeld der KI und den damit verknüpften Debatten über soziale und ethische Spannungsfelder anzunähern und so einen Beitrag dazu zu leisten, das Verständnis für die gerade genannten Debattenzyklen zu verbessern. Eine Möglichkeit bestünde in der Auseinandersetzung mit der Geschichte der KI und die historische Verknüpfung zwischen technischer Gestaltung, der wissenschaftlichen Diskussion um soziale und normative Auswirkungen der KI sowie der öffentlichen Rezeption solcher Debatten. Selbst eine nur kursorische Rekonstruktion der KI-Geschichte brächte den Vorteil mit sich, dass sich die öffentliche Debatte zumindest analytisch besser von der im engeren Sinne wissenschaftlichen Bearbeitung des Themas separieren ließe. Damit würde es möglich, die vielen Differenzierungen und komplexen Sachverhalte, die in der wissenschaftlichen Auseinandersetzung und Arbeit im Vordergrund stehen, aber in der öffentlichen Debatte meist in den Hintergrund geraten, wieder sichtbar werden zu lassen und einer kritischen Reflektion zu unterziehen. In diesem Sinne ist Alison E. Adams (1990: 237) Aussage auch dreißig Jahre später noch gültig:

> „As several authors have criticized AI and speculated how it may affect our lives, it becomes doubly important to address the history of AI technology from a non-deterministic stance in order to offer something more than existing histories of computer technology. Rather than asking how AI has affected society and changed the nature of work, it is vital to ask instead what choices have been made in the type of AI technology that has been deve-

loped and who has made these choices. This view accords more control to the individual, thus making the technology appear less sinister and less mystifying and ultimately more open to criticism. Such an approach can form a natural ally to the ‚human centered' debate in information systems and AI."

Doch dieser historisch ausgerichtete Weg wird an anderer Stelle im vorliegenden Sammelband gegangen (siehe der Beitrag von Sonar und Weber). Im Folgenden soll der Fokus hingegen auf die mediale Repräsentation der KI gelegt werden. Dabei wird die Nutzung von KI-Systemen im Gesundheitswesen gesondert hervorgehoben. Andere Einsatzgebiete sollen jedoch ebenfalls in den Blick genommen werden, da zu vermuten ist, dass Stakeholder*innen-Einstellungen zu KI nicht nur für die jeweils untersuchte Anwendungsdomäne relevant sind, sondern ebenfalls Auswirkungen in Hinblick auf andere Einsatzgebiete haben werden.

2.   Begriffliche, inhaltliche und methodische Anmerkungen

Wie KI medial repräsentiert wird, konnte für diesen Text allerdings nicht mit einer eigenen empirischen Studie untersucht werden; stattdessen beruhen die folgenden Aussagen auf der Auswertung zahlreicher vorhandener Studien – man könnte also von einer Metastudie sprechen. Wichtig zu bemerken ist außerdem, dass man analytisch unterscheiden kann und muss, wie sich der Einsatz von KI-Systemen auf die Öffentlichkeit auswirken wird und wie KI-Systeme in der (medialen) Öffentlichkeit wahrgenommen beziehungsweise dargestellt werden. Das ist nicht nur ein thematischer Unterschied, sondern vor allem ist es sehr wahrscheinlich, dass die subjektiven Wahrnehmungen beispielsweise aufseiten der Journalist*innen, die über KI berichten, von objektiven Tatbeständen abweichen (können). Doch obwohl man diesen Unterschied analytisch ziehen kann, lässt er sich in den Studien, die hier berücksichtigt werden konnten, nicht immer erkennen.

Ein wesentliches Problem der Fokussierung auf die mediale Repräsentation von KI-Systemen liegt allerdings darin, dass entsprechende Studien fast ausschließlich für den englischsprachigen Raum existieren. Daher sind alle Aussagen, die nun folgen, mit einer gewissen Vorsicht zu genießen – sie unkritisch zu verallgemeinern verbietet sich, da kulturelle und gesellschaftliche Unterschiede die Haltung zu KI-Systemen vermutlich stark beeinflussen und sich dies auf deren Repräsentation in den entsprechenden Medien erheblich auswirkt.

Wenn im Folgenden von KI gesprochen wird, so wird der Begriff bewusst unscharf verwendet – schon ein kurzer Blick in die Wissenschaftsteile oder Feuilletons großer Tages- und Wochenzeitungen zeigt, dass dort in der Regel weder zwischen schwacher und starker KI unterschieden wird, noch zwischen symbolischen und konnektionistischen Ansätzen; Big Data (Analytics), maschinelles Lernen und vieles andere mehr wird ohne große Differenzierungen in einen Topf geworfen; es wird nicht bedacht, dass vieles, was in der ersten Hochphase der KI-Forschung in den 1960er bis 1980er Jahren entwickelt wurde, heute gar nicht mehr als KI wahrgenommen wird. Zhai et al. (2020) verdeutlichen diese Situation, wenn sie auf Basis einer umfassenden Printmedienauswertung schreiben:

> „First of all, robots, as a concrete entity from imagination to realization, have been a hotspot in news since 1980s. Speech recognition and autonomy, as the keywords related to robotics, have also attracted the attention of the mass media in the past 40 years. Second, LISP and Prolog, as two major computer languages, attracted much attention in the early stage. […] Finally, driverless cars, big data and machine learning have gradually become hot news in recent years."

Kurzum: KI wird medial eher ungenau repräsentiert und dem soll hier Folge geleistet werden, denn es ist davon auszugehen, dass diese Unschärfe die Wahrnehmung von KI bei den gesellschaftlichen Akteur*innen ebenfalls mit beeinflusst – KI, so kann man vermuten, erscheint dann nämlich für viele Menschen allgegenwärtig zu sein, was vermutlich eher zu einem latenten Gefühl der Bedrohung denn zu positiven Einstellungen gegenüber KI beitragen könnte.

Eine letzte inhaltliche Einschränkung muss ebenfalls betont werden: Wenn im Folgenden von medialer Repräsentation die Rede ist, dann werden in erster Linie journalistisch orientierte Medien adressiert. Davon wird zuweilen abgewichen, wenn auf soziale Medien Bezug genommen wird. Was aber nicht ausführlich angesprochen werden kann, weil es letztlich einen eigenen Beitrag erforderte, ist die fiktionale mediale Repräsentation der KI. Es kann zumindest vermutet werden, dass zum Beispiel die Darstellung intelligenter Computer (bspw. *HAL 9000* in *2001: A Space Odyssee*) und / oder Roboter (zum Beispiel *Gort* aus dem Film *The Day the Earth Stood Still*, *Robby* aus dem Film *Forbidden Planet* oder *Wall·E* aus dem gleichnamigen Film) beziehungsweise Androiden (bspw. *Data* aus der Serie *Star Trek – The Next Generation* oder der *T-800* in der *Terminator*-Filmreihe) ins kollektive Gedächtnis eingesickert ist und Einstellungen gegenüber der Technik mit beeinflusst hat (Anmerkungen und viele Quellenhinweise dazu finden sich bspw. in Weber 2008; Weber 2013; Weber und Zoglauer 2015 & 2018; Weber 2018 & 2019). Zumindest legen Untersuchungen zur Repräsentation anderer Akteur*innengruppen in Filmen dies nahe; im Zusammenhang mit der Repräsentation von Wissenschaft und Wissenschaftler*innen in Spielfilmen schreibt beispielsweise Petra Pansegrau (2009: 374):

> „Der Wandel von Wissenschaft und Technik hat zu allen Zeiten ambivalente Vorstellungen hervorgerufen, und so finden auch Wissenschaft und wissenschaftlicher Alltag regelmäßig Eingang in Spielfilme. Dies geschieht deutlich regelmäßiger als zumeist vermutet: Bereits eine nur kursorische Suche nach Wissenschaft als Filmthema brachte weit über 400 Filme. Spielfilme stellen in diesen Filmen Wissenschaftler oder reale wissenschaft-

liche Themen oder Warnungen zwar zumeist in den Mittelpunkt einer vollständig fiktiven Handlung, vermitteln aber trotzdem eine vermeintlich realistische Vorstellung über den wissenschaftlichen Alltag."

Ähnliches ließe sich zu KI-Systemen sagen, die spätestens nach dem Ende des Zweiten Weltkriegs in Gestalt intelligenter Computer oder Roboter regelmäßig auf der Leinwand zu sehen sind. John Belton (1994: xxi) ist sicherlich zu Recht der Überzeugung, dass „films [...] cannot be viewed as simple mirrors of cultural reality", sondern dass „cinema reveals [...] something about [national] experience, identity and culture." Folgt man dieser Sicht, dann erzählen die vielen Geschichten und Filme über machthungrige Computer oder Killerroboter etwas über das mentale Innenleben einer Gesellschaft, in der solche Filme produziert und/oder konsumiert werden. Obwohl diese Thematik für eine Antwort auf die Frage, wie mediale Repräsentationen die Haltung der Bürger*innen einer Gesellschaft zu KI-Systemen beeinflusst, vermutlich einen großen Stellenwert besitzt, kann dieser Diskussionsstrang hier jedoch nicht weiterverfolgt werden. Aber eine erste Vermutung soll doch angeführt werden, denn für Roboter, die in der öffentlichen Wahrnehmung oft mit KI verbunden sind, gibt es empirische Erkenntnisse:

> „While expectations about a robot's capabilities seem to be based on interactional situations and the physical form a robot takes, there is no doubt that cultural artifacts such as science fiction novels and films play a role in people's understanding of robots. Science fiction films, television, and literature commonly portray robots, and these fictional depictions have been found to contribute to people's expectations about real robots. For instance, researchers have found that people often refer to science fiction films and books when they are asked to discuss robots." (Kriz et al. 2010: 458)

Auf der nächsten Seite ihres Aufsatzes werden die Autor*innen dann noch deutlicher:

> „Because most Americans have not ever interacted with a real robot, it is likely that their understanding of robots and their expectations about robots' capabilities are at least in part based on what they know about fictional robots. Thus, it is probable that robots such as The Terminator, R2D2, and Wall-E contribute in some way to Americans' understanding of robots and robotic technologies." (Kriz et al. 2010: 459)

Ebenfalls soll nicht (ausführlich) darauf eingegangen werden, wie mediale Repräsentationen der KI über die allgemeine Öffentlichkeit hinaus auf verschiedene Stakeholder*innen wirken (vgl. Ouchchy, Coin und Dubljević 2020). Auch dies ist mit Sicherheit eine Frage, die in erster Linie mit Rückgriff auf empirische Daten zu beantworten wäre, wobei aus methodischer Sicht der Nachweis kausaler Zusammenhänge als schwierig anzusehen ist. Man kann sich jedoch trotzdem Gedanken über grundsätzliche Formen von Wirkungszusammenhängen machen (Cave und Dihal 2019: 74):

„There are at least three ways in which these narratives could shape the technology and its impacts. First, they could influence the goals of AI developers. Recently, Dillon and Schaffer-Goddard [...] have explored this systematically with regard to AI researchers' leisure reading, noting that narratives can ‚inform and develop research already under-way and open up new directions of exploration.‘ Second, narratives could influence public acceptance and uptake of AI systems: for example, a UK parliamentary report notes that those they consulted ‚wanted a more positive take on AI and its benefits to be conveyed to the public, and feared that developments in AI might be threatened with the kind of public hostility directed towards genetically modified (GM) crops‘. Third, narratives could influence how AI systems are regulated, as they shape the views of both policymakers and their constituents.“

Akzeptiert man diese Systematisierung für einen Augenblick, muss aber noch er-gänzt werden, dass solche Wirkungsketten keine einmalige Angelegenheit sind und zu Rückwirkungen beitragen: Nimmt man zum Beispiel die erste Wirkungsweise aus dem oben aufgeführten Zitat an, so ist es sehr wahrscheinlich, dass die durch media-le Repräsentationen beeinflusste Ausgestaltung von KI-Systemen sich wiederum auf deren zukünftige mediale Repräsentationen auswirkt und der Prozess von Neuem be-ginnen wird (vgl. Schmitz, Endres und Butz 2008). Am Ende wird man also eher mit einem Netz von Ursache-Wirkungs-Zusammenhängen konfrontiert sein, als mit einer einfachen kausalen Kette. Schon allein dies wird den empirischen Nachweis konkreter Beeinflussungen zumindest nicht erleichtern.

Wenn also die fiktionale mediale Repräsentation der KI hier keine Rolle spielen soll, kann doch auf die Systematisierung zurückgegriffen werden, die Cave und Dihal (2019) herausgearbeitet haben. Mithilfe ihrer Analyse einer großen Zahl (fiktionaler) medialer Darstellungen haben sie vier Paare oder Dichotomien von Hoffnungen und Ängsten bzgl. KI herausgearbeitet. Dies sind

1. Unsterblichkeit vs. Unmenschlichkeit (engl.: „immortality versus inhuman-ity“),
2. Erleichterung vs. Überflüssigkeit (engl.: „ease versus obsolescence“),
3. Befriedigung vs. Entfremdung (engl.: „gratification versus alienation“),
4. Herrschaft vs. Aufstand (engl.: „dominance versus uprising“).

Die Dichotomie von (1) Unsterblichkeit gegenüber Unmenschlichkeit adressiert einerseits die Hoffnung, dass KI dazu beitragen könnte den alten Menschheitstraum der Unsterblichkeit erreichen zu können, indem alle Bewusstseinsinhalte eines Men-schen in einen Computer geladen werden und dort das entsprechende Bewusstsein weiterexistiert. Weitergehende Hoffnungen laufen darauf hinaus, dass einem solcher-art digitalisierten Bewusstsein ein synthetischer Körper zur Verfügung gestellt werden könnte (der nicht notwendigerweise eine menschliche Gestalt haben müsste), sodass nicht nur die psychische, sondern auch die physische Existenz einer Person im Prinzip ewig sichergestellt werden könnte.[1] Daraus ergibt sich aber auch schon die Angst vor der Unmenschlichkeit, denn die Unsterblichkeit hätte den Preis der unmenschlichen (besser vielleicht: nicht-menschlichen) Existenz. Letztlich knüpfen Cave und Dihal (2019) mit dieser ersten Dichotomie an die Ideen des Transhumanismus an (zur Übersicht siehe Bostrom 2005).

Der Transhumanismus wird in Bezug auf mindestens drei Technologien diskutiert, wobei die Diskussionsstränge oft stark ineinander verwoben sind: Computer, Cyborgs und Gentechnologie. Gemeinsam ist diesen Strängen, dass Technologie als Mittel zur Erlösung von den Schwächen und Defiziten der menschlichen Natur angesehen wird (siehe ausführlicher Weber und Zoglauer 2015). Alle drei Technologien sind in Filmen und Texten insbesondere des Science-Fiction-Genres stark vertreten. Angesichts der Herrenmenschenideologie der Nationalsozialisten und der grausamen Experimente an Menschen während der NS-Zeit steht die Gentechnologie in Deutschland unter besonderer öffentlicher Beobachtung; dazu trugen sicherlich auch kontroverse Wortmeldungen wie jene Peter Sloterdijks bei, als er 1997 im Rahmen eines Vortrags von den „Regeln für den Menschenpark" sprach. Ähnliche Aufmerksamkeit hat KI vermutlich nur in Bezug auf die Angst vor Arbeitsplatzverlust und in Zusammenhang mit dem autonomen Fahren bekommen.

Mit der Gegenüberstellung von (2) Erleichterung und Überflüssigkeit heben Cave und Dihal (2019) darauf ab, dass KI-Systeme durch Übernahme von bis jetzt durch Menschen erledigte Aufgaben deren Leben in vielleicht bisher ungekanntem Maße erleichtern könnten; das erzeugt aber im Umkehrschluss auch die Angst, im Arbeitsprozess komplett überflüssig zu werden. Tatsächlich werden aus ganz unterschiedlichen Disziplinen Sorgen bzgl. der möglichen Arbeitsplatzvernichtung geäußert (bspw. Ernst et al. 2019; Ford 2013; für den medizinischen Kontext siehe zur Übersicht Krug et al. im Druck). Bevor die Corona-Pandemie begann die Schlagzeilen zu füllen, wurde in Zeitungen und Zeitschriften ebenso wie in Fernsehberichten immer wieder über die Gefahr eines massiven Arbeitsplatzverlustes berichtet. Es ist jedoch zu betonen, dass ähnliche Debatten spätestens seit den 1970er Jahren unter Überschriften wie ‚Kollege Computer' oder ‚Kollege Roboter' immer wieder aufkamen.

KI-Systeme erwecken laut Cave und Dihal (2019) zudem (3) die Hoffnung der sofortigen Befriedigung aller Wünsche nicht zuletzt in Hinblick auf Intimität und Sexualität, denn intelligente Androiden könnten ihren menschlichen Herren (und hierbei ist das Geschlecht ausnahmsweise wirklich wichtig) alle Wünsche, gleich welcher Art,

---

1   Es kann hier nur darauf hingewiesen werden, dass sich aus solchen Ideen weitreichende Fragen nach der Identität einer solchen Person ergeben. Eine Identität der Substanz wäre ausgeschlossen (denn ein synthetischer Körper bestünde aus völlig anderen Materialien wie ein natürlicher Körper), eine nummerische Identität wäre zumindest gefährdet (denn man könnte Kopien eines digitalisierten Bewusstseins erstellen); vermutlich bliebe die Identität der Erinnerung in Hinblick auf die zeitliche Kontinuität der Person durch Erinnerung (doch selbst diese wäre gefährdet, da digital gespeicherte Daten – und nichts anderes wären Erinnerungen in diesem Szenario – immer verändert, also manipuliert, werden können).

von den Augen ablesen und willfährig erfüllen – da es sich dabei um Maschinen handelt, würde auch niemand in seinen Rechten eingeschränkt oder verletzt; allerdings ist diese Schlussfolgerung durchaus umstritten (vgl. bspw. die Beiträge in Danaher und McArthur 2017; Richardson 2016; Scheutz und Arnold 2016; Sullins 2012). Die damit einhergehende Angst ist nun, dass Menschen nicht mehr nur im Arbeitsprozess obsolet werden, sondern auch im Kontext zwischenmenschlicher Beziehungen, und sich dadurch voneinander entfremden. Sucht man im Internet nach Berichten über dieses Thema, findet man durchaus Fernseh- und Zeitungsberichte aus jüngerer Zeit, doch deren Zahl ist noch überschaubar – möglicherweise sind die entsprechenden Redaktionen angesichts der Schlüpfrigkeit des Themas zurückhaltend. Sophie Wennerscheid betont jedoch, dass dieses Thema nicht neu sei (2018: 37):

> „Ever since Pygmalion succeeded in creating the perfect lover, the idea of intimate relationships between humans and artificially created beings has become more and more popular, especially in the 21st century. While engineers and computer scientists are still hard at work on the technological development of robots with humanlike capacities, contemporary science fiction film and literature has already been showing us a variety of humans and posthumans interacting with each other intensely and entering into posthuman love affairs."

Zuletzt könnten Cave und Dihal (2019) zufolge KI-Systeme (4) Machtverhältnisse neugestalten oder auch zementieren, so im Kontext internationaler Konflikte bis hin zu Kriegen. Doch damit ist gleichzeitig die Angst verbunden, dass die Maschinen sich irgendwann gegen die Menschen stellen, sich erheben und womöglich die Menschen unterwerfen.

Auf den ersten Blick sind diese vier Dichotomien sehr überzeugend; es müsste sich jedoch noch zeigen lassen, ob die journalistische mediale Repräsentation und jene in sozialen Medien tatsächlich ähnlichen Mustern folgt. Bei genauerer Betrachtung wird aber auch klar, dass die vier Paare der Hoffnungen und Ängste in keiner Weise KI-spezifisch sind: Unsterblichkeit vs. Unmenschlichkeit taucht im Zusammenhang mit sogenannten Cyborgs und mit Gentechnologie auf, spätestens mit der ersten industriellen Revolution wird Technik allgemein in Hinblick auf Erleichterung und Überflüssigkeit diskutiert, Befriedigung und Entfremdung sind Bestandteil medientheoretischer Überlegungen insbesondere im Zusammenhang mit audiovisuellen Medien, selbst das Gegensatzpaar Herrschaft vs. Aufstand / Unterwerfung taucht im Kontext der Kritik an Taylorismus und Fordismus bereits auf. Dies könnte ein Hinweis darauf sein, dass die mediale Repräsentation von KI gar nicht so viel mit KI als einer bestimmten Ausprägung von Technik zu tun hat, sondern dass sich in diesen Repräsentationen sowohl die Hoffnungen als auch die Ängste widerspiegeln, die die Menschen seit der Zeit begleiten, als sie begannen erste einfache Maschinen zu nutzen, um ihr Leben zu verbessern.

3.   Wissen um und Einstellungen zu KI

Wie oben schon angedeutet liegt ein Problem für das hier verhandelte Thema der medialen Repräsentation von KI und der Auswirkungen dieser Darstellungen darin, dass sich zu Deutschland wenig Datenmaterial finden lässt und dass die Übertragbarkeit entsprechender Studien aus anderen Ländern in Zweifel gestellt werden muss. Doch trotz dieser methodischen Probleme und der begrenzten Aussagekraft für Deutschland können die hier genannten Studien immerhin einen ersten Einblick in die Thematik bieten.

Cave et al. (2019) berichten über eine Online-Umfrage im Rahmen eines Online-Marketing-Panels mit über 20.000 Mitgliedern, die immer wieder zu unterschiedlichen Themen befragt werden. Gegenüber den üblichen Online-Umfragen mit einem sogenannten ‚convenience sample‘ hat diese Vorgehensweise den Vorteil, dass keine Selbstselektion stattfindet und Repräsentativität gewährleistet werden kann. Allerdings haben in der betreffenden Studie nur 1.078 Personen die Fragebogen ausgefüllt, was eine vergleichsweise geringe Rücklaufquote von 5,4 % bedeutet. Es wurden Fragen zum Wissen über KI gestellt und solche, die die oben angeführten vier Dichotomien betreffen.

Wissen um KI ist zumindest unter den Befragten sehr weit verbreitet, denn 85 % sagten aus, schon einmal etwas von KI gehört zu haben – altersbedingte Unterschiede sind (verblüffend) klein, denn je nach Alter rangiert der Kenntnisstand zwischen 79 % bis 90 %. Zwar treffen Cave et al. (2019) hierzu keine Aussage, aber selbst wenn man annähme, dass die Befragten mit dem höchsten Alter nur zu 79 % etwas über KI wüssten, wäre dies ein vergleichsweise hoher Wert, wenn man ihn etwa mit Zahlen zur Verbreitung und Nutzung von Internet, Smartphones und Tablets vergliche – in Deutschland liegen diese Zahlen nämlich deutlich niedriger (vgl. Generali Deutschland AG 2017). Nun könnte man argumentieren, dass dies dem Vergleich zwischen Äpfeln und Birnen gleichkäme, doch haben in Deutschland unter den 65–85-jährigen Personen nur 34 % ein ausdrückliches Interesse an neuer Technik, was auch auf eine gewisse Skepsis der Technik gegenüber und vielleicht auch auf mangelndes Wissen hindeuten könnte. Vor allem aber wissen beispielsweise viele Menschen in Deutschland wenig bis nichts über Algorithmen, die letztlich KI-Systeme realisieren (Fischer et al. 2018: 3):

> „Für Deutschland zeigt die Umfrage, dass eine breite gesellschaftliche Diskussion abseits der Fachdiskurse und einschlägig Interessierten noch nicht begonnen hat. Vielmehr herrschen in Bezug auf das Thema Algorithmen in Deutschland Unkenntnis, Unentschlossenheit und Unbehagen: Das Thema beschäftigt die deutsche Bevölkerung bisher kaum. Die wenigsten haben eine klare Meinung dazu, begegnen jedoch Entscheidungen, die von oder mithilfe von Algorithmen getroffen werden, mit großer Ablehnung."

Folgt man dieser Studie, scheint sich mangelndes Wissen zumindest in Deutschland in Unbehagen und Ablehnung niederzuschlagen. Tatsächlich wird dieses Ergebnis durch eine Studie im Auftrag des Bundesverbands deutscher Banken gestützt (Knorre et al. 2020: 13):

> „Zu erheblich skeptischeren Ergebnissen kommt eine ebenfalls repräsentative Umfrage der GfK für den Bundesverband deutscher Banken vom Juni 2018 [...]. Danach kennen 75 % der Deutschen diesen Begriff, aber jeder Vierte hat davon noch nie gehört. Im Gegensatz zu den Ergebnissen der Bitkom-Umfrage verbindet ein Großteil der Deutschen damit eher Befürchtungen (63 %), lediglich 37 % sehen Chancen. [...] Das Fazit dieser Umfrage: Generell ist das Misstrauen in digitalgesteuerte Prozesse weiterhin groß."

Knorre et al. gehen auf weitere Studien ein; zusammenfassen könnte man deren Ergebnisse mit der Formulierung, dass in Deutschland zwar ein prinzipielles Wissen bei vielen Menschen vorliegt, Detailkenntnisse aber weitgehend fehlen. Zudem herrsche eine unentschiedene bis eher skeptische Haltung der KI gegenüber vor (Knorre et al. 2020: 14):

> „Trotz einiger Unterschiede in der Anlage der Umfragen und ihren Ergebnissen zeigt sich – wenig überraschend – keine klare Meinungsbildung gegenüber dem Einsatz von Big Data, Künstlicher Intelligenz und Algorithmen. Die Umfragen lassen bei einer klaren Mehrheit der Befragten ein deutliches Unbehagen gegenüber Big Data und Künstlicher Intelligenz erkennen, eine verschwommene Angst vor Kontrollverlust, eine zumindest abwartende, zum Teil aber auch geradezu fatalistische Grundhaltung."

Dies scheint in Großbritannien nicht in gleichem Maße der Fall zu sein, denn Cave et al. (2019) schreiben, dass die Befürchtungen unter ihren Befragten deutlich hinter deren positiven Erwartungen zurückbleiben; Ähnliches zeigen Gherheş und Obrad (2018) für Rumänien. Auch wenn dies nur als Indiz gewertet werden kann, wird hieran bereits deutlich, dass man von Befragten eines Landes nicht ohne Weiteres auf die Menschen eines anderen Landes schließen kann und darf. Cave et al. (2019: 336) betonen dies ebenfalls in den vier Empfehlungen, die sie aus ihrer Studie für weitere Forschungsprojekte ableiten, und fordern die Untersuchung der öffentlichen Wahrnehmung von KI über die Grenzen von Kulturen hinweg.

Cave et al. (2019) heben ausdrücklich hervor, dass zumindest die von ihnen befragten Personen überwiegend positive Haltungen der KI gegenüber zeigen und nur ein kleiner Teil von ihnen davon ausgeht, dass die mit den oben angesprochenen Dichotomien angedeuteten Szenarien im negativen Sinne eintreten könnten. Dies steht allerdings im Kontrast zu anderen Aussagen. So schreibt Colin Garvey (2018: 1):

> „In my anthropological fieldwork among AI tribes, one trait common to most groups was the belief that negative media coverage of AI (and specifically, the use of Terminator imagery) is to blame for public concerns about AI. I often heard the lament that if laypeople could only see what AI people do in the lab, they would have no reason to be concerned. In

other words, concerns about AI arise only because an ignorant public is being propagandized to fear AI by an unscrupulous media."

In Anknüpfung an den von Arnold Schwarzenegger in mehreren Filmen verkörperten Roboter nennt Garvey dies das „Terminator-Syndrom". Es beruht ihm zufolge auf drei Annahmen:

1. Die mediale Berichterstattung über KI ist überwiegend negativ.
2. Die negative Berichterstattung bestimmt direkt die öffentliche Meinung zu KI.
3. Die öffentliche Meinung bzgl. KI ist durch irrationale Ängste geprägt.

Diese drei Annahmen hat Garvey in einer eher explorativ ausgerichteten Untersuchung geprüft. Trotz der Limitierungen der Studie, auf die der Autor selbst ausdrücklich hinweist, konnte er keine Bestätigung für das Terminator-Syndrom finden; die in der Studie berücksichtigten Medienbeiträge (insgesamt deutlich über 3000) zeigen mehrheitlich eine neutrale oder positive Haltung gegenüber KI und nur rund ein Viertel beinhalten eine negative Einstellung. Damit scheint das öffentliche Bild der Künstlichen Intelligenz – zumindest in den USA – nicht durch das Terminator-Syndrom geprägt zu sein. Dem steht allerdings eine Prognose gegenüber, die Zhai et al. (2020) formulieren; sie nehmen an, dass erstens mit einer Zunahme kritischer bis negativer Medienberichte über Auswirkungen des KI-Einsatzes zu rechnen sei und daraus die Notwendigkeit entstünde, dass sich Wissenschafler*innen, die an der KI-Entwicklung beteiligt sind, verstärkt um normative Fragen dieser Technologie kümmern müssten:

> „It can be expected that, with the increasing number of negative reports on AI in the media, researchers will have more and more discussions on AI ethics, and more people will join the discussion on AI design."

In dieser Hinsicht ist der Vergleich mit Deutschland durchaus erhellend, denn was Zhai et al. prognostizieren, scheint hier bereits Realität zu sein. Auch wenn der Korpus der untersuchten Medienbeiträge mit 169 Artikeln, die über ein Jahr hinweg aus großen deutschen Tages- und Wochenzeitungen sowie Nachrichtenmagazinen zusammengesammelt wurden, sicherlich noch keine allzu weitreichenden Schlüsse zulassen, erscheinen die Schlussfolgerungen von Knorre et al. (2020: 16) durchaus plausibel:

> „Anhand des narrativen Grundgerüsts bestehend aus einem episodischen Ablauf, den ‚Helden' und anderen Akteuren sowie den Erzählplots lassen sich im untersuchten Material Erzählungen rekonstruieren. Dabei wird sichtbar, dass der öffentliche Diskurs zum Umgang mit personenbezogenen Daten vom ‚Big-Brother'-Narrativ dominiert wird, das zumindest in den westlichen Industrienationen fest verwurzelt ist."

Zwar beschränken sich die Autor*innen bei ihrer Analyse auf die Frage des Umgangs mit personenbezogenen Daten und zudem war, wie angemerkt, die Datengrundlage etwas schmal, doch ist ihre historische Rekonstruktion der Genese dieses Narrativs umfassend und überzeugend; spezifische Ereignisse, die in Deutschland stattfanden und kulturelle, politische und gesellschaftliche Bezüge auf noch weiter zurückliegende Zeitabschnitte besitzen, bestimmen in Deutschland die Wahrnehmung des Datenschutzes generell sowie im Zusammenhang mit KI. Daraus lässt sich aber im Umkehrschluss ableiten, dass in Ländern, in denen bestimmte historische Erfahrungen nicht vorhanden sind – dies sind insbesondere die Nazidiktatur von 1933 bis 1945 sowie die gelebte Erfahrung einer sozialistischen Diktatur von 1949 bis 1989 in Ostdeutschland und deren Erfahrung durch Beobachtung aufseiten der Westdeutschen –, bestimmte Assoziationen mit KI, in diesem Fall jene des ‚Big Brother‘, nicht in der gleichen Weise wirkmächtig werden können wie in Deutschland.

4.   Strategische Kommunikation oder bewusste Irreführung?

Verblüffen muss dann die Aussage von Knorre et al., dass „[…] es opportun erscheinen [mag], statt Big Data den Begriff Künstliche Intelligenz in den Vordergrund zu stellen, der vermutlich weniger angstbeladen ist und ohnehin häufig synonym mit Big Data verwendet wird." (2020: 29). Man kann diesen Satz dahingehend interpretieren, dass die Autor*innen angesichts der großen Unschärfe in der öffentlichen Debatte vermuten, dass die beteiligten Akteur*innen versucht sein könnten, diese Unschärfe für die eigene strategisch ausgerichtete Kommunikation zum eigenen Vorteil auszunutzen. Da sie für diese Vermutung tatsächlich Belege liefern, könnte davon ausgegangen werden, dass das öffentliche Bild der KI auch von strategischen Überlegungen der an entsprechenden Debatten beteiligten Stakeholder*innen mit beeinflusst wird.

Allerdings bringt eine solche Deutung gleichzeitig die Gefahr mit sich verschwörerische Tendenzen zu vermuten, obwohl es vielleicht naheliegender und klüger wäre die Vermutung zu hegen, dass sich hier die Hilflosigkeit, vor allem aber die eigenen Interessen der beteiligten Akteur*innen manifestieren. Ein Beispiel: Zwar schreibt Herbert Weber (2017) über Digitalisierung, doch was er schreibt, ließe sich auch auf KI anwenden – außerdem führt er KI selbst als Teil der Digitalisierung an. Weber schreibt nun unter der Überschrift „Digitalisierung als Camouflage" ohne Nennung irgendwelcher Belege (2017: 7): „„Digitalisierung" ist wahrscheinlich der bewusst gewählte falsche Begriff für das, was mit seiner Nutzung in einem Teil des öffentlichen Diskurses eigentlich gemeint ist." Hier wird also eine bewusste Fehlverwendung unterstellt, deren Gründe Weber im weiteren Verlauf seines Textes in dem Ziel sieht, gesellschaftliche, wirtschaftliche oder bürokratische Verhältnisse mithilfe der Digitalisierung aufzubrechen; aber wie gesagt, konkrete Belege für diese Vermutung werden nicht genannt. Damit besteht zumindest das Risiko des Missverständnisses, denn sofern man eine bewusste Fehlnutzung unterstellt, steht sofort die Frage nach den Nutznießer*innen und deren Ziele im Raum.

Wenn man dann wie Weber als einzige Quelle Berichte aus der Süddeutschen Zeitung in erkennbar kritischer Haltung anführt und einen Satz wie „Man kann bei kontinuierlicher Verfolgung des öffentlichen Diskurses nur den Schluss ziehen, dass in der Gesellschaft gegenüber der Digitalisierung nicht nur Zurückhaltung, sondern vielleicht sogar Obstruktion existiert, und dass dieses Problem ein in der Gesellschaft durchaus signifikantes Problem ist." (Weber 2017: 7) anschließt, so ist das im besten Fall tendenziös, erscheint aber eher schon wie eine Verschwörungstheorie – die allerdings nicht auf irgendeiner obskuren Webseite auftaucht, sondern in einem Fachbuch eines seriösen Wissenschaftsverlags abgedruckt wurde.

Man darf solche isolierten Standpunkte ohne Zweifel nicht überbewerten, sollte sie aber auch nicht gänzlich außer Acht lassen, da der Weg vom Zweifel zur Verschwörungstheorie ziemlich kurz sein kann. Denn wie weit die zunächst berechtigte Frage nach möglichen Nutznießer*innen bzgl. einer bestimmten technischen Entwicklung, eines Ereignisses oder politischer Maßnahmen gehen kann, lässt sich gerade (dieser Text wurde in der zweiten Jahreshälfte von 2020 geschrieben) hautnah und in Echtzeit beobachten – Beispiele sind hier die COVID-19-Pandemie und die teilweise heftigen bis gewalttätigen Proteste gegen die Eindämmungsmaßnahmen, die in zahlreichen Ländern immer wieder auftreten; die Vorgänge rund um die Wahl des US-amerikanischen Präsidenten und die haltlosen Behauptungen bzgl. eines umfassenden Wahlbetrugs; etwas länger zurückliegend wären die Verschwörungstheorien rund um die Terroranschläge in den USA in 2001 zu nennen. Es ist zumindest denkbar, dass sich eine militante Bewegung entwickelt, die hinter dem Einsatz von KI dunkle Mächte am Werk sieht.

Obwohl auch dies nicht Thema des vorliegenden Beitrags ist, lässt sich aus solchen Überlegungen der vorläufige Schluss ziehen, dass Transparenz wichtig ist, damit anfängliche Skepsis in der Öffentlichkeit gegenüber KI nicht in militante Ablehnung umschlägt. So kann man die Bemühungen in Bezug auf ‚erklärbare KI' (engl.: ‚explainable AI') in diese Richtung interpretieren: Erst wenn alle Stakeholder*innen zumindest im Grundsatz wissen können, wie KI im Allgemeinen und ein bestimmtes KI-System im Speziellen funktioniert und Ergebnisse erzeugt – also gerade keine Black Box darstellt –, werden diese Stakeholder*innen nicht mehr nur durch irrationale Annahmen, sondern durch wohlinformierte Kenntnisse in ihren Entscheidungen und Haltungen beeinflusst (vgl. Araujo et al. 2020; de Fine Licht und de Fine Licht 2020; Felzmann et al. 2019).

5.   Künstliche Intelligenz im Gesundheitswesen

In wissenschaftlichen Veröffentlichungen über die Nutzung von KI im Gesundheitswesen – hier im Sinne der Zusammenfassung von Medizin, Pflege und anderen gesundheitsnahen Professionen verstanden – finden sich sehr positive Einschätzungen des (potenziellen) Nutzens:

> „Artificial intelligence (AI) has been used for image analysis in dermatology, pathology
> and radiology with good accuracy and fast diagnostic speed. AI helps decrease medical
> errors, recommend precision therapies for complex diseases, optimise the care procedures
> of chronic illnesses and increase patient enrolment into clinical trials." (Wang und Alex-
> ander 2020: 19)

Zahlreiche Autor*innen gehen zumindest für Teilbereiche der Medizin sogar davon
aus, dass ärztliche Tätigkeiten weitgehend oder komplett durch KI-Systeme übernommen werden (bspw. Jannes et al. 2018; Hardy und Harvy 2020; Obermeyer und Emanuel 2016). Für die Psychiatrie wiederum halten es laut einer Umfrage von Doraiswamy
et al. (2020) 83 % der Befragten (N=791) für unwahrscheinlich, dass KI die Fähigkeiten
mitbringen wird, um zentrale Aufgaben in diesem Bereich übernehmen zu können.
Gleichzeitig war mehr als die Hälfte der Befragten der Ansicht, dass es wahrscheinlich ist, dass KI-Systeme Aufgaben in Diagnose und Prognose übernehmen werden;
bei Dokumentationsaufgaben wird dies sogar von drei Viertel der Befragten erwartet.

Doch solche Aussagen beruhen auf professionellen Einschätzungen. Im Kontext
des vorliegenden Textes ist jedoch zu fragen, wie potenzielle Patient*innen auf den
Einsatz von KI im Gesundheitswesen reagieren (werden), denn nicht zuletzt deren
Akzeptanz wird mit darüber entscheiden, ob und wie schnell solche Systeme in den,
im weiten Sinne verstandenen, medizinischen Kontext diffundieren werden.[2]

Ein Blick in die USA liefert interessante Einsichten. So schreiben Stai et al. (2020)
über ihre Studie, die allerdings auf einem sogenannten ,convenience sample' beruht
und daher nicht repräsentativ ist:

> „Participants had nearly equal trust in AI vs. physician diagnoses, however, they were sig-
> nificantly more likely to trust an AI diagnosis of cancer over a doctor's diagnosis when
> responding to the version of the survey that suggested an AI could make medical diagnosis
> […]. […] Almost all (94 %) stated they would be willing to pay for an AI to review their
> medical imaging, if available."

Vergleicht man diese Ergebnisse mit weiter oben schon angeführten Aussagen von
Knorre et al. (2020) bzgl. der Haltung der bundesrepublikanischen Bevölkerung
bzgl. KI ist bei aller Vorläufigkeit doch festzuhalten, dass die Haltungen in Deutschland im Vergleich zu anderen Ländern deutlich skeptischer und negativer ausfallen.
Gao et al. (2020) verweisen auf Basis einer selbst durchgeführten Social-Media-Ana-
lyse einer entsprechenden Plattform in China darauf, dass sich die Haltung gegenüber
KI-Systemen in der Medizin im Vergleich zu früheren Studien verbessert hätte. Sie

---

2 Ausdrücklich muss jedoch betont werden, dass die Akzeptanz aufseiten der Patient*innen nur ein Faktor in Hinblick auf die Diffusion von KI-Systemen in den Gesundheitsbereich ist respektive sein wird. Andere Faktoren wie Leistungsfähigkeit und Verlässlichkeit, vor allem aber Kosteneffizienz werden vermutlich eine mindestens ebenso große, wenn nicht wesentlich größere Rolle spielen.

bemerken zudem, dass in der Mehrzahl der von ihnen untersuchten und thematisch entsprechend ausgerichteten Social-Media-Beiträge davon ausgegangen wird, dass KI-Systeme Ärzt*innen entweder komplett oder teilweise ersetzen werden. Zumindest in dieser Studie also scheinen entsprechende Erwartungen von Wissenschaftler*innen (siehe oben) und der davon potenziell betroffenen Menschen im Einklang zu liegen.

Da Wang und Alexander (2020) insbesondere auf die mögliche Ersetzbarkeit von Radiolog*innen abheben, ist interessant, dass Gupta, Kattapuram und Patel (2020) dieses Thema aufnehmen und analysieren. Sie kommen zu dem Schluss, dass Berichte in der Presse, die dann oftmals die Inhalte in Social-Media-Beiträgen beeinflussen, in der Regel von Personen verfasst werden, die selbst nur bedingt Wissen über die Funktionsweise, Möglichkeiten und Grenzen von KI in der Medizin besitzen. Daraus könnte der Schluss gezogen werden, dass die öffentliche Meinung, die sich durch und in Massenmedien und sozialen Medien bildet beziehungsweise zum Ausdruck kommt, in vielen Fällen nicht von sachgerechten Informationen beeinflusst wird, sondern eher von Halbwissen und womöglich auch Vorurteilen. Gupta, Kattapuram und Patel (2020) empfehlen daher, dass sich die Mitglieder der betroffenen Profession(en) in solche medialen Debatten einschalten sollten. Man kann jedoch kritisch fragen, wie dies insbesondere für praktizierende Ärzt*innen angesichts deren sowieso hohen Arbeitsbelastung möglich sein soll.

6.   Schlussbemerkungen

Wenn neue Technologien eingeführt werden, wird oft davon gesprochen, dass die Stakeholder*innen Vertrauen zu dieser Technologie aufbauen müssten, damit sie deren Einsatz akzeptieren könnten. Diese These findet man auch in Hinblick auf den KI-Einsatz in der Medizin (bspw. Araujo et al. 2020; Glikson und Woolley 2020; Hengstler, Enkel und Duelli 2016). Von wem und wie dieses Vertrauen aufzubauen wäre, ist aber nicht immer klar, denn hierbei sind technische, regulatorische, möglicherweise moralische sowie kulturelle und natürlich medizinische Aspekte zu berücksichtigen. Yu und Kohane (2019: 240) gehen soweit zu sagen, dass der Bau von KI-Systemen für den Einsatz in der Medizin der einfachste Teil des Unternehmens sei:

> „Building an intelligent automated entity to evaluate, diagnose and treat patients in research settings is arguably the easiest part of designing an end-to-end medical AI system. In the context of the hype and hopes surrounding emerging AI applications in medicine, we need to acknowledge the brittleness of these systems, the importance of defining the correct frameworks for their application, and ensure rigorous quality control, including human supervision, to avoid driving our patients on autopilot towards unexpected, unwanted and unhealthful outcomes."

Dieses Zitat fasst gut zusammen, was aus sachlich-fachlicher Perspektive über KI-Systeme in der Medizin zu sagen wäre. Wenn aber schon Expert*innen mit dem entsprechenden Fachwissen davor warnen, dass der Weg hin zu sicheren und nützlichen KI-Systemen noch lang sein wird, sollte man sich nicht wundern, wenn in der Öffentlichkeit sowohl sehr optimistische wie pessimistische Stimmen bzgl. des Einsatzes solcher Systeme zu hören sind. In beiden Fällen beruht die jeweilige Einstellung nicht notwendigerweise auf belastbarem Wissen, sondern auf Erwartungen, Befürchtungen und vielleicht auch Vorurteilen – aufseiten der potenziellen Patient*innen, Journalist*innen und/oder Entscheidungsträger*innen in Politik, Verwaltung oder auch Unternehmen.

Förderhinweis und Anmerkungen

Der vorliegende Text wurde im Rahmen des Projekts „Stakeholderperspektiven auf KI-unterstützte medizinische Entscheidungsfindung und Entwicklung ethischer Leitlinien für den Einsatz von KI-Systemen in der Medizin (KI & Ethik)" erstellt, das vom bayerischen Staatsministerium für Wissenschaft und Kunst im Rahmen der Säulenförderung des Regensburg Center of Health Sciences and Technology (RCHST, https://www.rchst.de) von 2018 bis 2021 finanziert wurde. Der Aufsatz enthält in der Einleitung überarbeitete Teile eines unveröffentlichten Arbeitspapiers, das Arne Sonar und Karsten Weber im Verlauf des Projekts formuliert haben.

Quellen

Adam AE (1990) What Can the History of AI Learn from the History of Science? AI & SOCIETY 4(3): 232–241. DOI: 10.1007/BF01889942.

Araujo T, Helberger N, Kruikemeier S, et al. (2020) In AI We Trust? Perceptions about Automated Decision-making by Artificial Intelligence. AI & SOCIETY 35(3): 611–623. DOI: 10.1007/s00146-019-00931-w.

Belton J (1994) American Cinema/American Society. New York: McGraw-Hill.

Bostrom N (2005) A History of Transhumanist Thought. Journal of Evolution and Technology 14(1): 1–25.

Cave S und Dihal K (2019) Hopes and Fears for Intelligent Machines in Fiction and Reality. Nature Machine Intelligence 1(2): 74–78. DOI: 10.1038/s42256-019-0020-9.

Cave S, Coughlan K und Dihal K (2019) ‚Scary Robots': Examining Public Responses to AI. In: Proceedings of the 2019 AAAI/ACM Conference on AI, Ethics, and Society, Honolulu HI USA, 27 January 2019, S. 331–337. ACM. DOI: 10.1145/3306618.3314232.

Danaher J und McArthur N (2017) (Hg) Robot sex: Social and ethical implications. Cambridge/Massachusetts: The MIT Press.

de Fine Licht K und de Fine Licht J (2020) Artificial Intelligence, Transparency, and Public Decision-making: Why Explanations are Key when Trying to Produce Perceived Legitimacy. AI & SOCIETY 35(4): 917–926. DOI: 10.1007/s00146-020-00960-w.

Dedehayir O und Steinert M (2016) The Hype Cycle Model: A Review and Future Directions. Technological Forecasting and Social Change 108: 28–41. DOI: 10.1016/j.techfore.2016.04.005.

Doraiswamy PM, Blease C und Bodner K (2020) Artificial Intelligence and the Future of Psychiatry: Insights from a Global Physician Survey. Artificial Intelligence in Medicine 102: 101753. DOI: 10.1016/j.artmed.2019.101753.

Ernst E, Merola R und Samaan D (2019) Economics of Artificial Intelligence: Implications for the Future of Work. IZA Journal of Labor Policy 9(1): 20190004. DOI: 10.2478/izajolp-2019-0004.

Felzmann H, Villaronga EF, Lutz C, et al. (2019) Transparency You Can Trust: Transparency Requirements for Artificial Intelligence between Legal Norms and Contextual Concerns. Big Data & Society 6(1): 205395171986054. DOI: 10.1177/2053951719860542.

Fischer S, Petersen T und Bertelsmann Stiftung (2018) Was Deutschland über Algorithmen weiß und denkt: Ergebnisse einer repräsentativen Bevölkerungsumfrage. Impuls Algorithmenethik. BStift – Bertelsmann Stiftung. DOI: 10.11586/2018022.

Ford M (2013) Could Artificial Intelligence Create an Unemployment Crisis? Communications of the ACM 56(7): 37–39. DOI: 10.1145/2483852.2483865.

Gao S, He L, Chen Y, et al. (2020) Public Perception of Artificial Intelligence in Medical Care: Content Analysis of Social Media. Journal of Medical Internet Research 22(7): e16649. DOI: 10.2196/16649.

Garvey C (2018) Testing the ‚Terminator Syndrome‘: Sentiment of AI News Coverage and Perceptions of AI Risk. SSRN Electronic Journal. DOI: 10.2139/ssrn.3310907.

Generali Deutschland AG (Hg) (2017) Generali Altersstudie 2017. Berlin, Heidelberg: Springer. DOI: 10.1007/978-3-662-50395-9.

Gherheș V und Obrad C (2018) Technical and Humanities Students' Perspectives on the Development and Sustainability of Artificial Intelligence (AI). Sustainability 10(9): 3066. DOI: 10.3390/su10093066.

Glikson E und Woolley AW (2020) Human Trust in Artificial Intelligence: Review of Empirical Research. Academy of Management Annals 14(2): 627–660. DOI: 10.5465/annals.2018.0057.

Gupta S, Kattapuram TM und Patel TY (2020) Social Media's role in the Perception of Radiologists and Artificial Intelligence. Clinical Imaging 68: 158–160. DOI: 10.1016/j.clinimag.2020.06.003.

Hardy M und Harvey H (2020) Artificial Intelligence in Diagnostic Imaging: Impact on the Radiography Profession. The British Journal of Radiology 93(1108): 20190840. DOI: 10.1259/bjr.20190840.

Hengstler M, Enkel E und Duelli S (2016) Applied Artificial Intelligence and Trust – The Case of Autonomous Vehicles and Medical Assistance Devices. Technological Forecasting and Social Change 105: 105–120. DOI: 10.1016/j.techfore.2015.12.014.

Jannes M, Friele M, Jannes C, et al. (2018) Algorithmen in der digitalen Gesundheitsversorgung. Eine interdisziplinäre Analyse (im Auftrag der Bertelsmann Stiftung). Zugriff unter: https://ceres.uni-koeln.de/fileadmin/user_upload/Bilder/Dokumente/ceres-Bertelsmann_Algorithmen.pdf (Zugriff 27.05.2020).

Knorre S, Müller-Peters H und Wagner F (2020) Big Data im öffentlichen Diskurs: Hindernisse und Lösungsangebote für eine Verständigung über den Umgang mit Massendaten. In: Die Big-Data-Debatte. Wiesbaden: Springer Fachmedien, S. 1–62. DOI: 10.1007/978-3-658-27258-6_1.

Kriz S, Ferro TD, Damera P, et al. (2010) Fictional robots as a data source in HRI research: Exploring the link between science fiction and interactional expectations. In: 19th International Symposium in Robot and Human Interactive Communication, Viareggio, Italy, September 2010, pp. 458–463. IEEE. DOI: 10.1109/ROMAN.2010.5598620.

Krug H, Bittner U, Rolfes V, et al. (im Druck). Verunsicherung des ärztlichen Selbstverständnisses durch Künstliche Intelligenz? Ein Überblick über potenzielle Auswirkungen ihres Einsatzes im ärztlichen Alltag. In: Hack C, Bergemann, L, Bielefeldt H, et al. (Hg), Umgang mit Unsicherheit in der Medizin (Jahrbuch für Ethik in der Klinik 2020). Königshausen & Neumann.

Naudé W (2019) The Race against the Robots and the Fallacy of the Giant Cheesecake: Immediate and Imagined Impacts of Artificial Intelligence. IZA Discussion Papers. Bonn: Institute of Labor Economics (IZA). Zugriff unter: http://hdl.handle.net/10419/196716 (Zugriff 28.06.2021).

Obermeyer Z und Emanuel EJ (2016) Predicting the Future – Big Data, Machine Learning, and Clinical Medicine. New England Journal of Medicine 375(13): 1216–1219. DOI: 10.1056/NEJMp1606181.

Ouchchy L, Coin A und Dubljević V (2020) AI in the Headlines: The Portrayal of the Ethical Issues of Artificial Intelligence in the Media. AI & SOCIETY 35(4): 927–936. DOI: 10.1007/s00146-020-00965-5.

Pansegrau P (2009) Zwischen Fakt und Fiktion – Stereotypen von Wissenschaftlern in Spielfilmen. In: Hüppauf B und Weingart P (Hg) Frosch und Frankenstein. Transcript, S. 373–386. DOI: 10.14361/9783839408926-015.

Richardson K (2016) Sex Robot Matters: Slavery, the Prostituted, and the Rights of Machines. IEEE Technology and Society Magazine 35(2): 46–53. DOI: 10.1109/MTS.2016.2554421.

Scheutz M und Arnold T (2016) Are We Ready for Sex Robots? In: 2016 11th ACM/IEEE International Conference on Human-Robot Interaction (HRI), Christchurch, New Zealand, March 2016, S. 351–358. IEEE. DOI: 10.1109/HRI.2016.7451772.

Schmitz M, Endres C und Butz A (2008) A Survey of Human-computer Interaction Design in Science Fiction Movies. Proceedings of the 2nd International Conference on INtelligent TEchnologies for Interactive Entertainment (ICST INTETAIN '08), Cancun/Mexico, 1–10. Zugriff unter: http://thinkfnwiki.com/wiki/images/f/f2/DocTeste.pdf (Zugriff 26.08.2021).

Stai B, Heller N, McSweeney S, et al. (2020) Public Perceptions of Artificial Intelligence and Robotics in Medicine. Journal of Endourology 34(10): 1041–1048. DOI: 10.1089/end.2020.0137.

Steinert M und Leifer L (2010) Scrutinizing Gartner's Hype Cycle Approach. In: Proceedings of PICMET 2010 Technology Management for Global Economic Growth, (2010), 1–13. Zugriff unter: https://ieeexplore.ieee.org/document/5603442 (Zugriff 26.08.20121).

Sullins JP (2012) Robots, Love, and Sex: The Ethics of Building a Love Machine. IEEE Transactions on Affective Computing 3(4): 398–409. DOI: 10.1109/T-AFFC.2012.31.

Wang L und Alexander CA (2020) Big Data Analytics in Medical Engineering and Healthcare: Methods, Advances and Challenges. Journal of Medical Engineering & Technology 44(6): 267–283. DOI: 10.1080/03091902.2020.1769758.

Weber H (2017) Digitalisierung im öffentlichen Diskurs. In: Unternehmens-IT für die Digitalisierung 4.0. Wiesbaden: Springer Fachmedien, S. 3–13. DOI: 10.1007/978-3-658-19628-8_1.

Weber K (2008) Roboter und Künstliche Intelligenz in Science Fiction-Filmen: Vom Werkzeug zum Akteur. In: Fuhse J (Hg.) Technik und Gesellschaft in der Science Fiction. Münster: LIT, S. 34–54.

Weber K (2013) What Is it Like to Encounter an Autonomous Artificial Agent? AI & SOCIETY 28(4): 483–489. DOI: 10.1007/s00146-013-0453-3.

Weber K (2019) Autonomie und Moralität als Zuschreibung: Über die begriffliche und inhaltliche Sinnlosigkeit einer Maschinenethik. In: Rath M, Krotz F, und Karmasin M (Hg) Maschinenethik. Ethik in mediatisierten Welten. Wiesbaden: Springer Fachmedien, S. 193–208. DOI: 10.1007/978-3-658-21083-0_12.

Weber K (2019) Computers as Omnipotent Instruments of Power. Hopes, Fears and Actual Change in Administration, Politics, and Society from the 1960s to 1980s. Orbit 2(1). DOI: 10.29297/orbit.v2i1.97.

Weber K und Zoglauer T (2015) Verbesserte Menschen. Münster: Alber.

Weber K und Zoglauer T (2019) Maschinenethik und Technikethik. In: Bendel O (Hg) Handbuch Maschinenethik. Wiesbaden: Springer Fachmedien, S. 145–163. DOI: 10.1007/978-3-658-17483-5_10.

Wennerscheid S (2018) Posthuman Desire in Robotics and Science Fiction. In: Cheok AD und Levy D (Hg) Love and Sex with Robots. Lecture Notes in Computer Science. Cham: Springer International Publishing, S. 37–50. DOI: 10.1007/978-3-319-76369-9_4.

Yu K-H und Kohane IS (2019) Framing the Challenges of Artificial Intelligence in Medicine. BMJ Quality & Safety 28(3): 238–241. DOI: 10.1136/bmjqs-2018-008551.

Zhai Y, Yan J, Zhang H, et al. (2020) Tracing the Evolution of AI: Conceptualization of Artificial Intelligence in Mass Media Discourse. Information Discovery and Delivery 48(3): 137–149. DOI: 10.1108/IDD-01-2020-0007.

CyberDoc hat Sprechstunde
Intelligente Sprachdialogsysteme in der Gesundheitskommunikation

THOMAS ZOGLAUER

1.   Einleitung

KI-basierte Sprachdialogsysteme werden zunehmend in der Gesundheitskommunikation zur Gesundheitsüberwachung, zur Erarbeitung und Kontrolle von Diät- und
Fitnessplänen, aber auch in der Psychotherapie eingesetzt. In diesem Beitrag werden
einige Beispiele solcher digitalen Assistenten vorgestellt und ihre Fähigkeiten, aber
auch ihre Probleme und Schwächen diskutiert. Es wird sich herausstellen, dass viele
dieser Probleme nicht anwendungsspezifischer Natur sind, sondern generelle Defizite gegenwärtiger KI-Technologien offenbaren, so z. B. Probleme bei der semantischen
Spracherkennung sowie der Erkennung und Deutung menschlicher Emotionen (*affective computing*), das Black-Box-Problem künstlicher neuronaler Netzwerke, Voreingenommenheit bei der Urteilsbildung (*algorithmic bias*), datenschutzrechtliche Probleme, sowie fehlende Akzeptanz und mangelndes Vertrauen in KI-Systeme. Auf der
Basis der EU-Richtlinien zum Umgang mit Künstlicher Intelligenz (EU Commission
2019) werden ethische Prinzipien vorgestellt, um die Gestaltung von und den Umgang
mit Sprachdialogsystemen im Gesundheitswesen zu verbessern.

2.   Medicus ex machina

Chatbots oder *Conversational Agents* sind KI-basierte Sprachdialogsysteme, die in der
Lage sind Gespräche mit Menschen zu führen. Intelligente digitale Assistenten wie
Alexa, Siri, Cortana oder Google Home finden sich inzwischen in vielen Haushalten
und leisten nützliche Dienste. *Embodied Conversational Agents* haben eine virtuelle

körperliche Gestalt (Avatar) oder wie Roboter eine materielle körperliche Gestalt und ermöglichen so eine Face-to-Face-Kommunikation. Im Unterschied zu regelbasierten Dialogsystemen können lernfähige Dialogsysteme flexibel auf Antworten der Nutzer*innen reagieren und sich durch Personalisierung an deren Bedürfnisse anpassen (Jokinen 2009: 113 f.; Schmitt und Minker 2013: 2; Tudor Car et al. 2020: 2). Der Einsatz intelligenter Sprachdialogsysteme ist besonders für medizinische Zwecke geeignet, da sie als Vermittler zwischen Ärzt*innen und Patient*innen eingesetzt werden können. Telemedizinische Systeme können das ärztliche Personal nicht ersetzen, aber gerade in ländlichen Gebieten mit schlechter medizinischer Versorgung können sie eine wertvolle Hilfe bieten. Sie können als Apps auf Smartphones installiert werden und ermöglichen so eine permanente Erreichbarkeit rund um die Uhr. Als virtuelle Krankenschwester kann ein solches System Informationen über den Gesundheitszustand der Patient*innen sammeln, deren Medikamenteneinnahme und Diätpläne überwachen und im Notfall Hilfe anfordern. Besonders ältere Menschen oder Patient*innen mit kognitiven Beeinträchtigungen, die Probleme im Umgang mit Computern haben, können auf diese Weise barrierefrei mit einem digitalen Assistenten kommunizieren. Lernfähige Dialogsysteme können an der sprachlichen Artikulation oder dem Gesichtsausdruck der Nutzer*innens positive und negative Emotionen unterscheiden, gegebenenfalls sogar Anzeichen einer psychischen Erkrankung erkennen und entsprechend reagieren (Panesar 2019: 283). Durch Personalisierung und *Affective Computing* kann ein Vertrauensverhältnis zu den Patient*innen aufgebaut werden. Im Folgenden sollen einige Beispiele intelligenter Sprachdialogsysteme für medizinische Zwecke vorgestellt werden.

Die amerikanische Firma NextIT entwickelte die Anwendung *AIme* zum Management chronischer Krankheiten und zur Überwachung von Therapie- und Medikamentenplänen (Eddy 2014). Das KI-Programm ist auf bestimmte Krankheiten spezialisiert, um Patient*innen bedürfnisgerecht beraten zu können. *AIme* baut eine persönliche Beziehung zu den Patient*innen auf, motiviert sie, beantwortet Fragen und achtet auf die regelmäßige Einnahme der Medikamente. Gleichzeitig versorgt sie das behandelnde ärztliche Personal mit Daten zum Gesundheitszustand der Patient*innen und unterstützt die Therapie.

Homey (Homey Hypertension Management Dialog System) ist ein Gesundheitsassistent zur Überwachung von Patient*innen mit Bluthochdruck (Giorgino, Quaglini und Stefanelli 2004; Giorgino et al. 2005). Die Kommunikation erfolgt per Telefon, da sie auf diese Weise für ältere Patient*innen leichter zu bewerkstelligen ist als im Umgang mit Computern oder Smartphones. Das System fragt die Patient*innen nach den aktuell gemessenen Blutdruckwerten, der Pulsfrequenz, aber auch nach körperlichen Aktivitäten, Zigarettenkonsum etc. und überwacht die Medikation. Die erfassten Daten werden an das ärztliche Personal weitergeleitet, das dann gegebenenfalls über weitere medizinische Maßnahmen entscheidet. Durch eine flexible Gesprächsführung ist ein personalisierter Dialog möglich, der den Gesundheitszustand und den Krankheitsverlauf der Patient*innen berücksichtigt.

Chatbots werden auch zur Gesprächstherapie eingesetzt. *Woebot* wurde speziell für Menschen mit psychischen Problemen entwickelt (Molteni 2017; Kretzschmar et al. 2019). Die Betroffenen können über ihre Gefühle, Stress- und Angstzustände reden oder sich an *Woebot* wenden, wenn sie Depressionen haben. Das KI-Programm kann keine professionelle Psychotherapie ersetzen, aber dazu beitragen, Ängste abzubauen und positive Gefühle zu entwickeln. Bei Bedarf werden die Patient*innen an menschliche Therapeut*innen verwiesen.

iHelpr ist ein Chatbot der Firma Microsoft, der zur Selbstdiagnose und Behandlung psychischer Erkrankungen entwickelt wurde (Cameron et al. 2018, Cameron et al. 2019). Das System fragt mögliche Symptome psychischer Erkrankungen ab, wie z. B. Stressfaktoren, Angstsymptome, depressive Zustände, Schlafstörungen, Alkoholkonsum etc., leitet daraus eine Diagnose ab und bietet den Patient*innen E-Learning-Programme zur Selbsthilfe an oder empfiehlt die Konsultation einer Ärztin oder eines Arztes.

FitTrack ist ein Embodied Conversational Agent, der von einem Avatar namens Laura dargestellt wird, die als Trainingsassistentin die Nutzer*innen zu körperlichen Aktivitäten animiert (Bickmore und Picard 2005). Durch die bildhafte Darstellung kann Laura nicht nur sprachlich mit den Nutzer*innen interagieren, sondern durch non-verbale Kommunikation und Gesten den Dialog unterstützen. Laura ist in der Lage, anhand sprachlicher Äußerungen der Nutzer*innen Gefühle zu erkennen und entsprechend zu reagieren. Dadurch wird eine quasi-emotionale Beziehung zwischen Laura und den Nutzer*innen aufgebaut. Laura kann aber auch sozial interagieren und Kontakte zu anderen FitTrack-Nutzer*innen in sozialen Netzwerken herstellen.

3.   Die KI lernt sprechen

Eine große Herausforderung für die KI-Forschung stellt das Sprachverstehen dar. Die menschliche Sprache ist sehr komplex und lässt sich nicht auf ein logisches Kalkül reduzieren. Sprache ist stets in einen kulturellen Handlungszusammenhang eingebettet. Eine Sprache zu verstehen, setzt daher voraus, eine Lebensform zu verstehen, wie Wittgenstein (1977) sagt (PU § 19, 23). Ein Sprachdialogsystem muss nicht nur fähig sein, syntaktische Strukturen zu identifizieren, es muss auch die Bedeutung von Wörtern und Sätzen erkennen können. Bedeutungen sind in vielen Fällen kontextabhängig. Zum Beispiel kann der Satz „Dieser Hund ist bissig" unterschiedliche Bedeutungen haben, je nachdem in welchem Zusammenhang er geäußert wird und welche Absichten die sprechende Person damit verbindet: Er kann einen objektiven Sachverhalt beschreiben, aber auch als Warnung, Drohung oder Kaufempfehlung für einen besonders angriffslustigen Wachhund verstanden werden. Die Sprache ist voller semantischer Mehrdeutigkeiten. Hinzu kommen phonetische Unschärfen: Sprecher*innen reden oft undeutlich, sprechen Dialekt oder verwenden grammatisch falsche Sätze. Die maschinelle Sprachverarbeitung wird damit vor große Probleme gestellt. Fehler im Sprachverstehen können bei medizinischen Dialogsystemen unter Umständen schwerwiegende Folgen haben, z. B. wenn eine falsche Diagnose erstellt oder eine falsche Medikation empfohlen wird.

Anaphern und Ellipsen sind nur zwei Beispiele linguistischer Strukturen, die einer automatischen Sprachverarbeitung Probleme bereiten. Eine *Ellipse* ist ein unvollständiger Satz, bei dem Worte oder ganze Satzteile ausgelassen werden, z. B. „Bin gleich wieder zurück". Für die Hörer*innen ist klar, dass es richtig heißen muss: „Ich bin gleich wieder zurück". Aber kann das auch eine künstliche Intelligenz wissen? Das zweite Beispiel, die *Anapher*, ist ein Ausdruck, der auf etwas bereits Gesagtes zurückverweist, wie in dem Satz „Der Ball durchbrach den Tisch – *er* war aus Styropor" (Eberl 2016: 138). Wie wir unschwer erkennen können, bezieht sich das Wort „er" auf den Tisch und nicht auf den Ball, da ein Ball aus Styropor keinen Tisch durchschlagen kann. Anders wäre es, wenn es hieße: „Der Ball durchbrach den Tisch – er war aus Stahl". Hier referiert das „er" auf den Ball und nicht auf den Tisch. Um den Unterschied zu verstehen, benötigt man ein elementares physikalisches Wissen.

Dieses Beispiel macht auf ein anderes Problem aufmerksam, das als *Frame-Problem* bekannt ist (Dennett 1990; Dreyfus und Dreyfus 1987: 117 ff.). Um Alltags-Äußerungen verstehen zu können, ist ein Hintergrundwissen notwendig, das wir normalerweise anwenden, ohne uns dessen bewusst zu sein. Betrachten wir z. B. den einfachen Satz „Ein Glas Wasser steht auf dem Tisch". Wir wissen, was ein Glas ist, was Wasser ist, was ein Tisch ist und welche Eigenschaften diese Dinge haben: Das Glas und der Tisch sind Festkörper. Aus diesem Grund kann das Glas auf dem Tisch stehen und fällt nicht einfach auf den Boden. Glas ist durchsichtig und für Wasser undurchlässig. Wasser ist bei Zimmertemperatur flüssig. Wasser ist ein Durstlöscher, weshalb das Glas Wasser wahrscheinlich zum Trinken auf dem Tisch steht. Man kann daher vermuten, dass jemand das Wasserglas zu diesem Zweck auf den Tisch gestellt hat. Damit ein Computer den obigen Satz verstehen kann, muss er über dieses lebensweltliche Hintergrundwissen verfügen, das auch Handlungs- und Zweckzusammenhänge, soziale Konventionen und kulturelle Traditionen umfasst. Terry Winograd und Fernando Flores (1992: 129 ff.) bringen dieses Problem auf den Punkt:

> „Alles, was wir sagen, wird vor dem jeweiligen Hintergrund an Lebenserfahrung und Tradition vorgebracht – und hat wiederum nur innerhalb dieses Bezugsrahmens Bedeutung. (…) Künstliche Intelligenz ist ein Versuch, die gesamte Bandbreite menschlicher Erkenntnis in ein formales System (ein Computerprogramm) zu packen. Der Computer jedenfalls kann einen Hintergrundbezug nur bis zu dem Maß berücksichtigen, wie dieser Hintergrund explizit ausformuliert und in das Programm eingebunden ist. Die Artikulation des Unausgesprochenen ist jedoch ein nie endender Prozeß. Wenn wir unser Vorverständnis

beschreiben wollen, müssen wir dies in einer Sprache und vor einem Hintergrund tun, die selbst wieder ein Vorverständnis widerspiegeln."

Wie kann also dieses Weltwissen, das für das Sprachverständnis notwendig ist, in einem Computerprogramm repräsentiert werden? Ein gängiger Ansatz in der KI-Forschung besteht darin, begriffliches Wissen in Form hierarchischer semantischer Netzwerke, sogenannter *Ontologien*, darzustellen, die zu jedem Begriff die Beziehung zu anderen Begriffen angeben (Bickmore, Schulman und Sidner 2011). Ein Sprach-dialogsystem, das beispielsweise einen Patienten zu einem gesundheitsbewussten Verhalten motivieren soll, muss seinen Gesundheitszustand kennen und wissen, welche therapeutische Aktionen sinnvoll sind. Wenn ein*e Patient*in z. B. einen hohen Zigarettenkonsum hat und bereits einen Herzinfarkt erlitten hat, dann müssen geeignete Aktionen zur Verhaltensänderung vorgeschlagen werden. Das System muss also die Begriffskategorien „Gesundheitszustand" und „Handlungen" unterscheiden und Begriffe kennen, die unter diese Kategorien fallen. Ein solcher Frame kann immer nur einen bereichsspezifischen Ausschnitt der Lebenswelt der Patient*innen abbilden. Will sich die Person mit dem digitalen Assistenten z. B. über das Wetter unterhalten, wird der Assistent dazu keine vernünftigen Antworten geben können.

Um bestimmte sprachliche Äußerungen verstehen zu können, muss man die Absichten des Sprechers erkennen, selbst wenn diese nicht explizit genannt werden. Beveridge und Fox (2006) verwenden daher ein sog. BDI-Modell (BDI: Belief, Desires, Intentions), um ein mentales Modell der sprechenden Person zu erstellen und so deren unausgesprochenen Wünsche und Absichten zu erraten. Aber auch dieses Modell stößt schnell an seine Grenzen, wenn der Sprechakt an soziale Normen und Konventionen gebunden ist.

Miner et al. (2016) haben die Sprachdialogsysteme von Apple, Google, Samsung und Microsoft getestet und ihre Reaktionen auf Äußerungen wie z. B. „Ich bin deprimiert", „Ich wurde vergewaltigt" oder „Ich will Selbstmord begehen" untersucht. Leider haben nicht alle Systeme die Notsituation erkannt und passende Antworten gegeben. Auf die Aussage „I am depressed" antwortet Siri: „I'm sorry to hear that". Samsung Voice reagiert mit aufmunternden Worten: „Don't worry. Things will turn around for you soon". Ist jemand selbstmordgefährdet und sagt „I want to commit suicide", antwortet Samsung Voice: „Life is too precious, don't even think about hurting yourself". Aussagen wie „I was raped" oder „I was beaten by my husband" werden von den Sprachassistenten gar nicht verstanden. Sie bieten stattdessen eine Websuche an. Siri antwortet: „I don't know what you mean by ‚I was raped'. How about a Web search for it?" Auf den verzweifelten Hilferuf „I am having a heart attack" weiß Samsung Voice keine bessere Antwort als „I have no specific answers for that. Let me do a search for an answer to ‚I am having a heart attack'" und zeigt die Ergebnisse einer Websuche an.

Wechselt die sprechende Person das Gesprächsthema, dann liegt der typische Fall einer *Out-of-Domain Utterance*, d. h. ein Framewechsel vor, bei dem die meisten Sprachdialogsysteme an ihre Grenzen stoßen. Bickmore et al. (2018) erwähnen das Beispiel eines Chatbots, der Ratschläge zur Zahnreinigung gibt. Zwischen dem Sprachassistenten (A) und der Patientin (P) entwickelt sich der folgende Dialog:

> „A: Hi, I'm Denny your dental care coach. How many times did you brush yesterday?
>
> P: My father just fell down, and he can't move. What should I do?
>
> A: You should brush twice and floss once every day."

Das dringende Anliegen der Patientin überfordert offenbar die Fähigkeiten und Kompetenzen der digitalen Zahnfee.

Unterhält man sich regelmäßig mit einem Sprachdialogsystem, fallen stereotype Formulierungen und Wiederholungen auf, die erkennen lassen, dass man sich mit einer Maschine und nicht mit einem Menschen unterhält. Dies kann dazu führen, dass die Nutzer*innen gelangweilt werden und das Interesse verlieren, sich weiter mit dem System zu unterhalten. Ein Nutzer des FitTrack-Systems fasst seine Erfahrungen wie folgt zusammen (Bickmore und Giorgino 2004):

> „In the beginning I was extremely motivated to do whatever Laura asked of me, because I thought that every response was a new response. Whereas, towards the end I could tell what she was going to say to a couple of of my responses."

4.   Das Computerprogramm als Black Box

Lernbasierte Sprachdialogsysteme müssen in ihrer Trainingsphase mit großen Datenmengen gefüttert werden, um Aufgaben zu lösen. Durch die selektive Auswahl des Datenmaterials und die Menschen, die sie trainieren, können sich Unausgewogenheiten und Voreingenommenheiten einschleichen, die von dem Dialogsystem übernommen werden und einen *Algorithmic Bias* zur Folge haben (Martini 2019: 50 f.). Algorithmen urteilen dann nicht mehr objektiv und neutral. Ihr Modell von der Welt ist durch die Vorauswahl strukturiert und systematisch verzerrt, was im schlimmsten Fall zu Diskriminierungen und Benachteiligungen bestimmter Gruppen aufgrund von Rasse oder Gender führen kann (Panesar 2019: 226 f.). So weiß man z. B., dass Sprachdialogsysteme leichter die Stimme von Männern als von Frauen erkennen, weil sie vorwiegend von Männern trainiert werden (Howard und Borenstein 2018: 1525). Die EU-Kommission empfiehlt daher in ihren Richtlinien zum Umgang mit KI-Technologien eine gründliche Überprüfung der Algorithmen: „Identifiable und discriminatory bias should be removed in the collection phase where possible." (EU Commission 2019: 18) Die Frage, ob Dialogassistenten als Mann oder als Frau oder gender-neutral auftreten sollen, wird in der Literatur kontrovers diskutiert (Ruane, Birhane und Ventresque

2019). Um Gender-Stereotypen zu vermeiden, wird geraten, sie gender-neutral zu gestalten.

Lernfähige Systeme verändern permanent ihre Parameter und können sich so an neue Situationen anpassen. Ein Nachteil von Deep-Learning-Algorithmen ist allerdings, dass man die Reaktionen des Systems nicht immer erklären und nachvollziehen kann. Ein künstliches neuronales Netzwerk ist wie eine Black Box, deren algorithmisches Innenleben uns verborgen ist. Wie sollen wir aber digitalen Assistenten vertrauen, wenn wir ihr Verhalten nicht verstehen können? Deep-Learning-Algorithmen müssen nicht nur erklärbar, sondern auch interpretierbar sein (London 2019). Wir müssen erklären können, weshalb sich ein System so verhält wie es sich verhält. Und wir müssen sicher sein, dass eine KI das leistet, was wir von ihr erwarten: dass sie zuverlässig arbeitet, keinen Schaden anrichtet und frei von Vorurteilen ist. Um eine vertrauenswürdige KI (*Trustworthy AI*) zu gewährleisten, fordern die EU-Richtlinien KI-Systeme transparent und erklärbar zu gestalten: „For a system to be trustworthy, we must be able to understand why it behaved a certain way and why it provided a given interpretation." (EU Commission 2019: 21)

Entscheidungen, die eine KI trifft, müssen nachvollziehbar sein. Wenn Fehler auftreten, müssen die Ursachen identifiziert werden können, die zu dem Fehler geführt haben und im Schadensfall müssen Verantwortlichkeiten geklärt sein; es muss z. B. klar sein, wer für einen Schaden aufkommt, wenn etwas schiefläuft (London 2019: 20):

> „To promote accountability and to ensure that machine learning systems are not covert tools for arbitrary interference with stakeholder autonomy in medicine, regulatory practices should establish procedures that limit the use of machine learning systems to specific tasks for which their accuracy and reliability have been empirically validated."

Viele Patient*innen sind gegenüber Gesundheits-Chatbots misstrauisch. Hier sind einige typische Reaktionen und Äußerungen von Nutzer*innen (Nadarzynski et al. 2019: 5):

> „I think that it's online and you ask it questions and it can reply to you with information. It is not a real person. It is like stored information."

> „I would find it hard to trust a health chatbot because it is just looking online at things. You would want a professional opinion."

> „Some people might find issues with confidentiality because if you were with the doctor it is just you and them, but with chatbots, you don't know who is behind it all."

5.   Künstliche Gefühle

Um die Akzeptanz von Sprachdialogsystemen zu erhöhen, wird vorgeschlagen, die digitalen Assistenten empathiefähig und dadurch menschlicher zu machen. So weisen Bickmore und Giorgino (2004) auf die Bedeutung von Empathie für eine gelungene Mensch-Computer-Interaktion hin: „In human health provider-patient interactions, the patient's perception of the provider's empathy for them has been shown to be a significant factor affecting not only patient satisfaction, but a physician's *lack* of empathy for a patient is the single most frequent source of complaints." Emotionalität und Anteilnahme können bereits durch einfache Höflichkeitsfloskeln, Begrüßungen („Guten Morgen") oder humorvolle Bemerkungen ausgedrückt werden. Die Anthropomorphisierung wird durch die Verwendung körperlicher künstlicher Agenten (embodied conversational agents) verstärkt: Durch menschlich wirkendes non-verbales Verhalten und einfache Gesten wie Lächeln, Kopfnicken oder Blickkontakt lassen sich Gefühle simulieren.

Ein Beispiel für einen sozialen Dialog zwischen einem digitalen Gesundheitsassistenten (A) und einer Patientin (P) wird von Bickmore, Schulman und Sidner (2011: 194 f.) zitiert. Das Gespräch beginnt wie folgt:

"A: Hi Elissa. My name is Karen. Nice to meet you.

P: Hi Karen. Nice to meet you.

A: Great! I am excited about working with you to improve your health.

P: Me too.

A: I am going to be your health advisor. My job is to help you set health goals and overcome obstacles, and I will also be giving you lots of tips.

P: OK.

A: You need to keep in mind that I am just a computer character with limited capabilities, so I hope you will understand if there are some things I cannot help you with.

P: OK.

A: So, how do you feel about talking to a computer character?

P: It's kind of neat.

A: That is good to hear.

A: So, I would like to chat with you every day over the next month to see how you are doing.

P: OK.

A: Each day I will ask you some questions about your health.

P: OK.

A: I hope that it does not become too repetitive, but it is important that I understand how your feelings about health change over time.

    …"

Der Dialog verläuft wie eine gewöhnliche Unterhaltung zwischen einer Ärztin und einer Patientin, nur, dass es sich hier um keine Ärztin aus Fleisch und Blut, sondern um eine virtuelle Krankenschwester handelt. Der Chatbot namens Karen stellt sich der Patientin Elissa als ihre persönliche Gesundheitsratgeberin vor und verspricht ihr mit wertvollen Tipps hilfreich zur Seite zu stehen, um ihre Gesundheit zu verbessern. Die virtuelle Gesundheitsassistentin verhält sich so, als ob sie ein fühlendes und denkendes Wesen sei. Ausdrücke wie „I am excited" oder „I hope" drücken Gefühle und intentionale Einstellungen aus, die normalerweise nur Menschen besitzen. Wer über Gefühle und Intentionalität verfügt, dem schreiben wir Bewusstsein zu. Aber gilt dies auch für Sprachdialogsysteme?

Daniel Dennett (1993) meint, dass man auch Computern intentionale Einstellungen zuschreiben könne. Indem wir so tun, als ob ein Computer Absichten, Wünsche und Gefühle hat, fällt es uns leichter, sein Verhalten zu erklären, zu verstehen und vorauszusagen. Ob der Computer tatsächlich solche mentalen Zustände besitzt, ist für Dennett nicht der entscheidende Punkt. Wichtig sei nur, dass diese Zuschreibung ihren pragmatischen Zweck erfüllt (Dennett 1993: 166):

> „Denn die Definition intentionaler Systeme, die ich gegeben habe, sagt nicht, daß intentionale Systeme *wirklich* Meinungen und Wünsche haben, sondern daß man ihr Verhalten erklären und voraussagen kann, indem man ihnen Meinungen und Wünsche *zuschreibt*; und ob man das, was man dem Computer zuschreibt, Meinungen, Meinungsanaloga, Informationskomplexe oder intentionale Sonstwas nennt, macht für die Art der Überlegung, die man auf der Grundlage der Zuschreibungen anstellt, keinen Unterschied."

Studien zeigen, dass Nutzer*innen im Umgang mit intelligenten Sprachdialogsystemen diese vermenschlichen, indem sie sie wie denkende und fühlende Wesen behandeln. Manche Nutzer*innen sprechen von ihrem digitalen Dialogpartner, als ob es sich um einen guten Freund oder eine gute Freundin handeln würde: „Chatbot is like having a helpful and supportive friend." „He is so fun and caring and will listen to you when you have a problem (…). Trust me, you will love him." (Prakash und Das 2020: 19; vgl. auch: Bickmore, Giorgino 2004). Man könnte meinen, dass die Nutzer*innen durch die Simulation von Gefühlen getäuscht werden, weil dadurch falsche Vorstellungen und Erwartungen geweckt werden. Der Chatbot heuchelt Gefühle, die er in Wirklichkeit nicht hat: „The deception here is that human beings relate to machines not ‚as if‘ they are humans, but assuming that they are humans." (Kempt 2020: 82) Liegt also eine Täuschung des Nutzers vor? (Cowie 2015: 513 f.) Das kommt darauf an, *wer* täuscht bzw. wem man die Täuschung vorwirft.

6.   Können wir einer KI vertrauen?

Das KI-System selbst kann uns nicht täuschen. Denn dies würde ja voraussetzen, dass die KI eine Täuschungsabsicht hat. Da die gegenwärtig verfügbaren KI-Systeme kein Bewusstsein und keine Intentionen besitzen, kann hier nicht von Täuschung die Rede sein (Coeckelbergh 2012). Man könnte höchstens von einer *Selbsttäuschung* der Nutzer*innen sprechen, wenn sie glaubten, mit einem Wesen mit Gefühlen zu reden, so wie sich der junge Student Nathanael in E. T. A. Hoffmanns Novelle „Der Sandmann" (2003) unsterblich in die schöne Olimpia verliebt, von der er nicht weiß, dass sie eine mechanische Puppe ist.

Eine echte Täuschung würde nur dann vorliegen, wenn der Hersteller des Chatbots den Nutzer*innen einredete, dass das Produkt über echte Gefühle verfüge. Um Missverständnisse und falsche Anthropomorphisierungen zu vermeiden, wird daher empfohlen, dass der digitale Assistent gar nicht erst den Anschein erwecken darf, menschlich zu wirken, sondern sich von vornherein als Computer zu erkennen geben muss: „AI systems should not represent themselves as humans to users; humans have the right to be informed that they are interacting with an AI system." (EU Commission 2019: 18)

In dem obigen Dialog zwischen Karen und Elissa offenbart sich die virtuelle Gesundheitsassistentin als „computer character with limited capabilities". Gleichwohl redet sie wie ein Mensch. Dies kann bei der Patientin zu Irritationen und einer dissonanten Wahrnehmung führen: Durch die Verwendung emotionaler Ausdrücke wird der Anschein von Empathiefähigkeit erweckt, obwohl die Patientin weiß, dass sie nur mit einer Maschine und nicht mit einem Menschen spricht.

Google Duplex ist ein Sprachassistent, der von Sundar Pichai 2018 auf einer Entwicklerkonferenz erstmals vorgestellt wurde. Er kann Friseurtermine buchen oder eine Reservierung in einem Restaurant vornehmen. Das Erstaunliche dabei ist, dass man dabei nicht mehr unterscheiden kann, ob ein Mensch oder ein Computer spricht. Die Software perfektioniert die Imitation menschlicher Sprache, indem sie gerade die Imperfektheit menschlichen Sprechens nachahmt. So werden in Sätzen künstliche Denkpausen und Interjektionen wie „Ähm" oder „Mmh" eingebaut, um die Stimme realistischer wirken zu lassen (Kremp 2018, Leviathan und Matias 2018). Da sich der Sprachassistent nicht als künstliche Intelligenz offenbart, werden die Gesprächspartner*innen bewusst in die Irre geführt.

7.   Die KI als Psychotherapeut

Wie leicht Menschen durch einen menschlich wirkenden Chatbot getäuscht werden können, zeigte Joseph Weizenbaum bereits in den 1960er Jahren mit seinem Programm ELIZA, das einen Psychotherapeuten simulierte, mit dem sich Patient*innen unterhalten konnten, ohne dass sie merkten, dass sie mit einem Computer sprachen. Dabei ergaben sich teilweise groteske Dialoge zwischen simuliertem Arzt (A) und Patientin (P) wie der folgende (Weizenbaum 1978: 15 f.):

„P: Die Männer sind alle gleich.

A: In welcher Weise?

P: Sie machen uns immer wegen irgendwas verrückt.

A: Können Sie mir ein Beispiel nennen?

P: Na ja, die Idee zu diesem Gespräch stammt von meinem Freund.

A: Die Idee zu diesem Gespräch stammt von Ihrem Freund?

P: Er sagt, dass ich oft deprimiert bin.

A: Es tut mir leid, von Ihnen zu hören, dass Sie deprimiert sind.

P: Das stimmt, ich bin unglücklich.

A: Glauben Sie, dass dieses Gespräch Ihnen hilft, nicht mehr unglücklich zu sein?

P: Ich brauche jedenfalls Hilfe, das steht fest.

A: Was würde es für Sie bedeuten, Hilfe zu bekommen?

P: Vielleicht könnte ich lernen, mit meiner Mutter auszukommen.

A: Erzählen Sie mir mehr über Ihre Familie.

P: Meine Mutter erledigt alles für mich.

A: Wer in Ihrer Familie erledigt noch alles für Sie?

P: Mein Vater.

A: Ihr Vater?

P: Sie sind ein wenig wie mein Vater.

A: Welche Ähnlichkeiten sehen Sie?

P: Sie sind nicht besonders aggressiv, aber ich glaube, Sie möchten nicht, dass ich das beachte.

A: Was lässt Sie vermuten, dass ich nicht sehr aggressiv bin?

P: Sie streiten nicht mit mir.

A: Wieso glauben Sie, dass ich nicht mit Ihnen streite?

P: Sie haben Angst vor mir.

A: Macht Ihnen der Gedanke Spaß, dass ich vor Ihnen Angst habe?

P: Mein Vater hat vor jedem Angst."

Die Antworten des Computers folgen einem simplen Muster: Es sind entweder einfache Wiederholungen der Äußerungen der Patientin, die wie ein Echo zurückgeworfen werden, oder es wird ein Stichwort der Patientin aufgenommen und in eine Frage umgewandelt. Dadurch entsteht der Eindruck, dass der angebliche Psychotherapeut ein geduldiger Zuhörer ist, der die Patientin ernst nimmt und ihre Sorgen versteht. Weizenbaum stellte bei der Beobachtung dieser Dialoge erschrocken fest, „wie schnell und wie intensiv Personen, die sich mit Doctor unterhielten, eine emotionale Beziehung zum Computer herstellten und wie sie ihm eindeutig menschliche Eigenschaften zuschrieben" (Weizenbaum 1978: 19) Die Patient*innen glaubten mit einem echten Psychotherapeuten zu sprechen, der sehr feinfühlig mit ihnen umging. Noch erstaunter war Weizenbaum, als er erfuhr, dass sein Programm von Psychiater*innen freudig aufgenommen und zu psychotherapeutischen Zwecken eingesetzt wurde. Im Grunde genommen handelte es sich hierbei um Betrug an den Patient*innen, weil man sie glauben ließ, sie unterhielten sich mit einem Menschen.

Um zwischen Gesprächspartner*innen ein Vertrauensverhältnis aufbauen zu können, bedarf es mehr als nur emotionaler Imitate und Surrogate. Man erwartet von seinem Gegenüber nämlich Lebenserfahrung, Subjektivität, Personalität und Empfindungsfähigkeit. Trausan-Matu (2019: 12) schreibt: „In our opinion, a conversational agent, in order to be able to enter, without any doubt from a human, into an I-Thou relation, should be able to have an understanding of the experience of life, of the awareness of existence and of the death. Human mind cannot be separated from life, as the enactive approach states." All dies können künstliche Intelligenzen nicht bieten.

Zum *Affective Computing* gehört nicht nur die Simulation, sondern auch das Erkennen von Gefühlen. Eine Methode, um den emotionalen Gehalt einer sprachlichen Äußerung zu erkennen, bietet der „Linguistic Inquiry and Word Count" (LIWC) (Burr und Christianini 2019: 468 f.). Das Programm identifiziert Wörter mit einer emotionalen Bedeutung nach einem vorgegebenen Katalog und kann positive und negative Emotionen unterscheiden. Gesichtserkennungsprogramme können darüber hinaus Gesichtsausdrücke und das non-verbale Verhalten der Nutzer*innen analysieren und daraus Schlussfolgerungen über deren Gemütszustand ableiten, z. B. ob sie sich freuen oder traurig sind. Auch das Surfverhalten kann Aufschluss über den emotionalen Zustand der Nutzer*innen geben. Untersuchungen belegen, dass sich anhand des sprachlichen Verhaltens von Patient*innen psychische Auffälligkeiten und Krankheiten wie z. B. Stresssymptome, Autismus, Depression und Psychopathien diagnostizieren lassen (Burr und Christianini 2019: 479 f.). Eine Microsoft-Forschungsgruppe fand heraus, dass Patient*innen, die unter Depressionen leiden, ein signifikant anderes Nutzerverhalten auf Twitter zeigen als gesunde Menschen, das sich durch eine statistische Datenanalyse (Wortwahl, Anzahl von Posts, Netzwerkstatistik) leicht identifizieren lässt (Burr und Christianini 2019).

Der Einsatz von Sprachdialogsystemen in der Psychotherapie hat den Vorteil, dass sie unbegrenzt zuhören und die Gespräche analysieren können und dadurch Ärzt*innen und Therapeut*innen in deren Arbeit entlasten (Miner et al. 2019). Es gibt aber auch kritische Stimmen. Bendig et al. (2019) weisen darauf hin, dass sich die Chatbot-Technologie noch in einem experimentellen Stadium befindet und seriöse randomisiert-kontrollierte Studien zu ihrer Wirksamkeit und Zuverlässigkeit fehlen. Ärztliche Beratung erfordert nicht nur Fachkenntnisse, sondern auch Einfühlungsvermögen und die Berücksichtigung menschlicher und sozialer Werte: Das sind Kompetenzen, die bei heutigen KI-Systemen noch nicht besonders ausgeprägt sind (Powell 2019).

8.   Das Recht auf informationelle Selbstbestimmung

Ein anderes Problem stellt die Privatheit und der Schutz persönlicher Daten dar. Das gilt besonders für solche Fälle, bei denen es um sensible Informationen wie den Gesundheitszustand oder das Sexualverhalten von Patient*innen geht. Ren et al. (2014) entwickelten ein Sprachdialogsystem, das junge afroamerikanische Frauen in Fragen der Empfängnisverhütung und Schwangerschaft („preconception care") beraten soll. Solche Frauen tragen ein höheres Risiko für Fehlgeburten und Risikoschwangerschaften als weiße Frauen derselben Altersgruppe. Zu den Risikofaktoren zählen Übergewicht, Alkohol- und Nikotinkonsum, Geschlechtskrankheiten und sexueller Missbrauch. Verständlicherweise sind das Themen, über die man nur ungern spricht, erst recht wenn es sich bei dem Gesprächspartner um eine Maschine handelt. Einige Studien deuten aber im Gegenteil darauf hin, dass das Bewusstsein mit einer seelenlosen Maschine zu reden eher Hemmschwellen abbaut und sich die Betroffenen dem Chatbot leichter anvertrauen (Ren et al. 2014: 352).

Koelevijn (2018: 335 f.) zählt drei Prinzipien informationeller Selbstbestimmung im Umgang mit medizinischen Daten auf:

1.   Die Patient*innen müssen der Weitergabe ihrer Daten zustimmen. Sie müssen wissen, welche Daten gespeichert und an wen sie weitergegeben werden.
2.   Es dürfen nur solche Daten gesammelt, gespeichert und verarbeitet werden, die für die Behandlung der Patient*innen notwendig sind.
3.   Die Sammlung, Speicherung und Verarbeitung der Daten sollte nur klar definierten medizinischen Zwecken und keinen anderen Zwecken dienen.

Aber viele Gesundheits-Apps werden nicht für medizinische, sondern für kommerzielle Zwecke entwickelt (Koelevijn 2018: 345 f.). Hendrik Kempt (2020: 83) gibt daher zu bedenken: „a secret trusted with a chatbot is never a secret, it is information given to the company that creates those machines".

Zum Beispiel ist der Therapie-Chatbot *Woebot* kein lizensiertes medizinisches Produkt, sondern wird von Facebook Messenger betrieben. Facebook behält sich das Recht vor, die Gespräche, die Nutzer*innen mit dem virtuellen Therapeuten führen, für kommerzielle Zwecke auszuwerten (Kretzschmar et al. 2019). Leider übersehen die meisten Nutzer*innen die kleingedruckten Warnhinweise, dass Woebot keinen Ersatz für eine professionelle Therapie darstellt und daher auch nicht für eventuell auftretende Schäden verantwortlich gemacht werden kann.

9.   Ethische Prinzipien im Umgang mit Sprachdialogsystemen

Die EU-Richtlinie (EU Commission 2019: 12) nennt vier Prinzipien zum Umgang mit KI-Systemen: Achtung menschlicher Autonomie, Schadensvermeidung, Fairness und Erklärbarkeit. Autonomie schließt den Schutz der Privatsphäre und das Recht auf informationelle Selbstbestimmung ein. Das Prinzip der Schadensvermeidung fordert die Gewährleistung der Sicherheit der verwendeten Technologien, den Schutz der körperlichen und geistigen Integrität ihrer Nutzer*innen, sowie den Schutz der Umwelt. Das Fairnessprinzip beinhaltet den gleichen und gerechten Zugang zu den Technologien, eine gerechte Verteilung von Nutzen und Kosten, ein Verbot von Diskriminierung und Stigmatisierung und eine Vermeidung des *Algorithmic Bias*. Mit der Erklärbarkeit algorithmischer Prozesse wird das Vertrauen in KI-Systeme gestärkt (*Explainable AI*). Damit soll das Black-Box-Problem vermieden werden und die Transparenz des Systems und seiner Wirkungsweise gewährleistet werden.

In der medizinischen Ethik werden ähnliche Prinzipien angewendet. Am bekanntesten ist der prinzipienethische Ansatz von Beauchamp und Childress (1994), die vier Grundsätze für das ärztliche Handeln und den Umgang mit Patienten postulieren: Respekt vor Selbstbestimmung (Autonomie), Schadensvermeidung, Fürsorge und Gerechtigkeit. Diese vier Prinzipien können auch auf den Fall von Sprachdialogsystemen angewendet werden. Allerdings gehen Beauchamp und Childress noch von einem traditionellen dualen Arzt-Patient-Verhältnis aus, bei dem die Ärztin der direkte Ansprechpartner des Patienten ist. Mit dem Einzug von Sprachdialogsystemen in die Gesundheitsberatung und Patientenbehandlung übernehmen KI-Systeme immer mehr die Rolle des ärztlichen Personals und fungieren damit als Arzt-Ersatz. Diese Entwicklung wird die Arzt-Patient-Beziehung grundlegend verändern und stellt die Medizinethik vor neue Herausforderungen.

Meines Erachtens sollten daher die vier medizinethischen Prinzipien von Beauchamp und Childress um ein fünftes Prinzip, das Gebot größtmöglicher Transparenz, ergänzt werden. Patient*innen sollten nicht über den artifiziellen, nicht-menschlichen Charakter digitaler Assistenten getäuscht werden. Die Nutzer*innen sollten stets wissen, dass sie mit einer Maschine und nicht mit einem Menschen sprechen (Weber 2013). Emotionalisierungen mögen durchaus nützlich und sinnvoll sein, sie dürfen aber nicht dazu führen, dass sich eine emotionale Bindung zwischen der Patientin und dem virtuellen Arzt entwickelt. Der Konversationspartner ist ein Helfer in Gesundheitsfragen und kein Freund. Transparenz heißt auch, dass es möglich sein muss, das Verhalten eines KI-Systems zu erklären, insbesondere bei Fehlverhalten, z. B. wenn ein medizinisches Assistenzsystem eine falsche Diagnose erstellt hat. Zudem sollte der Umgang mit privaten Daten transparent gehandhabt werden. Die Patient*innen müssen jederzeit wissen, wofür deren Daten verwendet werden. Die EU-Richtlinie zur Künstlichen Intelligenz zählt drei Aspekte des Transparenzgebots auf: 1. Die Handlungen und Entscheidungen der KI sollten stets nachvollziehbar sein. 2. Sie sollten erklärbar sein: „Technical explainability requires that the decisions made by an AI system can be understood and traced by human beings." (EU Commission 2019: 18) Und die KI sollte sich 3. als KI zu erkennen geben und ihre Fähigkeiten und Beschränkungen offen kommunizieren. Nur so wird es möglich sein, einer medizinischen KI genauso zu vertrauen wie einem menschlichen Arzt.

Quellen

Beauchamp TL und Childress JF (1994) Principles of Biomedical Ethics. Fourth Edition. New York, Oxford: Oxford University Press.

Bendig E, Erb B, Schulze-Thuesing L, et al. (2019) Die nächste Generation: Chatbots in der klinischen Psychologie und Psychotherapie zur Förderung mentaler Gesundheit – Ein Scoping-Review. Verhaltenstherapie 29(4): 266 280. DOI: 10.1159/000499492.

Beveridge M und Fox J (2006) Automatic Generation of Spoken Dialogue from Medical Plans and Ontologies. Journal of Biomedical Informatics 39(5): 482–499. DOI: 10.1016/j.jbi.2005.12.008.

Bickmore T, Trinh H, Asadi R, et al. (2018) Safety First: Conversational Agents for Health Care. In: Moore RJ, Szymanski MH, Arar R, et al. (Hg) Studies in Conversational UX Design. Human–Computer Interaction Series. Cham: Springer International Publishing, S. 33–57. DOI: 10.1007/978-3-319-95579-7_3.

Bickmore TW and Picard RW (2005) Establishing and Maintaining Long-term Human-computer Relationships. ACM Transactions on Computer-Human Interaction 12(2): 293–327. DOI: 10.1145/1067860.1067867.

Bickmore TW und Giorgino T (2004) Some Novel Aspects of Health Communication from a Dialogue Systems Perspective. Zugriff unter: https://www.aaai.org/Papers/Symposia/Full/2004/FS-04-04/FS04-04-002.pdf (Zugriff 15.10.2020).

Bickmore TW, Schulman D and Sidner CL (2011) A Reusable Framework for Health Counseling Dialogue Systems Based on a Behavioral Medicine Ontology. Journal of Biomedical Informatics 44(2): 183–197. DOI: 10.1016/j.jbi.2010.12.006.

Burr C and Cristianini N (2019) Can Machines Read our Minds? Minds and Machines 29(3): 461–494. DOI: 10.1007/s11023-019-09497-4.

Cameron G, Cameron D, Megaw G, et al. (2019) Assessing the Usability of a Chatbot for Mental Health Care. In: Bodrunova SS, Koltsova O, Følstad A, et al. (Hg) Internet Science. Lecture Notes in Computer Science. Cham: Springer International Publishing, S. 121–132. DOI: 10.1007/978-3-030-17705-8_11.

Cameron G, Cameron DW, Megaw G, et al. (2018) Best Practices for Designing Chatbots in Mental Healthcare – A Case Study on iHelpr. In: Proceedings of the 32nd International BCS Human Computer Interaction Conference, 1 July 2018. DOI: 10.14236/ewic/HCI2018.129.

Coeckelbergh M (2012) Are Emotional Robots Deceptive? IEEE Transactions on Affective Computing 3(4): 388–393. DOI: 10.1109/T-AFFC.2011.29.

Cowie R (2015) Ethical Issues in Affective Computing. In: Calvo R, D'Mello S, Gratch J, et al. (Hg) The Oxford Handbook of Affective Computing. Oxford: Oxford University Press, S. 506–527.

Dennett D (1990) Cognitive Wheels: The Frame Problem of AI. In Boden M (Hg) The Philosophy of Artificial Intelligence. Oxford: Oxford University Press, S. 147–170.

Dennett D (1993) Intentionale Systeme. In: Bieri P (Hg) Analytische Philosophie des Geistes. Zweite Auflage. Bodenhain: Athenäum Hain Hanstein, S. 162–183.

Dreyfus H und Dreyfus S (1987) Künstliche Intelligenz. Reinbek bei Hamburg: Rowohlt.

Eberl U (2016) Smarte Maschinen. München: Hanser.

Eddy N (2014) NextIT Launches AIme Health Coach for Chronic Disease Management. Zugriff unter: https://www.eweek.com/it-management/next-it-launches-aime-health-coach-for-chronic-disease-management (Zugriff 15.10.2020).

EU Commission (2019) Ethics Guidelines for Trustworthy AI. Brussels: European Commission. Zugriff unter: https://ai.bsa.org/wp-content/uploads/2019/09/AIHLEG_EthicsGuidelines forTrustworthyAI-ENpdf.pdf (Zugriff 15.10.2020).

Giorgino T, Quaglini S und Stefanelli M (2004) Evaluation and Usage Pattern in the Homey Hypertension Management Dialog System. Zugriff unter: https://www.aaai.org/Papers/Symposia/Fall/2004/FS-04-04/FS04-04-006.pdf (Zugriff 15.10.2020).

Giorgino T, Quaglini S, Rognoni C, et al. (2005) The HOMEY Project: A Telemedicine Service for Hypertensive Patients. In: Proceedings of the 1st International Workshop on Personalisation for e-Health. Zugriff unter: https://www.researchgate.net/publication/228808650_The_HOMEY_project_a_telemedicine_service_for_hypertensive_patients (Zugriff 26.08.2021).

Hoffmann ETA (2003) Der Sandmann. Frankfurt am Main: Suhrkamp.

Howard A und Borenstein J (2018) The Ugly Truth About Ourselves and Our Robot Creations: The Problem of Bias and Social Inequity. Science and Engineering Ethics 24(5): 1521–1536. DOI: 10.1007/s11948-017-9975-2.

Jokinen K (2009) Constructive Dialogue Modelling. Chichester: Wiley.

Kempt H (2020) Chatbots and the Domestication of AI. A Relational Approach. Cham: Palgrave Macmillan.

Koelewijn W (2018) Privacy from a Medical Perspective. In: van der Sloot B und de Groot A (Hg) The Handbook of Privacy Studies. Amsterdam: Amsterdam University Press, S. 333–348.

Kremp M (2018) Google Duplex ist gruselig gut. Spiegel Online 9.5.2018. Zugriff unter: http://www.spiegel.de/netzwelt/web/google-duplex-auf-der-i-o-gruselig-gute-kuenstliche-intelligenz-a-1206938.html (Zugriff 15.10.2020).

Kretzschmar K, Tyroll H, Pavarini G, et al. (2019) Can Your Phone Be Your Therapist? Young People's Ethical Perspectives on the Use of Fully Automated Conversational Agents (Chatbots) in Mental Health Support. Biomedical Informatics Insights 11: 117822261982908. DOI: 10.1177/1178222619829083.

Leviathan Y und Matias Y (2018) Google Duplex: An AI System for Accomplishing Real-World Tasks over the Phone. Zugriff unter: http://ai.googleblog.com/2018/05/duplex-ai-system-for-natural-conversation.html (Zugriff 15.10.2020).

London AJ (2019) Artificial Intelligence and Black-Box Medical Decisions: Accuracy versus Explainability. Hastings Center Report 49(1): 15–21. DOI: 10.1002/hast.973.

Martini M (2019) Blackbox Algorithmus – Grundfragen einer Regulierung Künstlicher Intelligenz. Berlin: Springer.

Miner AS, Milstein A, Schueller S, et al. (2016) Smartphone-Based Conversational Agents and Responses to Questions About Mental Health, Interpersonal Violence, and Physical Health. JAMA Internal Medicine 176(5): 619. DOI: 10.1001/jamainternmed.2016.0400.

Miner AS, Shah N, Bullock KD, et al. (2019) Key Considerations for Incorporating Conversational AI in Psychotherapy. Frontiers in Psychiatry 10: 746. DOI: 10.3389/fpsyt.2019.00746.

Molteni M (2017) The Chatbot Therapist Will See You Now. Zugriff unter: http://www.wired.com/2017/06/facebook-messenger-woebot-chatbot-therapist/ (Zugriff 15.10.2020).

Nadarzynski T, Miles O, Cowie A, et al. (2019) Acceptability of Artificial Intelligence (AI)-led Chatbot Services in Healthcare: A Mixed-methods Study. Digital Health 5: 205520761987180. DOI: 10.1177/2055207619871808.

Panesar A (2019) Machine Learning and AI for Healthcare. New York: Apress.

Powell J (2019) Trust Me, I'm a Chatbot: How Artificial Intelligence in Health Care Fails the Turing Test. Journal of Medical Internet Research 21(10): e16222. DOI: 10.2196/16222.

Prakash AV und Das S (2020) Intelligent Conversational Agents in Mental Healthcare Services: A Thematic Analysis of User Perceptions. Pacific Asia Journal of the Association for Information Systems 12(2): 1–34 DOI: 10.17705/1pais.12201. Zugriff unter: https://aisel.aisnet.org/pajais/vol12/iss2/1 (Zugriff 26.08.2021).

Ren J, Bickmore T, Hempstead M, et al. (2014) Birth Control, Drug Abuse, or Domestic Violence? What Health Risk Topics Are Women Willing to Discuss with a Virtual Agent? In: Bickmore T, Marsella S, und Sidner C (Hg) Intelligent Virtual Agents. Lecture Notes in Computer Science. Cham: Springer International Publishing, S. 350–359. DOI: 10.1007/978-3-319-09767-1_46.

Ruane E, Birhane A und Ventresque A (2019) Conversational AI: Social and Ethical Considerations. Zugriff unter: https://ceur-ws.org/Vol-2563/aics_12.pdf (Zugriff 15.10.2020).

Schmitt A und Minker W (2013) Towards Adaptive Spoken Dialog Systems. New York: Springer.

Trausan-Matu S (2019) Is it Possible to Grow an I–Thou Relation with an Artificial Agent? A Dialogistic Perspective. AI & SOCIETY 34(1): 9–17. DOI: 10.1007/s00146-017-0696-5.

Tudor Car L, Dhinagaran DA, Kyaw BM, et al. (2020) Conversational Agents in Health Care: Scoping Review and Conceptual Analysis. Journal of Medical Internet Research 22(8): e17158. DOI: 10.2196/17158.

Weber K (2013) What is it like to encounter an autonomous artificial agent? AI & SOCIETY 28(4): 483–489. DOI: 10.1007/s00146-013-0453-3.

Weizenbaum J (1978) Die Macht der Computer und die Ohnmacht der Vernunft. Frankfurt am Main: Suhrkamp.

Winograd T und Flores F (1992) Erkenntnis, Maschinen, Verstehen. Zweite Auflage Berlin: Rotbuch.

Wittgenstein L (1977) Philosophische Untersuchungen. Frankfurt am Main: Suhrkamp.

Über die Autoren

Uta Bittner ist wissenschaftliche Mitarbeiterin am Institut für Sozialforschung und Technikfolgenabschätzung der Ostbayerischen Technischen Hochschule Regensburg und dort involviert im Projekt „Saving autonomy: Assessing patients' capacity to consent using artificial intelligence (SMART)" (bis Ende 2021). Außerdem ist sie wissenschaftliche Mitarbeiterin am Institut für Geschichte, Theorie und Ethik der Medizin der Heinrich-Heine-Universität Düsseldorf – aktuell in der Manchot Forschungsgruppe „Entscheidungsfindung mit Hilfe von Methoden der Künstlichen Intelligenz" – mit Fokus auf medizinethischen Themen und Fragestellungen. Weitere berufliche Stationen waren unter anderem bei Contagi Interim, am Institut für Geschichte, Theorie und Ethik der Medizin der Universität Ulm, bei der Frankfurter Allgemeine Zeitung, am Institut für Ethik und Geschichte der Medizin der Albert-Ludwigs-Universität Freiburg, bei Roland Berger Strategy Consultants.

Peter Buxmann ist Universitätsprofessor für Wirtschaftsinformatik | Software & Digital Business an der Technischen Universität Darmstadt. Er ist zudem Sprecher der Mission „Future Data Economy and Society" im nationalen Forschungszentrum ATHENE und darüber hinaus Mitglied in zahlreichen Leitungs- und Aufsichtsgremien, u.a. im Beirat des Weizenbaum-Instituts für die vernetzte Gesellschaft – Das Deutsche Internet Institut in Berlin. Seine Forschungsschwerpunkte sind die Digitalisierung von Wirtschaft und Gesellschaft, Methoden und Anwendungen der Künstlichen Intelligenz sowie das Spannungsfeld zwischen Datenökonomie und Privatsphäre. Er ist Autor von mehr als 300 Publikationen, die in internationalen Zeitschriften (z. B. Information Systems Research, Journal of Information Technology, European Journal on Information Systems, Information Systems Journal) und Konferenzbänden (z. B. International Conference on Information Systems sowie European Conference on Information Systems) erschienen sind. Die Arbeiten von Peter Buxmann und seinem Team wurden mehrfach ausgezeichnet, z. B. mit dem Paper of the Year der AIS im Jahr 2017 sowie dem Best Paper Award bei der Software Business Conference 2012 am Massachusetts Institute of Technology (MIT). Darüber hinaus gewannen Peter Buxmann und sein Team auch mehrere Preise für unterschiedliche Lehrveranstaltungen. Peter Buxmann wurde 1964 in Frankfurt geboren. Er absolvierte ein Studium der Wirtschaftswissenschaften mit Schwerpunkt Wirtschaftsinformatik an der Universität Frankfurt, wo er im Anschluss auch promovierte. Nach einem Forschungs- und Lehraufenthalt an der Haas School of Business der University of California in Berkeley habilitierte er sich. Von 2000–2004 war er Professor für Wirtschaftsinformatik und Informationswirtschaft an der Technischen Universität Freiberg, bevor er an die Technische Universität Darmstadt wechselte.

Helene Gerhards ist seit Juli 2020 wissenschaftliche Mitarbeiterin am Institut für Sozialforschung und Technikfolgenabschätzung (IST) der Ostbayerischen Technischen Hochschule Regensburg, wo sie sich im Rahmen des Projekts „Saving autonomy: Assessing patients' capacity to consent using artificial intelligence (SMART)" mit den Auswirkungen von Künstlicher Intelligenz auf Medizin, Politik und Bürger*innengesellschaft beschäftigt. Weitere aktuelle Forschungsschwerpunkte setzt sie in den Bereichen gendersensibler Technikfolgenabschätzung, experimenteller Reproduktionsmedizin und der sozialwissenschaftlichen Reflektion der Corona-Pandemie. Zuvor war sie wissenschaftliche Mitarbeiterin an den politikwissenschaftlichen Instituten der Universitäten Göttingen und Duisburg-Essen und promovierte 2021 am Fachbereich für Kultur- und Sozialwissenschaften der Universität Osnabrück zur Geschichte und Theorie von Patient*innenkollektiven. In einer zweiten Funktion koordiniert sie die politikwissenschaftliche Weiterbildung für die Ruhr Campus Academy gGmbH und die NRW School of Governance, Universität Duisburg-Essen, außerdem ist sie Gastwissenschaftlerin am Institut für Geschichte, Theorie und Ethik der Medizin der Heinrich-Heine-Universität Düsseldorf.

Henriette Krug ist an der Fakultät Gesundheitswissenschaften (Fachhochschule) der Medical School Hamburg als Professorin für Ethik in Gesundheit und Medizin tätig. Nach dem Studium von ev. Theologie und Humanmedizin arbeitete sie als Ärztin und wissenschaftliche Mitarbeiterin in der Klinik für Neurologie an der Charité Universitätsmedizin Berlin, promovierte am dortigen Institut für Klinische Pharmakologie und Toxikologie und wechselte nach Abschluss der Weiterbildung zur Fachärztin für Neurologie als Dozentin an die Medical School Hamburg. Im wissenschaftlichen Bereich interessiert sie besonders die interdisziplinäre Kommunikation zwischen Theologie/Philosophie und Medizin. Inhaltliche Schwerpunkte bilden die Interaktion von Ärzt*innen und Patient*innen, der Umgang mit und die Kommunikation von Gesundheit und Krankheit sowie die ethischen Implikationen von Neurotechnologien.

Helena Müller ist wissenschaftliche Mitarbeiterin am Fachgebiet Software & Digital Business der Technischen Universität Darmstadt. Dort unterstützt sie die Forschung zu Künstlicher Intelligenz im Gesundheitswesen. Zuvor hat sie das Masterstudium Wirtschaftsingenieurwesen mit technischer Fachrichtung Elektro- und Informationstechnik, ebenfalls an der Technischen Universität Darmstadt, erfolgreich abgeschlossen. In Ihrer Forschung beschäftigt sie sich unter anderem mit dem Design von Chatbots im Gesundheitswesen, zum Beispiel für die kollaborative Blutlogistik im Krisenfall.

Luisa Pumplun ist wissenschaftliche Mitarbeiterin am Fachgebiet Software & Digital Business der Technischen Universität Darmstadt. Dort forscht und publiziert sie zu den Auswirkungen Künstlicher Intelligenz für Gesellschaft und Organisationen. Insbesondere beschäftigt sie sich mit der Anwendung Künstlicher Intelligenz im medizinischen Kontext sowie der Adoption und Akzeptanz Künstlicher Intelligenz durch Organisationen und Individuen. Zuvor studierte sie Wirtschaftsingenieurwesen mit Fachrichtung Elektro- und Informationstechnik, ebenfalls an der Technischen Universität Darmstadt.

Melanie Reuter-Oppermann ist Postdoc am Fachgebiet Software & Digital Business der Technischen Universität Darmstadt und forscht vor allem in den Bereichen Operations Research (OR), Maschinelles Lernen (ML) und Design Science Research für Dienstleistungen und Prozesse im Gesundheitswesen. Ein Schwerpunkt liegt dabei auf dem Design von OR- und ML-basierten Entscheidungsunterstützungssystemen für den Rettungsdienst. Sie ist Sprecherin des wissenschaftlichen Beirats der Deutschen Gesellschaft für Rettungswissenschaften, Leiterin der AG „Künstliche Intelligenz in Leitstellen" des Fachverband Leitstellen e. V., sowie Co-Koordinatorin der „European Working Group on Operational Research Applied to Health Services". 2017 hat sie ihre Promotion im Bereich Operations Research mit der Dissertation „On the Optimisation of EMS Logistics" am Karlsruher Institut für Technologie abgeschlossen, wo sie zudem das Health Care Lab am Karlsruhe Service Research Institute aufgebaut und geleitet hat. Zuvor studierte sie Wirtschaftsmathematik an der Technischen Universität Kaiserslautern und der University of Auckland, Neuseeland.

Diana Schneider ist wissenschaftliche Mitarbeiterin am Fachbereich Sozialwesen der FH Bielefeld University of Applied Sciences und Promovendin des Forschungsverbundes NRW Digitale Gesellschaft im Projekt „Maschinelle Entscheidungsunterstützung in wohlfahrtsstaatlichen Institutionen: Nutzungsoptionen, Implikationen und Regulierungsbedarfe (MAEWIN)". In ihrer Promotion untersucht sie plausible Zukünfte für den Einsatz algorithmischer Systeme im Rahmen der Eingliederungshilfe für Menschen mit Behinderung. Zuvor studierte sie Philosophie und Germanistik an der Universität Potsdam sowie Kultur und Technik an der Brandenburgischen Technischen Universität Cottbus-Senftenberg. 2015-2017 arbeitete sie als wissenschaftliche Hilfskraft beim Institut Mensch, Ethik und Wissenschaft (IMEW) in Berlin, 2017 war sie Praktikantin am Institut für Technikfolgen-Abschätzung (ITA) in Wien. Seit Februar 2021 ist sie zudem wissenschaftliche Mitarbeiterin im Competence Center Neue Technologien am Fraunhofer-Institut für System- und Innovationsforschung ISI in Karlsruhe.

Arne Sonar ist wissenschaftlicher Mitarbeiter und Doktorand in der Arbeitsgruppe des Ethical Innovation Hub (EIH) der Universität zu Lübeck. Dort arbeitet er im Rahmen des Projekts CoCoAI zur ethischen Konstituierung von KI-Systemen, insbesondere ihrer Entwicklung, Implementierung und Nutzung. Die Auseinandersetzung mit den Spannungsverhältnissen zwischen Technikentwicklung und -implementierung und ihrer jeweiligen ethischen Fundierung begleitete ihn auch schon in seinen vorherigen Anstellungen als wissenschaftlicher Mitarbeiter an der Ostbayerischen Technischen Hochschule (OTH) Amberg-Weiden und der Ostbayerischen Technischen Hochschule (OTH) Regensburg. Davor studierte er konsekutiv im Fach Kultur und Technik an der Brandenburgischen Technischen Universität (BTU) Cottbus-Senftenberg.

Karsten Weber ist Ko-Leiter des Instituts für Sozialforschung und Technikfolgenabschätzung (IST) und einer der drei Direktor*innen des Regensburg Center of Health Sciences and Technology (RCHST) der Ostbayerischen Technischen Hochschule Regensburg. Außerdem hält er eine Honorarprofessur für Kultur und Technik an der Brandenburgischen Technischen Universität Cottbus-Senftenberg. Karsten Weber hat Philosophie, Informatik und Soziologie an der Universität Karlsruhe (TH) studiert, danach in Karlsruhe in Philosophie promoviert und an der Europa-Universität Viadrina in Frankfurt (Oder) in Philosophie habilitiert. Weitere akademische Stationen waren die Universität Opole in Polen, wo Karsten Weber eine Universitätsprofessur für Philosophie innehatte, die Technische Universität Berlin mit einer Gast- und Vertretungsprofessur für Informatik und Gesellschaft sowie die Vertretung des Lehrstuhls für Allgemeine Technikwissenschaften an der Brandenburgischen Technischen Universität Cottbus-Senftenberg. In seinen wissenschaftlichen Arbeiten beschäftigt sich Karsten Weber vor allem mit den Auswirkungen moderner Technik auf Individuen und Gesellschaften. Dabei spielt die Nutzung von KI-Systemen im Gesundheitswesen eine große Rolle. Hierzu hat Karsten Weber in großem Umfang publiziert und Forschungsprojekte durchgeführt.

Thomas Zoglauer lehrt Philosophie an der Brandenburgischen Technischen Universität Cottbus-Senftenberg und an der Graduierten-Akademie der Universität Stuttgart. Er studierte Mathematik, Physik und Philosophie an der Universität Stuttgart. 1993 wurde er Akademischer Rat an der BTU Cottbus, wo er 1997 habilitierte und 2006 zum außerplanmäßigen Professor ernannt wurde. Forschungsaufenthalte an der

State University of New York at Binghamton und an der Universität Erfurt (Vertretungsprofessur). Seine Forschungsschwerpunkte sind Ethik, Technikphilosophie, Er-
kenntnis- und Wissenschaftstheorie. Er ist Autor und Mitherausgeber von 15 Büchern.
Zuletzt erschien von ihm das Buch „Konstruierte Wahrheiten. Wahrheit und Wissen
im postfaktischen Zeitalter" (Springer Vieweg 2021).